全国中医药行业高等教育"十四五"规划教材
全国高等中医药院校规划教材（第十一版）

中药资源学

（供中药资源与开发、中药学等专业用）

主　编　马云桐

中国中医药出版社

·北京·

图书在版编目（CIP）数据

中药资源学 / 马云桐主编 . —北京：中国中医药
出版社，2022.1
全国中医药行业高等教育"十四五"规划教材
ISBN 978-7-5132-6832-5

Ⅰ.①中…　Ⅱ.①马…　Ⅲ.①中药资源—中医学院—
教材　Ⅳ.① R282

中国版本图书馆 CIP 数据核字（2021）第 052654 号
审图号：GS（2021）8860 号

融合出版数字化资源服务说明

全国中医药行业高等教育"十四五"规划教材为融合教材，各教材相关数字化资源（电子教材、PPT 课件、视频、复习思考题等）在全国中医药行业教育云平台"医开讲"发布。

资源访问说明

扫描右方二维码下载"医开讲 APP"或到"医开讲网站"（网址：www.e-lesson.cn）注册登录，输入封底"序列号"进行账号绑定后即可访问相关数字化资源（注意：序列号只可绑定一个账号，为避免不必要的损失，请您刮开序列号立即进行账号绑定激活）。

资源下载说明

本书有配套 PPT 课件，供教师下载使用，请到"医开讲网站"（网址：www.e-lesson.cn）认证教师身份后，搜索书名进入具体图书页面实现下载。

中国中医药出版社出版

北京经济技术开发区科创十三街 31 号院二区 8 号楼
邮政编码　100176
传真　010-64405721
廊坊市祥丰印刷有限公司印刷
各地新华书店经销

开本 889×1194　1/16　印张 15　字数 400 千字
2022 年 1 月第 1 版　2022 年 1 月第 1 次印刷
书号　ISBN 978-7-5132-6832-5

定价　59.00 元
网址　www.cptcm.com

服 务 热 线　010-64405510　微信服务号　zgzyycbs
购 书 热 线　010-89535836　微商城网址　https://kdt.im/LIdUGr
维 权 打 假　010-64405753　天猫旗舰店网址　https://zgzyycbs.tmall.com

如有印装质量问题请与本社出版部联系（010-64405510）
版权专有　侵权必究

全国中医药行业高等教育"十四五"规划教材
全国高等中医药院校规划教材（第十一版）

《中药资源学》
编 委 会

主 审

黄璐琦（国家中医药管理局副局长、中国中医科学院院长、中国工程院院士）

主 编

马云桐（成都中医药大学）

副主编（以姓氏笔画为序）

许 亮（辽宁中医药大学）　　　　孙稚颖（山东中医药大学）

严 辉（南京中医药大学）　　　　何先元（重庆医科大学）

高 伟（首都医科大学）　　　　　魏胜利（北京中医药大学）

编 委（以姓氏笔画为序）

田建平（海南医学院）　　　　　　兰金旭（河南中医药大学）

刘笑蓉（湖南中医药大学）　　　　李先宽（天津中医药大学）

李国栋（云南中医药大学）　　　　吴清华（成都中医药大学）

宋 龙（上海中医药大学）　　　　张 岗（陕西中医药大学）

张 涛（长春中医药大学）　　　　张春椿（浙江中医药大学）

陈立凯（广州中医药大学）　　　　林青青（福建中医药大学）

林贵兵（江西中医药大学）　　　　欧丽兰（西南西科大学）

尚彩玲（山西中医药大学）　　　　周 博（黑龙江中医药大学）

郑开颜（河北中医学院）　　　　　赵 丹（贵州中医药大学）

崔治家（甘肃中医药大学）　　　　森 林（湖北中医药大学）

程铭恩（安徽中医药大学）　　　　赖长江生（中国中医科学院）

滕建北（广西中医药大学）

学术秘书

文飞燕（成都中医药大学）

谷晓红（教育部高等学校中医学类专业教学指导委员会主任委员、北京中医药大学党委书记）

冷向阳（长春中医药大学校长）

宋春生（中国中医药出版社有限公司董事长）

陈　忠（浙江中医药大学校长）

陈可冀（中国中医科学院研究员、中国科学院院士、国医大师）

金阿宁（国家中医药管理局中医师资格认证中心主任）

周仲瑛（南京中医药大学教授、国医大师）

胡　刚（南京中医药大学校长）

姚　春（广西中医药大学校长）

徐安龙（教育部高等学校中西医结合类专业教学指导委员会主任委员、北京中医药大学校长）

徐建光（上海中医药大学校长）

高秀梅（天津中医药大学校长）

高树中（山东中医药大学校长）

高维娟（河北中医学院院长）

郭宏伟（黑龙江中医药大学校长）

曹文富（重庆医科大学中医药学院院长）

彭代银（安徽中医药大学校长）

路志正（中国中医科学院研究员、国医大师）

熊　磊（云南中医药大学校长）

戴爱国（湖南中医药大学校长）

秘书长（兼）

卢国慧（国家中医药管理局人事教育司司长）

宋春生（中国中医药出版社有限公司董事长）

办公室主任

张欣霞（国家中医药管理局人事教育司副司长）

李秀明（中国中医药出版社有限公司副经理）

办公室成员

陈令轩（国家中医药管理局人事教育司综合协调处副处长）

李占永（中国中医药出版社有限公司副总编辑）

张峘宇（中国中医药出版社有限公司副经理）

沈承玲（中国中医药出版社有限公司教材中心主任）

前 言

为全面贯彻《中共中央 国务院关于促进中医药传承创新发展的意见》和全国中医药大会精神，落实《国务院办公厅关于加快医学教育创新发展的指导意见》《教育部 国家卫生健康委 国家中医药管理局关于深化医教协同进一步推动中医药教育改革与高质量发展的实施意见》，紧密对接新医科建设对中医药教育改革的新要求和中医药传承创新发展对人才培养的新需求，国家中医药管理局教材办公室（以下简称"教材办"）、中国中医药出版社在国家中医药管理局领导下，在教育部高等学校中医学类、中药学类、中西医结合类专业教学指导委员会及全国中医药行业高等教育规划教材专家指导委员会指导下，对全国中医药行业高等教育"十三五"规划教材进行综合评价，研究制定《全国中医药行业高等教育"十四五"规划教材建设方案》，并全面组织实施。鉴于全国中医药行业主管部门主持编写的全国高等中医药院校规划教材目前已出版十版，为体现其系统性和传承性，本套教材称为第十一版。

本套教材建设，坚持问题导向、目标导向、需求导向，结合"十三五"规划教材综合评价中发现的问题和收集的意见建议，对教材建设知识体系、结构安排等进行系统整体优化，进一步加强顶层设计和组织管理，坚持立德树人根本任务，力求构建适应中医药教育教学改革需求的教材体系，更好地服务院校人才培养和学科专业建设，促进中医药教育创新发展。

本套教材建设过程中，教材办聘请中医学、中药学、针灸推拿学三个专业的权威专家组成编审专家组，参与主编确定，提出指导意见，审查编写质量。特别是对核心示范教材建设加强了组织管理，成立了专门评价专家组，全程指导教材建设，确保教材质量。

本套教材具有以下特点：

1.坚持立德树人，融入课程思政内容

把立德树人贯穿教材建设全过程、各方面，体现课程思政建设新要求，发挥中医药文化育人优势，促进中医药人文教育与专业教育有机融合，指导学生树立正确世界观、人生观、价值观，帮助学生立大志、明大德、成大才、担大任，坚定信念信心，努力成为堪当民族复兴重任的时代新人。

2.优化知识结构，强化中医思维培养

在"十三五"规划教材知识架构基础上，进一步整合优化学科知识结构体系，减少不同学科教材间相同知识内容交叉重复，增强教材知识结构的系统性、完整性。强化中医思维培养，突出中医思维在教材编写中的主导作用，注重中医经典内容编写，在《内经》《伤寒论》等经典课程中更加突出重点，同时更加强化经典与临床的融合，增强中医经典的临床运用，帮助学生筑牢中医经典基础，逐步形成中医思维。

3.突出"三基五性",注重内容严谨准确

坚持"以本为本",更加突出教材的"三基五性",即基本知识、基本理论、基本技能,思想性、科学性、先进性、启发性、适用性。注重名词术语统一,概念准确,表述科学严谨,知识点结合完备,内容精炼完整。教材编写综合考虑学科的分化、交叉,既充分体现不同学科自身特点,又注意各学科之间的有机衔接;注重理论与临床实践结合,与医师规范化培训、医师资格考试接轨。

4.强化精品意识,建设行业示范教材

遴选行业权威专家,吸纳一线优秀教师,组建经验丰富、专业精湛、治学严谨、作风扎实的高水平编写团队,将精品意识和质量意识贯穿教材建设始终,严格编审把关,确保教材编写质量。特别是对32门核心示范教材建设,更加强调知识体系架构建设,紧密结合国家精品课程、一流学科、一流专业建设,提高编写标准和要求,着力推出一批高质量的核心示范教材。

5.加强数字化建设,丰富拓展教材内容

为适应新型出版业态,充分借助现代信息技术,在纸质教材基础上,强化数字化教材开发建设,对全国中医药行业教育云平台"医开讲"进行了升级改造,融入了更多更实用的数字化教学素材,如精品视频、复习思考题、AR/VR等,对纸质教材内容进行拓展和延伸,更好地服务教师线上教学和学生线下自主学习,满足中医药教育教学需要。

本套教材的建设,凝聚了全国中医药行业高等教育工作者的集体智慧,体现了中医药行业齐心协力、求真务实、精益求精的工作作风,谨此向有关单位和个人致以衷心的感谢!

尽管所有组织者与编写者竭尽心智,精益求精,本套教材仍有进一步提升空间,敬请广大师生提出宝贵意见和建议,以便不断修订完善。

国家中医药管理局教材办公室

中国中医药出版社有限公司

2021年5月25日

编写说明

　　中药资源是中医药事业发展的物质基础，中药资源学是中药资源与开发专业人才培养的理论性课程。自20世纪90年代初第一本《中药资源学》问世以来，历经30年的发展，形成了各具特色的10余个不同版教材，这些教材在对中药资源人才的培养及学科建设中发挥了极大的作用。随着学科的发展和对教材认识的加深，结合中药资源专业人才培养的需求，原有的理论、技术、方法、应用体系需要调整和更新。

　　本教材是在遵循国家"十四五"规划教材编写指导思想的基础上，遵从学生认知能力和思维发展规律，紧扣专业人才培养目标，在编写内容上融入了思政的元素，吸取已出版教材的精髓，创新编写思路编写而成。教材按照中药资源的形成、变化、生产、应用与管理为脉络构建编写大纲，体现各个环节的关键知识与技能，甄选了代表性的特色药材，阐述各药材的资源特征、开发利用和产业发展，突出资源学的实用性；引导学生将学习与生产实践相联系，培养学生的创新意识与传承精神。

　　全书分为资源导论和资源品种2部分共11章，其中前十章为资源导论，第十一章为特色药材资源概述。内容上构建三体系一示范：第一、二、三章以资源形成的生态原理、地理分布规律、类型构成及变化规律为基础构建中药资源学的核心知识结构体系；第四、五、六章以中药资源调查、评价、规划与区划为侧重点构建中药资源学的关键技术体系；第七、八、九、十章以中药资源的开发与利用、再生与新资源人工培育、保护与可持续发展、资源经济与管理、管理信息系统为框架构建中药资源学科的管理决策体系；第十一章以36个特色药材资源为主体构建个体中药资源的产业示范与应用体系。此外，教材还配套提供了各章教学课件、复习思考题、实践教学视频及案例等数字化教学资源。这在完善教学内容和形式，延伸课堂教学空间，拓展专业知识面，提升学生的学习兴趣和主动性方面做了很好的尝试。

　　教材及数字化教学资源编写分工：第一章、第十章由马云桐、吴清华、森林、赵丹、张涛编写；第二章由孙稚颖、程铭恩、林贵兵、尚彩玲编写；第三章、第五章由何先元、田建平、刘笑蓉编写；第四章由魏胜利、林青青、李国栋、刘笑蓉编写；第六章、第八章由严辉、宋龙、周博、李先宽、兰金旭、陈立凯编写；第七章由高伟、滕建北、赖长江生、张涛编写；第九章由许亮、周博、田建平、森林编写；第十一章由马云桐、魏胜利、高伟、严辉、许亮、何先元、孙稚颖、崔治家、程铭恩、宋龙、张春椿、兰金旭、滕建北、欧丽兰、尚彩玲、张岗、林青青、吴清华、李国栋、林贵兵、周博、李先宽、张涛、郑开颜等编写；周涛承担图表的制作工作。全书由马云桐教授统一审定，数字化教学资源由许亮统稿，文飞燕承担学术秘书工作，全书承蒙黄璐琦院士主审。

　　本书编写过程中得到了各编委单位的大力支持，在此一并致以诚挚的谢意！因编写水平有限，加之时间紧促，如有错漏之处，敬请各位读者和同行专家提出宝贵意见，以便再版修订完善！

《中药资源学》编委会

2021 年 11 月

目　录

第一章

绪 论

扫一扫，查阅本章数字资源，含PPT、音视频、图片等

　　资源是人类社会发展与经济活动的物质基础。随着全球人口的激增、经济的快速发展，资源供需矛盾日益突出，形成了与人口、环境密切相关的资源问题。短缺的资源已成为社会、经济发展的瓶颈，甚至危及人类的存亡与发展。

　　资源问题是资源科学研究的首要任务，是实现资源可持续利用的关键目标。中药资源属于自然资源的一部分，是中医药事业发展的基石，但中药资源的境况令人担忧。研究如何科学高效配置中药资源，实现中药资源的可持续发展、利用是构建人类健康宏伟蓝图的需要。

第一节　中药资源与资源科学

一、资源与中药资源的概念

　　资源（Resources）是指一国或一地区内拥有的物力、财力、人力等各种物质要素的总称，分为自然资源与社会资源两大类。

　　中药资源（Traditional Chinese Medicine Resources）是指中医临床防病治病所使用的药物资源，是中医药事业发展的重要物质基础。

　　中药资源是一个宽泛的概念，其外延包括药用植物、药用动物、药用矿物资源和生态资源等，以及中药资源生产的各要素，如生产资料、人力等。中药资源特指构成的种类及各要素。同时还泛指具有社会属性的非物质的中医药人文资源。

二、自然资源的属性与资源科学

　　自然资源的属性包括自然资源的组成结构、质量、性能、价值、开发与利用和管理等多个方面。

（一）自然资源的基本属性

　　1. 自然属性　自然资源的基本属性具有质量和时空两个维度。自然资源是一定的"质"和"量"在一定时间，具体于一定的空间，展示着自然资源随时间变化因地域不同的质量特征。

　　自然资源的特征具有整体性与层次性。整体性是指自然资源在自然界中是作为自然资源系统存在的，是相互制约、相互联系的统一整体。同时这个整体具有层次结构性，即自然资源系统的内部组成、结构排列和时空分布存在一定的层次序列，表现出明显的层次特征。层次性决定了资源必须明确时空尺度，确定采收水平，逐层进行信息传递与筛选，选择适宜的研究方法。因此开发利用时必须有全局观、整体观和系统观。

2. 经济属性　自然资源以一定的数量在一定的时期内，具体存在于一定的区域，因此自然资源的量是相对有限性与绝对无限性的辩证统一。

自然资源的绝对无限性是人类无限生存下去与社会无限发展进步的重要依据，而其相对有限性则为合理开发利用资源，有效保护和管理资源提出了更高的要求。

3. 社会属性　自然资源总是与社会经济条件、科技水平相关联。表现为，人们对自然资源的认识、评价和利用都受时空限制。同时，在自然资源中附加的人类活动是人类改造利用自然资源的长期结晶。因此自然资源具有明显社会属性。

由于认识水平及科技发展程度等因素的影响，人们在开发利用自然资源时，既可高效利用自然资源，也可使自然资源劣变甚至损坏为"废物"，所以自然资源具有可塑的社会属性。

自然资源在社会经济中具有多功能、多用途、多效益等多种特征，因此在进行自然资源配置时，应充分考虑配置优化达到效益最大化。

（二）资源科学的研究对象及主要任务

资源科学（Resources Science）是研究资源的形成、演化、质量特征、时空变化规律及其与人类社会发展之间相互关系的一门科学。

1. 资源科学的研究对象　资源科学研究对象包括自然资源和社会资源。根据资源所涉及的范围不同，又分为单项资源、集合资源、区域资源系统、资源生态系统和资源生态经济复合系统等。

2. 资源科学的主要任务

（1）阐明自然资源的形成、演化及时空分布规律。

（2）探索自然资源各要素之间的相互作用机制以及人类活动对自然资源系统的影响。

（3）揭示自然资源的特征及其与人类社会发展的关系以及区域资源开发与经济发展的相互关系。

（4）探索新技术、新方法在资源研究管理中的应用。

三、中药资源的范畴与中药资源科学

（一）中药资源的范畴及特点

1. 中药资源的范畴　中药资源是一类特殊的自然资源，是自然资源的重要组成部分。它涉及的范畴是自然资源中能为中医治疗、预防疾病及提供人们健康需求的一类药用资源。中药资源隶属于药用植物、药用动物和药用矿物资源三大类别。药用植物与药用动物为可再生生物资源，药用矿物为不可再生非生物资源（或称耗竭性资源）。由于中药有狭义与广义之分，中药资源的范围也随之变化。狭义中药资源指在传统中医药理论指导下应用的药物资源。广义中药资源则指在中华民族医疗体系中应用的药物资源，因此包含了藏药、蒙药、苗药等民族药资源类别。

2. 中药资源的特点　中药资源除具有自然资源的基本特点外，其显著的特点有：

（1）对生态的依从性　中药资源是自然的产物，其主要构成为野生资源。生态环境对中药资源的数量与质量有着极其重要的影响，其生长发育需依附于特定的生态系统。同时许多药用动植物是生态系统的重要组成部分，尤其是矿物药更是地球形成的产物。

（2）品质的道地性　我国领土南北跨越的纬度近50°，直线距离约5500km，大部分位于中纬度，小部分在低纬度。北回归线横穿我国南部，使我国大部分领土位于北温带，小部分位于热带，气候差异大，得天独厚的地理、气候条件为各种中药资源的生长和繁殖提供了适宜的环境。从整体看，中药资源具有较强的地域性，资源分布呈现了明显的区域特征，如东北的人参、五味子、刺五加、鹿茸等；华南的广藿香、广金钱草、广佛手、新会陈皮等；华东的白术、白芍、浙贝母、杭白菊、延胡索、浙玄参、浙麦冬、温郁金；中原的怀地黄、怀山药、怀菊花、怀牛膝。从局部看，野生中药资源具有广泛的分散性，很少有集中成片的大面积分布。矿物类中药资源虽然是非再生资源，但由于地壳演变，在特定地区和岩层内生成矿石和化石，其分布也有一定的地域性。

（3）效用的多用性 首先主要表现在功能主治的多功效特点。如麻黄具有发汗解表、利水消肿、宣肺平喘的功效；亦是其他医疗体系应用的药物，如作为麻黄碱的重要原料，在西医中广泛应用。其次是多用途特点，如药食同源的大枣、枸杞子、山楂等。再是多效用特点，中药资源既有药用及保健功能，具有较大的临床应用与经济价值；同时又是生态系统的重要组成，具有重要的生态价值。

（二）中药资源科学

中药资源是自然资源中的一个专门类别，是人类健康与社会经济发展的重要物质基础，中药资源科学涉及中药资源的形成、时空分布、演变和资源配置。知识体系主要包括：

1. 中药资源的形成 中药资源是随着自然资源的形成而客观存在的，二者不同之处在于中药资源的专属用途及其后续成药过程。因此中药资源除具有自然资源的基本属性外，突出的属性是其具有临床功效、经济价值和社会价值。

我们的祖先很早就认识到动植物的分布与地域及生态环境有关。"顺天时，量地利"的农业经营方式在我国由来已久。《禹贡》就分述了当时九州的山川、湖泽、土壤和物产等，成为有关自然区划的最早文献。《神农本草经》指出"土地所出，真伪陈新，并各有法"，强调产地对药材品质的影响。《本草经集注》认为"诸药所生，皆有境界"。《新修本草》载"窃以动植形生，因方舛性，春秋节变，感气殊功。离其本土，则质同而效异"，说明历代中医药学家均十分强调中药材的生产要遵循生态规律，要保证药材质量及其临床疗效必须重视选择适宜的生态环境。20世纪50～60年代，曾提出"南药北移、北药南移"，虽一时缓解了部分紧缺药材供应，但是由于违背了药材生产的客观规律，部分北药南栽虽能成活，但是品质下降，如党参、防风等南移则以失败告终。

2. 中药资源的时空变化及其规律 中药资源的时空变化及其规律指中药资源的自然分布具有明显的空间与时间特征。一是指中药资源的时间变迁，如道地药材、民族药物等资源类别的变迁。二是指中药资源的产地变迁，如人参记载东汉"出上党"，今出辽东。三是指中药资源药用部位的增加对中药资源产量的影响。四是指中药资源品种的演变。如黄连，《神农本草经》仅记载了黄连的功用，《名医别录》载："黄连生巫阳川谷及蜀郡、太山，二月、八月采。"从分布来看，应为黄连 *Coptis chinensis* Franch.。《本草经集注》载："今西间者色浅而虚，不及东阳、新安诸县最胜，临海诸县者不佳。"表明短萼黄连 *C. chinensis* Franch. var. *brevisepala* W. T. Wang et Hsiao 也作黄连药用。《新修本草》载："蜀道者粗大节平，味极浓苦，疗渴为最。江东者节如连珠，疗痢大善。今澧州者更胜。"李时珍谓："今虽吴、蜀皆有，惟以雅州、眉州者为良。"黄连基原又扩大到三角叶黄连 *C. deltoidea* C. Y. Cheng et Hsiao 和峨眉黄连 *C. omeiensis*（Chen）C. Y. Cheng，并认为品质优良。明代兰茂谓："滇连，一名云连。人多不识。生隔山，形似车前，小细子。黄色根，连结成条。此黄连功胜川连百倍"，又增加了云连 *C. teeta* Wall.；一直延续到现在，黄连的基原仍以黄连、三角叶黄连、云连为法定来源。《名医别录》载：丹参"生桐柏山谷及太山（今河南和湖北交界及山东泰山一带）"，《图经本草》载："今陕西河东州郡及随州（今陕西、湖北等地）皆有之"，《本草品汇精要》载："道地随州（今湖北随州）"，《药物出产辨》载："产四川龙安府为佳（今青川、平武一带）"，《中国道地药材》将丹参列为川产道地药材，产地迁移到中江。由此，现今形成了以四川、河南、山东为丹参道地产区和主产区。这是中药资源时空变化的特征所在。

3. 中药资源的配置 人类利用资源的过程，其实质就是对资源的配置行为。配置行为的决策依据，必须遵循中药资源的形成及时空演变规律，选择经济与行政的配置手段，从而达到对资源配置效率的提高及效益的最大化，实现中药资源的可持续发展。

为了促进中药资源的合理开发和可持续利用，必须充分认识中药资源的特点，因地制宜地合理利用中药资源，充分发挥区域优势。依据中药资源的地域分异规律，作为因地制宜规划和发展中药材生产的依据。如中药资源区划既求做到药材的产量与质量协调发展，又需要保持生态平衡，在恢复、更新中药资源的过程中，使其向良性循环方向发展。

第二节 中药资源学的发展历程

一、中药资源学的定义

中药资源学（Science of Traditional Chinese Medicine Resources）是研究中药资源的成因、时空变化规律及资源的配置的一门交叉学科。

中药资源学的内涵包括中药资源形成的生态学原理、中药资源分布的地理学原理及中药资源配置的经济学原理，中药资源开发利用与可持续发展的中药学、生物技术、管理学等的理论、技术与方法，中药资源区域发展与资源产业化的战略与规划。

丰富的中药资源和悠久深厚的中医药传统文化，为中药资源学的建立和发展奠定了物质和知识基础。中药资源学不仅在保障人类健康方面具有其他学科不可替代的作用，在国民经济的发展中也占有重要地位。它在规划和发展中药及其相关产业，保障临床用药的安全有效，保护和利用中药资源，实现中药资源的可持续发展，更好地为人类医疗保健事业服务等方面具有十分重要的意义。

二、中药资源学源流

中药资源学的产生是人类对中药资源需求演进的必然，是各民族在长期认识、发展和利用中药资源的历史进程中，对中药资源的不断发现、积累、传承创新、升华而形成的认知理论与实践的结果（图1-1）。

（一）中药资源的发现和积淀

中药资源古已有之，可追溯到原始社会，人类在觅食求生、繁衍后代延续种族的过程中对中药资源的发现与利用，可谓历史悠久，源远流长。"神农尝百草、一日而遇七十毒"是先人对中药资源的粗浅认知与尝试过程的记载。早在《诗经》中就叙述了葛、芍药、蒿等多种药用植物的产地、采集、性状等。到秦汉时期，人们对中药有了进一步的认识，如《荀子·王制》记载"草木荣华滋硕之时，则斧斤不入山林，不夭其生，不绝其长也"。可见我国古代在保护与利用中药资源方面遵从自然规律，适时、适量采收，以便"不夭其生"，以使"不绝其长"。在此过程中形成了我国现存最早的本草学专著《神农本草经》，该书载药 365 种，对每一味药的产地、采收时间、入药部位等均有记载，为中药资源学的产生奠定了基础。随着药学知识及用药经验积累，经过历代医药学家整理与总结，编著了各历史时期独具特色的本草著作。如梁代陶弘景著《神农本草经集注》，收载药 730 种，对药物的产地、采集、加工等做了记述；隋唐时期的《新修本草》，堪称世界上最早的国家药典；以及地方性本草《蜀本草》《开宝本草》和《滇南本草》等，在中药资源的种类调查和应用等方面有了大量的补充，积累了大量的识药和应用经验。至明代，李时珍著成《本草纲目》，载药 1892 种，是我国乃至世界上最伟大的药物著作之一，其对中药资源知识的记载更加翔实，对东亚地区的医学发展影响深远。

纵观历史的发展，先贤们将中药资源进行归纳整理，逐步形成不同历史阶段的本草医籍，成为后世医家遵从、应用并传承发展的理论基础。中医药的发展史也反映了中药资源的利用史。先人在对中药资源的发现、利用及保护的数千年的过程中，发现并遴选出数以千计的中药资源种类，归纳并总结了中药资源辨识方法，积累了应用和保护中药资源的丰富经验，形成了早期的理论与方法，承载了浓重的历史与文化内涵，为中药资源学科的产生奠定了厚实的根基。

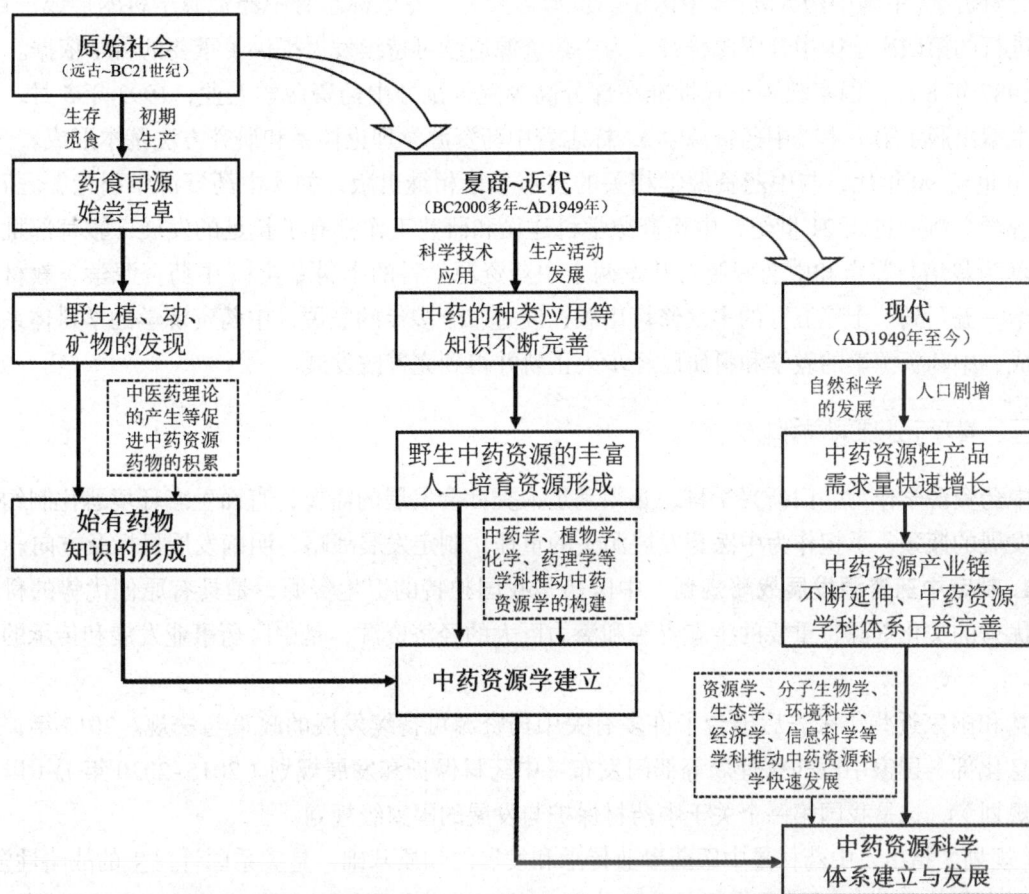

图 1-1　中药资源学科形成过程示意图（参考段金廒《中药资源学》改编）

（二）中药资源学科形成

中药资源学是资源学的一个专业门类，是一门综合性极强的学科。其学科的形成既是对我国悠久的历史文化遗产的传承与创新，也是社会经济发展、自然资源保护及医疗健康体系完善的必然结果。

进入18世纪，在科学技术发展的推动下，煤炭的利用，蒸汽机的出现，纺纱机的发明等工业革命在带来物质文明发展的同时，也促进资源开发利用程度不断扩大与加深。在工业发展的同时，全球人口也由1650年的6.45亿，到1950年的25亿，2020年已达约75亿；发展所需的不可再生资源正在迅速被耗竭，可再生资源和生态环境遭到严重破坏，出现如水土流失、荒漠化、酸雨、森林破坏、生物多样性减少等资源问题。人们逐渐认识到资源问题、人口问题、环境问题的重要性，资源科学逐步形成。环境要保护，资源要开发，人类需要更多更好的中药资源，这是中药资源学作为一门学科形成的社会背景。

中药资源的发展大致经历了中药资源管理的萌芽期（1946～1954年），中药资源的计划经济配置期（中国药材公司1955～1984年），市场配置的探索时期（1985～2017年），法治化与规范化发展期（2017年至今）四个阶段。在此过程中中药资源学学科得到了长足的发展。

新中国成立后，党和政府十分重视中医药事业的发展，制定了团结中西医、继承发扬祖国医药学遗产的方针和中医政策。70多年来，国家和有关部门组织开展了四次大规模的中药资源调查工作；编撰了《中药志》《全国中草药汇编》《中国中药资源丛书》等中药资源著作；其中《中国中药资源》《中国中药区划》《中国中药资源志要》等专著标志着中药资源学科的形成；目前，正在进行的第四次全国中药资源普查，为中药资源后续可持续发展提供了重要的科学依据。

1987年8月，国家教委正式批准在部分高等院校试办中药资源学专业，1993年5月，由周荣汉主编出版了第一本《中药资源学》，标志着中药资源学理论体系和研究方法基本形成。

20世纪90年代，与中药资源学相关的多部书籍相继出版，如《中药资源学引论》《药用植物资源学》等。进入21世纪，中药资源学科建设和研究工作都有了长足的发展，教育部批准开办中草药栽培与鉴定和中药资源与开发两个中药资源学科的本科专业；《中药资源学》教材已经历"十一五"到"十三五"的多次修订出版；经过二十多年的发展，中药资源学的学科体系已基本形成，中药资源学的教学和科研已经步入正轨并得到完善的发展。

三、中药资源学学科发展

中药资源学作为一门新兴学科，必须满足人类社会发展的需要，直面生态环境恶化制约中药资源发展的瓶颈，承担作为中医药发展源头的重任，制定发展战略、明确发展目标及方向。

1. 制定中药资源发展战略规划　中医药是我国独特的卫生资源，是具有原创优势的科技资源、优秀的文化资源、重要的生态资源和潜力巨大的经济资源，是中医药事业发展和传承的物质基础。

党和国家近些年来先后出台了许多有关中药资源可持续发展的政策与法规。2015年，工业和信息化部、国家中医药管理局等部门发布《中药材保护和发展规划（2015-2020年）》（以下简称《规划》），这是我国第一个关于中药材保护与发展的国家级规划。

《规划》指出，中药材是中医药事业传承和发展的物质基础，是关系国计民生的战略性资源。保护和发展中药材，对于深化医药卫生体制改革、提高人民健康水平，对于发展战略性新兴产业、增加农民收入、促进生态文明建设，具有十分重要的意义。

《规划》坚持以发展促保护，以保护谋发展，坚持市场主导与政府引导相结合、资源保护与产业发展相结合、提高产量与提升质量相结合的基本原则。目标是力争到2020年，中药资源保护与监测体系基本完善，中药材供需矛盾有缓解，常用中药材生产稳步发展；中药材科技水平大幅提升，质量持续提高；中药材现代生产流通体系初步建成，产品供应充足，市场价格稳定，中药材保护和发展水平显著提高。

2017年9月25日，国家中医药管理局、国务院扶贫办、工业和信息化部、农业部、中国农业发展银行等五部门联合印发了《中药材产业扶贫行动计划（2017—2020年）》（以下简称《计划》）。

《计划》提出，在贫困地区实施中药材产业扶贫行动计划，以建立切实有效的利益联合机制为重点，将中药材产业发展和建档立卡人员与精准脱贫紧密结合，基本实现户户有增收项目，人人有脱贫门路，助力中药材产业扶贫对象如期"减贫摘帽"。

《计划》明确，通过引导百家药企在贫困地区建基地，发展百种大宗、道地药材种植、生产，带动农业转型升级，建立相对完善的中药材产业精准扶贫新模式。到2020年已完成了贫困地区自我发展能力和脱贫造血功能持续增强，百万贫困户稳定增收的脱贫工作任务；打造了一批药材基地，形成产业精准扶贫新格局；培育了一批经营主体，提升产业精准扶贫成效；发展了一批健康产业，推动扶贫效果有效增值；搭建了一批服务平台，支撑扶贫产业可持续发展。

2. 全面开展中药资源普查，为中药资源可持续发展提供科学依据　中药资源是中医药产业发展的物质基础，国家高度重视中药资源保护和可持续利用工作。20世纪60年代至80年代，分别开展了3次全国范围的中药资源普查。随着世界各地对中医药医疗保健服务需求的不断增加及中医药相关产业蓬勃发展，中药资源的需求量也不断增加，中药资源状况发生了巨大变化。为了进一步摸清中药资源家底，为中药资源保护措施和相关产业发展政策的制定提供科学依据，国家中医药管理局组织于2011～2020年开展第四次全国中药资源普查，由黄璐琦院士担任全国中药资源普查技术专家组组长，对全国31个省2800余个县开展中药资源调查。通过普查，查清我国中药资源家底情况，建立中药资源普查成果数据库，构建信息网络化共享服务平台；提出中药资源管理、保护及开发利用的总体规划建议；建立中药资源动态监测体系和预警机制；促进中医药人才队伍的发展壮大和整理素质的提高，培养一批学术领先的中药资源人才，为更好实施人才强国战略做贡献；同时亦极大促进了中药资源学科发展。

3. 解决中药资源供需矛盾与配置效率　在人口迅猛增长、生态环境恶化及国际竞争激烈的背景下，中药资源面临种质资源退化、濒危现象严重、盲目引种等问题。应用中药资源形成的规律合理区划和科学种植是解决中药资源供需矛盾、提高中药资源配置效率的首要任务。为此，农业农村部、国家药品监督管理局、国家中医药管理局制定的《全国道地药材生产基地建设规划（2018-2025年）》，以及由全国农业技术推广服务中心印发的《中药材生态种植技术集成与示范推广方案》的实施，加强了顶层设计，引导各省开展生态种植技术模式总结，全面提升道地药材生产水平，将有效解决这些难题。

4. 坚持中药资源的综合利用与可持续发展是中药资源科学永恒的主题　中药资源学科的发展，势必将以资源的可持续发展为核心，建立并不断完善中药资源的科学保护、合理利用和系统管理的理论和技术体系，加强濒危中药资源的保护与替代资源的研究，满足人类健康与经济发展对中药资源不断增长的需求，保障中药资源和中医药事业可持续发展。

第三节　中药资源学研究的任务与学科体系

一、中药资源学研究目标

（一）确保中医临床有药可用，满足大健康发展需求

中药资源是中医临床防治疾病的物质保障，是中医药产业发展的基本前提。随着我国人口的不断增加，医疗卫生和保健事业也在快速发展，充足的中药资源是保证全国人民身体健康，满足中医临床用药需求的前提。

习近平总书记曾指出，"人民身体健康是全面建成小康社会的重要内涵，是每一个人成长和实现幸福生活的重要基础"，强调了大健康理念的重要性，该理念与中医的"治未病"思想不谋而合。由于有的化学合成的药品出现了致癌、致畸、致突变等毒副作用及抗药性，一些科技发达的西方国家积极地研发天然药物，对于有药用价值的植物需求量增加，目前我国每年都要向世界五大洲出口大量中药，中药的需求范围有从中国扩大到世界的趋势。应积极开展中药资源学的研究，对现有的中药资源进行合理的、科学的开发利用与保护，同时积极扩大新资源，增加新品种，提高家种药材的产量与质量，解决供需矛盾，保障市场供给，使中医临床治疗有药可用，从而更好地满足人们的健康需求。

（二）促进中医药健康产业发展，实现中药资源最优配置

健康产业是社会发展到一定阶段的产物，是为人们整体健康提供相关服务及产品的一系列产业的统称。一类是为人们提供药品、医疗手段等服务；另一类是为人们预防疾病提供产品及服务，如保健食品、药品、健康管理等。均是提高人民健康指数，促进社会和谐发展的重要保障。

中医药健康产业不仅是我国健康产业的重要组成部分，也是我国最重要的民族产业和国家战略产业之一。在众多激烈竞争的产业中，中医药健康产业建立了独特的大健康产业链，以满足民众日益增长的健康产品需求。从第一产业的药物栽培、有机农作物种植，第二产业的保健产品制造、新型健康保健器械的研发，到第三产业的健康管理、健康服务和咨询集团的兴起，都充分体现了中医药健康产业的发展优势。

中医药健康产业的发展需要中医药人才，更需要相关学科的支持。中药资源学的研究使我们更清楚地掌握我国的中药资源现状，通过对中药资源的定性定量评价，实现资源的综合利用和新资源的开发，对中药资源进行科学的管理和利用。从中药资源的角度开发中药新价值，进行中药资源的特色产业规划，充分利用中药资源并获取最大效益，以达到中药资源的最优配置。

（三）推动资源、生态、经济协调发展，促进中药产业可持续发展

随着我国经济的高速发展，工业化、城市化进程加快，人们对中药资源的需求量日益增加，给环境和资源造成巨大压力。由于人类对土地无节制的开垦、对天然植被的肆意破坏，导致环境恶化、生态系统稳定性变差、生物循环的正常节律被打乱，使部分药用物种失去了生存条件，从而对中药资源的分布和品质造成恶劣影响。

中药资源是我国的战略资源，它既是中医药事业发展的基础，也是我国经济建设中不可缺少的一部分。长期以来对野生资源的过度采猎已经成为中药资源严重下降，甚至濒危的重要原因，

如何合理地开采和利用中药资源是当下必须科学解决的问题。

1987年世界环境与发展委员会第一次阐述了可持续发展的理念，指出对于资源的开发利用应当在满足当代人需求的基础上不损害后人满足需求的能力。针对我国中药资源利用现状，必须做出相应整改，构建中药材资源可持续发展体系，以促进和保障中药资源的可持续利用和中药产业的可持续发展。

中药资源可持续发展体系具有描述、评价、解释、预警、决策等功能性作用。应遵循可持续性、动态性、生产性、全面协调性、科学性、预见性、稳定性、生态性等原则，根据中药资源的特点和现状，构建中药资源可持续发展体系。中药产业的可持续发展是一个目标也是一个过程，要实现它的可持续发展，就要求我们充分认识中药资源与生态环境和经济发展的关系，通过一系列的资源管理和保护措施，在追求经济效益的同时，协调好资源和环境、经济发展的关系。

二、中药资源学研究内容与方法

中药资源研究的首要任务是研究中药资源形成与发展的客观规律；有利于中药资源产业的可持续发展，更好地为中药资源开发利用服务。

（一）中药资源的形成规律及产业发展

1. 研究中药资源的结构特征　中药资源的结构特征包括区域内中药资源的种类与构成、单个中药资源的分布及蕴藏量，同时涉及中药资源种群结构的形成与演化规律，是中药资源研究的基本内容，是资源生产、保护、利用、管理及制定产业规划的科学依据。

2. 研究中药资源的数量及质量的时空变化规律　中药资源的数量与质量是中药资源的基本特征，是中药资源研究的核心内容。数量特征是反映区域内资源种类及储量的发展趋势与资源潜力的重要参数，质量特征是反映区域资源优势和发展生产的根本参数。中药的质量与环境密切相关，其品质的形成、生产技术的调控是根据中药资源的生态依从性所决定的结果。因此，中药资源的数量与质量的时空变化规律是区域内资源品质的根本保证。

3. 研究中药资源的评价　中药资源的评价是资源科学保护、合理利用与开发的参考依据。资源评价的主要内容包括资源种类、种群数量、药材蕴藏量与可开采量、资源的品种和药材质量、资源的经济生态价值等。资源评价可采用的方法较多，如数量评价一般根据资源实践调查统计与模拟预测，质量评价一般采用药材的质量检测与比较分析方法，经济价值和生态价值评价通常采用相应经济学和生态学手段。不断创新升级的现代生物学技术为生物类中药资源的物种鉴别和多样性评价提供了更多的方法学参考。

4. 研究中药资源的产业发展规划　摸清区域中药资源家底，掌握中药资源数量与质量时空变化规律，其目的是更好地利用资源，科学合理规划区域资源，实现区域资源的可持续发展。随着我国区域经济的发展，脱贫攻坚以及正在开始的乡村振兴计划的实施，中药资源产业必将成为农村产业结构调整，区域发展的优选产业。

因此如何科学合理制定区域中药资源产业发展规划是中药资源研究的重要任务。

（二）中药资源研究的技术与方法

中药资源研究的范畴涉及资源的调查、生产、开发利用等方面，是中药资源产业发展的关键。

1. 中药资源调查研究　中药资源调查的目的是摸清家底，调查的内容包括区域资源的种类、构成、储藏量等。调查的方法包括线路调查法、样方调查法、走访调查法；调查的技术包括传统的现场调查和与现代技术相结合的调查方法，如遥感技术（RS）、地理信息系统（GIS）和全球卫星定位系统（GNSS）等将成为中药资源调查研究新的重要技术手段。

2. 中药资源生产的研究 中药资源的生产包括野生药材与人工培育资源两大类别，对野生药材资源的生产应研究如何实施野生抚育、资源更新、合理采收等。对人工培育资源主要研究生产方式，如生态种（养）、道地药材的推广与示范、不可再生资源的替代资源挖掘、濒危药材的生产恢复与种质资源创新等研究内容，其目的是确保有充足的优质资源为临床及中药资源产业发展提供药源。

3. 中药资源开发利用的研究 中药资源的开发与利用，根据其利用的用途不同包括传统药用部位、非药用部位以及中药生产、应用过程中的废弃物的开发与利用。对传统中药药用部位的深度二次开发及新用途的拓展，如食药同源功能性食品等，提高疗效及附加值；对非药用部位功能与用途的开发，如化妆品、生物农药、生物肥料、兽药等；对废弃物如药渣等的循环利用等技术与方法的研究，充分发挥中药资源多用途的特点，提高中药资源产业链的价值。

（三）中药资源的配置与管理

中药资源的可持续发展取决于人们对中药资源的应用决策行为，科学客观的配置和管理中药资源是实现中药资源产业健康发展的根本保障。

1. 中药资源配置的研究 中药资源的配置包括经济配置与行政管理，研究中药资源配置中的市场行为，特别是行政管理。科学管理、法律法规是有效保护资源、提高资源利用效率的重要内容。研究中药资源的价格形成机制，市场失灵、公地悲剧、政府、政策失灵等内在规律，发挥市场与行政管理的协调作用。

2. 中药资源保护的研究 中药资源的开发和利用应坚持在保护的前提下利用、在利用中加以保护的原则，研究中药资源保护的措施与手段，用生态学、经济学以及法律与法规对中药资源加以保护。

3. 中药资源产业化示范研究 根据中药资源的特点，开展对代表性中药资源进行产业化发展与示范研究。从产业链延伸着手，扩大中药资源的应用范围，提高不同环节中药资源产品的附加值，最大限度地利用好中药资源，充分发挥中药资源价值利润的最大化。如人参、三七等品种的产业化发展，对中药资源行业的经济、社会发展做出了巨大的贡献。

总之，中药资源学研究的内容涉及范围广、维度多、技术复杂，其研究的主要框架见图1-2。

三、中药资源学学科体系

中药资源学科是中药学科下的二级学科，属于一门新兴的、开放性的交叉学科，与临床中药学、药用植物学、药用动物学、中药鉴定学、药用植物栽培学和药用动物饲养学，以及资源学、生态学等学科密切联系；在内容上均有一定程度的补充、衔接或延伸，共同组成中药资源学的学科体系（图1-3）。

中药资源研究

中药资源种类、构成、时空变化规律　　中药资源生产与开发利用　　中药资源配置管理

资源调查　资源评估　产业规划　　资源更新　资源再生　资源开发　　资源经济　资源保护　资源管理

资源基本原理与理论　　资源技术与方法　　资源决策与调控

新资源发掘　资源动态监测　　资源产品群　　区域规划法律法规

重点资源产业化示范

查明中药资源家底、揭示其时空动态变化规律；
构建中药资源生产、资源综合利用技术体系；
确保中药资源的有效供给、提高资源利用效率；
实现中药资源经济、社会、生态效益协调和可持续发展

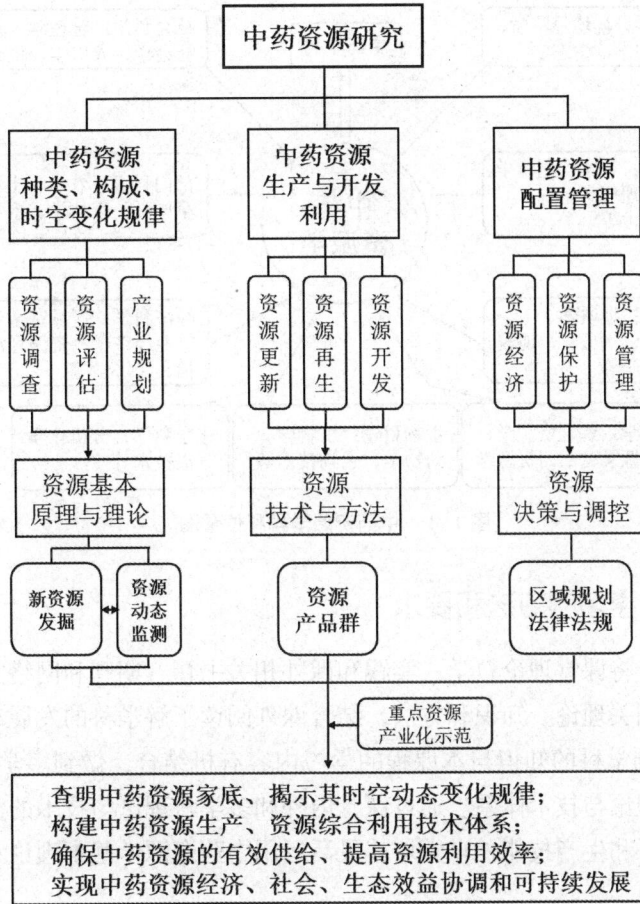

图 1-2 中药资源学研究体系示意图（参考段金廒《中药资源学》改编）

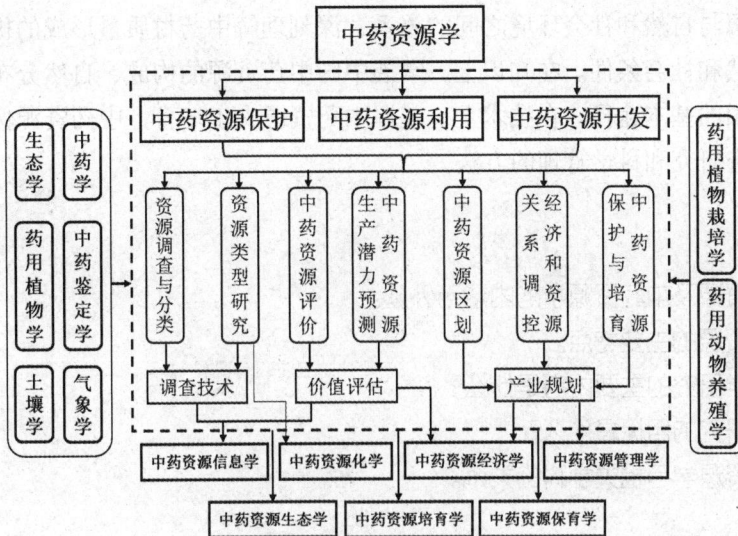

中药资源学

中药资源保护　中药资源利用　中药资源开发

生态学　中药学　药用植物学　中药鉴定学　土壤学　气象学

资源调查与分类　资源类型研究　中药资源评价　生产潜力预测　中药资源区划　经济和资源关系调控　保护与培育中药资源

药用植物栽培学　药用动物养殖学

调查技术　价值评估　产业规划

中药资源信息学　中药资源化学　中药资源经济学　中药资源管理学

中药资源生态学　中药资源培育学　中药资源保育学

图 1-3 中药资源学学科体系图

由此可见，中药资源学的研究内容十分丰富，涉及学科繁多，是一门综合性的自然科学。中药资源学与其他学科的关系及其位置关系如图 1-4。

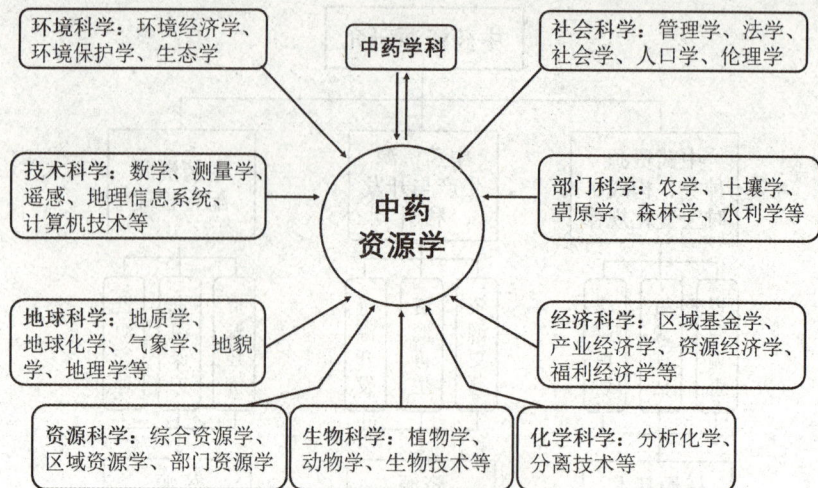

图1-4　中药资源学学科位置图

四、中药资源学学习的方法和要求

在学习方法上，应将课堂理论教学、实践和课外相关书籍、期刊和网络文献资料的阅读相结合。通过系统地学习相关理论、知识和方法，结合课外阅读了解学科的发展动态以及最新研究成果。要善于将其他基础学科的知识与本课程的学习内容有机结合，做到多学科知识的融会贯通，深刻理解中药资源的理论与技术体系。通过课堂内外和多学科理论与技术的学习，提高自身中医药科学方面的理论水平和生产技能，自觉培养灵活运用中药资源学基本理论和技术解决中药产业发展中相关问题的能力。

通过系统学习，掌握中药资源学科的基本理论和技术，培养既具有深厚理论功底又具有一定实践技能的复合型人才。在理论上，能够总体把握保证中药资源可持续发展的技术路线和社会基础，了解中药资源与自然和社会环境之间的关系，深刻理解中药材质量形成的机制以及道地药材形成和发展的自然和社会条件。在知识上，掌握中国中药资源的构成、自然分布和中药资源区划以及资源开发利用的基本途径。在技术上，掌握中药资源人工培育、中药资源保护的基本措施以及中药资源的调查研究和科学管理的方法。

复习思考题

1. 简述中药资源及中药资源学的内涵与外延。
2. 简述中药资源的主要特点。
3. 中药资源学研究的主要内容是什么？
4. 中药资源研究的目标是什么？
5. 简述中药资源学与相关学科的关系。

扫一扫，查阅本章数字资源，含PPT、音视频、图片等

　　中药资源是自然资源及生态系统的重要组成部分，中药资源的形成受自然界多种因素的影响，如气候、地形地貌、水文、土壤、生物等。各要素间彼此相互联系、相互制约，形成了一个有内在联系的有机整体。我国辽阔的地域，复杂的地形地貌，多样的气候条件，种类繁多的生物，孕育了极为丰富的中药资源并形成了各具特色的分布特征，为中华民族的繁衍生存发挥了巨大的作用。

第一节　中药资源形成的生态基础

一、中药资源形成的生态机制

（一）中药资源形成的生物学本质

　　1. 生物的遗传多样性决定中药资源种类、数量及品质　遗传多样性是生物多样性的重要组成部分。广义的遗传多样性是指地球上生物所携带的各种遗传信息的总和，这些遗传信息储存在生物个体的基因之中。狭义的遗传多样性主要是指生物种内基因的变化，包括种内显著不同的种群之间以及同一种群内的遗传变异。遗传多样性是由群体中的各种等位基因和基因型决定的，遗传多样性与种群的大小之间通常呈正相关，遗传多样性丰富的植物不易遭到疾病、恶劣的环境变化、虫害等危害的影响，更容易适应多变的环境而生存。通常，遗传多样性最直接的表达形式就是遗传变异性的高低。在自然界，由于个体生命的有限性，有其特定分布的居群（种群）或种群系统才是进化的基本单位，故遗传多样性不仅包括遗传变异高低，也包括遗传变异分布格局，即种群的遗传结构，种群在遗传结构上的差异是遗传多样性的一种重要体现。一个种的进化潜力和抵御不良环境的能力既取决于种内遗传变异的大小，也有赖于遗传变异的种群结构。物种或种群的遗传多样性大小是长期进化的产物，是其生存（适应）和发展（进化）的前提。一个种群（或物种）遗传多样性越高或遗传变异越丰富，对环境变化的适应能力就越强，越容易扩展其分布范围和开拓新的环境。

　　生物的遗传多样性决定生物自身的种群繁衍及其变化规律；遗传多样性丰富的地区，资源种类多、物种分布范围广、资源数量大、优良品种潜力大。因此，这是中药资源形成、资源再生的生物学基础。

　　2. 种群、群落的结构是中药资源时空变化的表征　在自然界中，植物群落的形成，从群落地上植物传播体的侵入、传播、定居、增殖到群落，形成一个时间上和空间上的动态过程。群落

演替即一个群落为另一个群落所代替的过程。从一个群落演替为另一个群落，也是动态过程，没有一个群落会永远存在，或迟或早它将被其他植物群落所代替。任何生物个体都难以单独生存下去，它们在一定的空间内必须以一定的数量结合成个体群（种群）。药用植物种群是自然种群的特例，不少中药资源都是群落中的非常见种或稀有种，只有少数中药资源如甘草、苦豆子等能成为群落的关键种或建群种。

对于一个特定的种群而言，群聚的程度取决于生境特点、天气及其他物理条件、物种的生殖特点和分工合作程度等因素。但随着种群密度的升高，个体间拥挤程度增加，势必会抑制种群的增长，对整个种群带来不利的影响。若种群密度在一定的水平之下，数量的增加会刺激种群的增长，常常使个体呈现非随机分布，如地下茎繁殖的植物多高度成群，种子无散布能力的植物总是成群分布在母株附近。

可见，群落演替（更迭）是中药资源的演变形式，是中药资源变迁、新产地形成的具体体现，如丹参的产地、人参的产地的历史变迁。

3. 种群的特征反映出中药资源的变化发展趋势　一个增长型的药用植物种群，幼龄大于老龄，能够确保该中药资源的丰富；一个稳定型的药用植物种群，幼龄近等于老龄，能够在一定条件下提供恒定的中药资源；一个衰退型的药用植物种群，幼龄小于老龄，趋于消亡，意味该种资源将可能出现濒危的现象。

种群的性别比是生物种群的另一个重要特征；对于雌雄异体种群，如果雌雄悬殊，则使种群增殖受阻。如中药沙棘，天然种群中雌雄比为 3：7，这对果实的形成与沙棘种群的更新均不利，同时还会影响该药材的产量。

（二）中药资源形成的生物种群更新机制

1. 种群更新与中药资源的数量变动　中药资源的数量，是指在一定社会经济技术条件下，能够被人类开发利用的各种中药资源的多少。中药资源的数量变动处于自身和外界环境的调控之中，在时间（季节、年、月）和空间上保持着动态平衡。可见，生物种群的更新与变化是中药资源产量出现大小年的主要原因。

中药资源数量的调节有着内源性因素（生殖动态、生活史对策、遗传适应等）和外源性因素（气候因素、种间关系等）之分。因此，中药资源的数量变动是在自然选择等演化因素控制下的结果，也是药用生物种群对环境所做的适应性反应。

中药资源数量变动是一个自然过程，但人类活动的自觉与不自觉干扰会打破这一自然过程的平衡。如中药资源在栽培过程中，以人工调节来努力维护和创造高产种群持续的条件；过度采挖中药资源导致种群灭绝等。

2. 中药资源数量与品质形成的器官更新机制　器官的发生、形态的建成、苗的分支方式、营养更新及营养繁殖、器官的形态发生等是中药资源药用部位完成成药性的关键所在。这是中药资源的数量与品质形成的器官更新机制。药用植物不同器官（药用部位）的生长发育与更新均遵循一定的自身规律，以实现器官乃至植物种群的更新、恢复和发展。根类药材如人参主根由胚根发育而来，但在生长一定年龄后主根会衰老枯萎，由根茎（芦头）上产生的不定根（芋）取代。芋的生命力、抗病力强于主根，且随着芦头生长，一定年限后老芋被新芋取代，如此交替可生长百年以上。这种现象在很多药用植物如乌头及一些兰科植物中也存在。可见，器官的更新决定中药资源品质的形成与变化。

3. 物种间竞争是中药资源品质变迁的内在驱动力　种间竞争是指两种或多种生物共同利用同

一资源（如光照、水分、空间）而产生的相互竞争作用，会影响物种的分布状况、群落大小和结构以及物种的生长速率。种间竞争是自然界生物之间普遍存在的一种互作形式，也是影响群落大小和动态变化的重要因素之一。各种生物为了自身的生存，在长期进化中积累了大量适应特殊环境的策略，依靠这些策略与其他个体进行资源竞争。如植物的"自疏现象""化感作用"。从达尔文时代的"生存竞争""优胜劣汰"理论产生到现在，生态学家在关于生物竞争方面进行了广泛而深入的研究。在物种丰富的种群内种间竞争，既能增强种群的生存能力，也能加速群落更新、群落变化与群落演替，是中药资源变迁的主要因素。

对于药用植物，种间竞争的特殊性在于：一方面，植物体不能移动，个体过密导致的资源争夺只能以部分个体的死亡来结束；另一方面，植物是构件生物，竞争可以在个体和构件两个层次上发生，包括植物的竞争和构件的竞争。植株之间表现为最终生物量恒值的分摊竞争和高密度下部分植株死亡的争夺竞争。

4. 种群增长模型是中药资源蕴藏量变化及可持续采收的科学依据　中药资源可持续利用的基础是中药资源的蕴藏量的多少。中药资源蕴藏量是指一个地区某一时期某种中药资源的总蓄积量。为了研究某一种群的数量增长的特性，将其他各种群的影响以及自然环境的影响都归结为模型的参数，从而使得问题简化，达到直接观察和实验所难以得到的成效。在无限环境中，因种群不受任何限制因子的约束，种群潜在增长能力得到发挥，种群数量呈指数式增长格局，常用指数模型进行描述。然而，种群的指数式增长是无界的，自然种群不可能长期按几何级数增长。当种群在一个有限的空间中增长时，随着种群密度的上升，对有限空间资源和其他生活必需条件的种内竞争也将增加，必然会影响种群的出生率和死亡率。因此，在有限环境中连续增长的一种最简单形式是逻辑斯蒂增长。

使中药资源可持续利用和中药资源蕴藏量之间保持相对平衡，关键在于可持续采收模型的建立。主要表现在采收方法、采收季节和采收量三个方面。采收方法一般采取边挖边育、挖大留小、挖密留疏的方法；采收季节要避开药用动、植物的繁殖期，在药用部位主要活性成分积累到最高时采收；采收量要控制在资源再生量之内，以保证药材常采常生，永续利用。

二、中药资源成药过程的环境互作机制

生物在长期生存、繁衍过程中，当自然环境发生剧烈改变，特别是在环境胁迫的情况下，将发生一系列变化来适应环境，提高生存竞争力，其中次生代谢产物的产生不仅对植物具有保护作用，亦是人类利用的物质基础。药用植物的次生代谢产物的形成与积累是植物成药过程中环境互作机制的理论依据；亦是同一物种的药用植物因产地不同而品质各异的原因所在。药用植物在成药过程中与环境的互作机制主要有以下观点：

1. 生长、分化平衡假说　植物的生长是细胞的分裂和增大，分化是细胞的特化和成熟。植物在资源充足时以生长为主，在资源匮乏时以分化为主；任何对植物生长影响超过对植物光合作用影响的环境因子（如营养匮乏、CO_2 浓度升高、低温等）都会导致次生代谢产物的增多。次生代谢产物是植物分化过程中生理活动的产物。可见，药用植物的生长和分化与中药资源的产量与质量密切相关。且次生代谢产物含量随植物生长年龄的增大和老化而增大，如人参、三七等须达到一定种植年限，才能达到用药要求。这是多年生中药资源成药过程与确定采收期的理论依据。

2. 碳素、营养平衡假说　植物体内以碳为基础的次生代谢产物（如酚类、萜烯类等）与体内的 C/N（碳素/营养）比呈正相关；而以氮为基础的次生代谢物质（如生物碱等含氮化合物）与体内的 C/N 比呈负相关。

植物营养对生长的影响大于其光合作用对生长的影响，在营养胁迫时生长速度大为减慢，而光合作用的变化不大，植物会积累较多的碳、氢元素，体内 C/N 比增大，以碳为基础的酚类、萜烯类物质增多；在遮阴条件下光合作用会降低，体内 C/N 比降低，酚类、萜烯类物质减少。研究发现益母草生物碱含量由北向南减少，相反，青蒿、苍术等药材的挥发油（萜类）含量由北向南增多。这是中药资源成药性品质调控及生态种植的理论依据。

3. 最佳防御假说 植物次生代谢产物的产生是以减少生长的机会成本为代价的行为；植物只有在其产生的次生代谢产物所获得的防御收益大于其生长所获得的收益时，才产生次生代谢产物。植物在环境胁迫条件下生长减慢，此时产生次生代谢产物的成本较低。同时，植物受损的补偿能力较差，次生代谢产物的防御收益增加。因此，环境胁迫条件下，植物会产生较多的次生代谢产物。

4. 资源获得假说 植物在环境胁迫条件下生长的潜在速度较慢，产生用于防御的次生代谢产物的数量就会增加；受到损害时其损失的相对成本较高。因此，植物具有在良好的环境下生长较快而次生代谢产物产生少，在恶劣的环境下生长较慢而次生代谢产物产生多的特点。

可见，植物次生代谢产物的形成和积累是植物与环境互作的一个被动过程；亦是植物与环境互作成本选择的一个主动过程。这是中药资源品质与环境相关性的理论基础。

第二节　中药资源形成与分布的自然环境条件

中药资源的形成是指一定区域的中药资源整体构成状况或具体品种的质量。地形、地貌、气候、土壤、生物等自然生态条件影响着中药资源的形成与分布。

一、地理气候对中药资源的影响

我国国土南北跨纬度约 50°，地形复杂，地貌齐备，气候、土壤丰富多样，为中药资源形成与分布提供了独特的自然条件。

（一）地形地貌

我国地形复杂，山脉纵横，地势西高东低，自西向东分为三个阶梯。青藏高原（海拔 3000 ~ 5000m）和以珠穆朗玛峰（海拔 8848.86m）为最高峰的一系列高大山系为第一阶梯。昆仑山和祁连山以北，横断山脉以东地势下降至 1000 ~ 1200m 之间为第二阶梯，其间有天山、阿尔泰山、阴山、贺兰山、秦岭等，最高海拔达 7000m。四川盆地以海拔 3000m 的落差与第一阶梯接壤，而吐鲁番盆地的艾丁湖低于海平 150m 以上，为我国陆地最低点。沿大兴安岭、太行山、巫山、雪峰山及云贵高原东缘一线以东地势再次下降，一般海拔 500m 以下，丘陵和平原交错而形成第三阶梯。从北向南分布有东北平原、华北平原、长江中下游平原，以及广阔的低山丘陵，少数山峰超过 1000m。大陆东南分布着内海渤海和边缘海黄海、东海、南海，漫长海岸外有宽阔的大陆架，沿海岛屿星罗棋布。东西走向的高大山脉，使南下冷空气在北麓汇流堆积，受到阻滞作用，不容易爬越山脊进入山地以南的地区。因此，山脉可以起着阻挡冷空气南下的屏障效应，山脉两侧冷暖差异显著。例如，天山成为我国西部暖温带和温带之间的气候分界线。1 月平均气温塔里木盆地要比准噶尔盆地高 10 ~ 12℃。秦岭阻滞北方冷空气进入四川盆地，使盆地冬季霜雪少见，为我国同纬度冬季最暖的地方。例如，1 月平均气温泸州比同纬度的常德高 3.5℃，成都比上海高 2.3℃；秦岭南麓的安康与秦岭北部的西安纬度相差仅 1° 35'，而 1 月平均气温安康要比西安高 4.4℃，极端最低气温安康比西安高 11.1℃。随纬度和温度、湿度的变化，从东到西依次出现森林植被、草原植被、荒漠植被。森林植被从北到南为寒温带针叶林、温带针叶 – 落叶阔叶混交林、暖温带落叶阔叶林、亚热带落叶阔叶 – 常绿阔叶混交林、亚热带常绿阔叶林、热带常绿阔叶林、热带季雨林和雨林。

我国阶梯状的地势，利于温湿的海洋洋流的吹入。大江大河顺势东流入海，沟通东西交通和海内外联系，形成了复杂的地形地貌、多样的气候类型；并蕴藏着丰富的药用生物资源及药用矿物资源。我国的中药资源种类十分丰富，药用植物资源有 1 万余种。但不同的地理气候条件下中药资源的分布各异：如不同海拔高度分布的中药资源种类不同；不同方向的山坡分布的中药资源种类也不同，向南的阳坡生长着喜暖、喜光的种类，向北的阴坡生长着喜阴、喜凉的植物；坡度过大，乔木类药用植物难以生长，只有矮小的灌木和草本药用种类才能适应和生存。不同的气候带决定着中药资源的类型不同，如热带的南药、高原的冬虫夏草。

（二）气候

气候类型明显，寒温带长冬无夏，温带和暖温带四季分明，亚热带冬暖夏热，热带长夏无冬。因东部受太平洋季风影响，西南部受印度洋季风影响，冬季西北风盛行，大部分地区寒冷干燥，夏季潮湿空气从海洋吹向大陆，使东部和西南部雨水丰沛。从东北山地到太行山东北部为半湿润气候区，年降水量为 550 ～ 700mm，沿海可达 1000 ～ 1100mm；青藏高原东南部的年降水量有 600 ～ 1000mm，西南部的山原为湿润气候区；内蒙古高原、东部黄土高原、青藏高原中部等距海较远为半干旱气候区，受季风影响较小，年降水量为 300 ～ 550mm；内蒙古西部、甘肃西部、新疆、青海为干旱气候区，年降水量不足 200mm，有的地区几乎终年无雨。

大部分地区冬、夏气温悬殊。冬季受西伯利亚冷空气的影响，气候十分寒冷。如大兴安岭北段，冬季长达 8 个多月，最冷月气温在 –25℃以下，绝对低温在 –45℃以下，是我国最冷的地方。东北的绝大部分地区，最冷月气温多在 –10℃以下，整个冬季都有积雪。黄淮海平原大部分地区 1 月平均气温在 0 ～ 6℃。秦岭、淮河以南，长江中下游地区年平均温度为 15 ～ 16℃，最冷月气温 0 ～ 4℃。长江以南、南岭以北的广大丘陵山地和河谷平原地区，冬半年气温较高，最冷月平均温度 3 ～ 8℃。南岭以南的南亚热带和边缘热带冬季最冷月气温在 15℃以上。西北干旱地区，准噶尔盆地和伊犁河谷温度条件较东北平原好一些，柴达木盆地最冷月平均气温为 –10℃。青藏高原北部日最低气温全年都在 0℃以下，而藏南谷地雅鲁藏布江河谷大拐弯处最冷月气温却在 14 ～ 16℃。夏季全国南北之间的温度差异较冬季小。东北地区最热月多在 20℃以上，冬夏相差悬殊，黄淮海平原 7 月平均气温在 26 ～ 28℃，长江、淮河以南气温在 28℃以上。青藏高原气候冷凉，藏北高原气温只有 4 ～ 8℃。而新疆吐鲁番，由于海拔低，盆地热量不易散失，夏季气温高达 32℃以上，是全国最炎热的地区之一。山地面积广大，山区地形高差悬殊，气候垂直差异较大，如贵州高原和鄂西山地年均温相差 5℃以上，云南高原因境内海拔高度南北可相差3000m，气温由元江谷地的 22℃向西北递减到 4℃，南北气温相差 18℃。

地形地貌是制约光照、温度、水分等的自然因素，对药用植物或药用动物的生长与分布起重要作用。中药资源具有明显的空间和地域性，生物体内的代谢活动强弱及其药材品质的形成与产地的地理位置、地形地貌、海拔高度等因子密切相关。海拔高度不同，气候、温度、光照等因素均有差异。海拔高度对植物体内代谢活动的影响是由多种综合因素作用而形成的。如青蒿的产量及青蒿素含量与海拔高度呈负相关；西洋参中的总糖与还原糖含量随海拔高度的升高而增加。

1. 光照 光照可以直接影响药用植物的初生代谢和次生代谢，从而间接影响中药材产量、性状及活性成分的积累。光照因素主要包括光照强度和光照时间。根据不同植物对光照强度的需求不同，可将药用植物分为阳生植物、阴生植物及耐阴植物。如阴生植物人参在 20% 透光棚下根中皂苷含量最高，叶片中皂苷含量在 15% 透光棚下最高；光照过强时皂苷含量反而下降。阳生植物绞股蓝在相对照度为 70% 左右时，总皂苷含量最高。光照时间与纬度、坡向、季节、海拔高度等密切相关，对中药活性成分的合成和积累有显著影响，如长日照有利于西洋参总皂苷的积累，草麻黄茎枝中生物碱类成分的含量随着光照时间的延长而提高，呈显著正相关。在黄花蒿的组培过程中，当光照为 20h/d 时，芽中青蒿素含量最高。

2. 温度   温度主要通过影响植物体内酶的活性和反应速度、二氧化碳和氧气在细胞内的溶解度、蒸腾作用及根的呼吸作用，进而影响植物生长发育和中药材的品质。同一植物所处环境温度不同时其代谢活动强弱不同，导致次生代谢产物含量出现差异。如颠茄、秋水仙、紫花洋地黄和欧薄荷等植物的有效成分含量与年平均温度呈正相关。在寒冷气候条件下，栽培欧乌头的根可渐变为无毒，而生长在温暖的地区则具有一定的毒性。

3. 水分   水分是维持植物生命所必需的，是中药材产量形成的基础。但是，植物界在逐渐脱离水生环境的不断进化过程中，次生代谢逐步加强，次生代谢产物种类、含量及其结构复杂性呈现出逐步提高的趋势。例如，温暖的大陆干旱自然条件有利于植物生物碱的积累。欧洲莨菪在干旱时阿托品含量达 1%，而在湿润环境下只含 0.3% ～ 0.5%；草麻黄植株体内生物碱含量在雨季急剧下降，而在干燥的秋季含量却较高。但并非所有植物都需要干旱环境，如缬草根中的挥发油随降雨量的增加而增加，此外干旱的气候条件也会造成野生中药材产量下降，如云南地区 2010 年的干旱造成云南红花减产超过 70%，云当归减产 90%；2016 年甘肃干旱导致党参减产。

水分供给程度对药材的外观性状也有影响，相对缺水的环境下种植丹参，其外皮呈鲜艳的红色，而在水分充裕的条件下，其外皮颜色暗红。因此，在发展药用生物资源的生产实际中如何调控水分供给，是保障中药材品质的重要环节。气候因素是一定区域的中药资源整体构成的必备条件，是具体品种质量的可靠保障。

二、土壤条件对中药资源的影响

（一）土壤类型

全国土壤有棕壤、褐土、红壤、黑土、栗钙土、漠土、水成土、盐碱土、岩性土、水稻土和高山土等 11 个土壤系列。棕壤系列包括漂灰土、暗棕壤和棕壤，是北方温带季风区森林土壤；红壤系列包括黄棕壤、黄壤、红壤、赤红壤、砖红壤和燥红土，黄棕壤是北亚热带落叶阔叶林、杂生常绿阔叶林下形成的土壤，黄壤和红壤是中亚热带常绿阔叶林下形成的土壤，赤红壤是南亚热带常绿阔叶林下形成的土壤，砖红壤是热带雨林下形成的土壤，燥红土是热带干燥地区稀树草原下形成的土壤等。东北的黑土和白浆土，西北黄土高原的黑垆土和关中平原的娄土，四川的紫色土，藏北高原西北部的高山漠土等，都是在特有条件下形成的土壤类型。

不同的土壤类型区分布着不同的植物类群。在我国北方，甘草、枸杞子、麻黄和苦豆子等自然分布在三北地区干旱半干旱的钙质土上，罗布麻分布在盐碱土上，肉苁蓉寄生于梭梭上生长于干旱沙漠中。在我国南方，桃金娘、栀子、狗脊、铁芒萁、毛冬青等自然分布在酸性土壤上，南天竹、青天葵、木蝴蝶等则生长于石灰岩形成的土壤中。在科尔沁草原，生长在沙地上的甘草皮色棕红、根条顺直，而在低湿洼地黏质土壤上生长的甘草皮色灰褐、根条弯曲。

（二）土壤质地

土壤质地是土壤的一种十分稳定的自然属性，包括土壤结构、空隙状况、保肥性、保水性等，对土壤肥力有很大影响，质地一般分为砂土、壤土和黏土三类。土壤肥沃、有机物质含量高、土壤团粒结构好、水分适中和通透性能好的土壤适合大多数根和根茎类药用植物的生长，如黄精、玉竹、独角莲等。土质疏松、砂质含量较多、保水性能较差、有机质含量较少的土壤适宜一些耐贫瘠、耐干旱的植物生长，如沙棘、麻黄、甘草等。而水分较多、通透性较差，甚至淤泥的土壤，则适合某些喜水植物生长，如芡实、泽泻、黑三棱等。如金银花最适合的土壤类型是中性或稍偏碱性的砂质土壤，且要求土壤的交换性较好。

因此，土壤的质地、养分、酸碱性等均会对中药资源的品质产生影响。此外，连作、重金属及农药残留会对土壤环境造成污染，进而影响中药资源的品质。

（三）土壤养分

土壤养分是评价土壤肥力的重要指标之一，包括有机质、全氮、全磷、全钾及微量元素，对中药品质具有一定的影响。如施加钼、锰微肥能提高当归中挥发油、多糖、阿魏酸的含量，从而提高药材质量。在四川、青海等地区，土壤中钾、锰、锌、磷含量的差异是导致川贝母品质差异的重要因子。

（四）土壤酸碱性

土壤酸碱度与植物生长发育、植物的次生代谢活动关系密切。在自然界中，富含生物碱类成分植物的种类随土壤 pH 值的增高而增加。如益母草中生物碱含量与土壤的 pH 值呈正相关，产于碱性土壤的生物碱含量约为产于酸性土壤的 2 倍；木通适宜于偏酸性环境下生长，有利于有效物质的积累。

三、生物因素对中药资源的影响

独特的自然条件为生物的分布提供了繁衍生息的场所，也孕育着丰富的中药资源种类。丰富的植被与动植物区系为丰富的动植物类中药资源的形成与分布提供了适宜的生存、繁衍条件与场所。

（一）植被与植物区系

植被是指覆盖一个地区的植物群落的总称。我国植被类型多样，几乎包括了除极地冻原以外现代世界上所有的主要植被类型。不同植被分布区的气候、地形和地貌均有一定的差异，从而生长分布着不同生长习性的植物种类。《中国植被》将全国植被分为针叶林、阔叶林、灌丛和灌草丛、草原和稀树草原、荒漠、冻原、高山稀疏植被、草甸、沼泽、水生植被等十个植被类型。其特点有：

1. 植物种类丰富　我国现有维管束植物种类居世界第三，有 353 科 3184 属 27100 余种；特大科、大科中有千种以上的菊科、兰科、豆科、禾本科；有 100～1000 种植物的科有蔷薇科、唇形科、杜鹃花科、毛茛科、玄参科等 50 余个。

2. 起源古老　我国地处中低纬度，加之地形复杂，是许多古老植物的避难所或新生孤立类群的起源地。我国现存有许多古老的孑遗植物及系统演化上原始或孤立的科属。如银杏 *Ginkgo* biloba L.、鹅掌楸 *Liriodendron chinense*（Hemsl.）Sarg. 等；古老的裸子植物银杉 *Cathaya argyrophylla* Chun et Kuang、金钱松 *Pseudolarix amabilis*（J.Nelson）Rehd. 等；被子植物珙桐 *Davidia involucrata* Baill.、杜仲 *Eucommia ulmoides* Oliv. 等。

3. 地理成分复杂 植物区系的地理成分是根据植物种或科属的现代地理分布而确定的。我国地理成分联系广泛、分布交错混杂，植物种、属或科分布的区域是由于植物种（属或科）的发生历史对环境的长期适应，以及许多自然因素对其影响的结果。在植物界中，不同的植物种（属或科）的分布区域是各不相同的，从而表现出各种的分布区类型。我国有 2980 余属种子植物，分布区类型有世界分布 108 属、泛热带分布 372 属、热带亚洲和热带美洲间断分布 89 属、旧世界热带分布 163 属、热带亚洲至热带大洋洲分布 150 属、热带亚洲至热带非洲分布 151 属、东亚和北美洲间断分布 117 属、温带亚洲分布 63 属、中亚分布 112 属、东亚分布 298 属、中国特有分布 196 属。从区系起源和生态地理特性来看，我国这些成分具有明显的热带性，也具有世界最丰富的温带成分。

我国植物区系与世界各地有着广泛的和不同程度的联系，各类地理成分在我国境内的分布，是互相渗透交错的。一方面，典型的泛热带分布的 326 属中，只约有 60 属限于热带，150 属分布到亚热带，110 多属达到温带。如樟科广布秦岭淮河以南广大地区，而个别种如木姜子 *Litsea pungens* Hemsl.、三桠乌药 *Lindera obtusiloba* Bl. Mus. Bot. 则分别达到晋南，山东或辽东。另一方面，许多温带分布的科属在全国南北广泛分布，但往往产于南方山地。如北温带典型的落叶乔灌木槭属（Acer）、小檗属（Berberis）等。这种交错渗透或者各类区系成分分布叠置的现象，在我国西南地区表现尤为突出。

4. 特有植物繁多 我国特有植物的种类很丰富，约有 72 科 190 多属，这些属大多是分类上古老或原始的单型属或少型属。如青钱柳、蜡梅、杜仲等。这些特有属主要在亚热带和热带地区，尤以西南特别是云南为最多。

植物与药用植物由于处于同一生态位，其间有互利共生关系，又有对光、水等能源的竞争。植物与药用植物的关系中，表现最为明显的就是药用植物的化感自毒作用与连作障碍问题。

（二）动物区系

动物区系是指在一定历史条件下形成的适应某种自然环境的动物群，由分布范围大体一致的许多动物种组成，是在历史因素和生态因素共同作用下形成的。世界动物区系划分为澳洲界、新热带界、热带界、东洋界、古北界、新北界 6 个动物地理界，每个动物地理界都有其独特的动物区系。我国动物区系属于世界动物区系的古北与东洋区系。两大区系在我国的分界线，西起横断山脉北端，东迄川北的岷山与陕南的秦岭，再往东延伸至淮河南岸，直抵长江口以北。秦岭以东地区，由于缺乏自然阻隔，该地动物区系呈现古北、东洋种相混杂和过渡的现象。我国动物区系被划分为古北界的东北区、华北区、蒙新区、青藏区及东洋界的西南区、华中区、华南区七个区。不同的动物区系中分布有特定的药用动物资源。

动物与药用植物之间通过互利共生及取食关系对中药材质量产生直接影响。如药用植物病虫害的频繁发生：昆虫的取食除造成药用植物的光合作用受损外，其取食在植物体上所造成的伤口，还易使药用植物感染病害，进而影响药用植物的正常生长发育，降低药材质量。

（三）微生物

植物体时刻与众多的有益微生物、中性微生物和有害微生物共同生存，并产生直接或间接接触，其中植物与土壤根际微生物的相互作用是重要形式之一。这些微生物的群落组成随着植物种类和发育时期等因素的改变而发生改变，进而影响药用植物生长发育及其药材质量。

第三节　中药资源形成与分布的社会环境条件

自然生态环境与中药资源品质密切相关，政治、经济、科技以及文化等非自然环境同样直接或间接地影响药材优良品质形成和开发利用。从我国药材市场形成的背景看，其大多与药材之乡、名医盛行有着密切关系，与当地经济发展以及人文社会背景同样密不可分。随着社会文明进步、科技迅速发展，经济社会活动等对中药资源的作用越来越大。这些影响中药资源形成的非自然生态环境因素统称为人文环境，主要包括经济环境和社会环境。经济环境是指在自然环境基础上经由人类利用改造后形成的一种地理环境，包括工业、农业、交通和城镇居民点等各种生产力实体的地域配置条件和结构状态的综合体，主要影响中药资源的分布和质量、储量、效益等方面。社会环境是人类社会本身所构成的地理环境，包括人口、社会、国家、民族、民俗、语言、文化等，体现在中药资源利用、保护、恢复和发展等方面，即对中药资源可持续开发利用起重要作用。

一、经济社会环境因素对中药资源的影响

（一）经济环境

1. 工业化、城市化对中药资源的影响　随着工业化、城市化进程不断加速，大面积山林、土地改变了原来的面貌，不仅在一定程度上破坏了山林植被，工业污染引起的环境恶化还对药用生物的生存带来了威胁。例如杭州笕桥和广州石牌地区过去分别为麦冬和广藿香道地药材的栽培基地，现已成为工业区，不仅失去了栽培土地，其特有种质也难觅踪迹。四川省成都市温江区是药材川郁金传统主产区，但随着城市建设速度加快，主产区逐渐被广西取代。还有广西北部湾地区由于工业化、城市化的迅速发展，环境污染严重，致使被称为"环境标志生物"的沙虫主要生存空间大量缩减，分布范围减小，品质日益下降。谷精草生长在湿地环境中，由于改建鱼塘导致其分布面积减少，塘堤水泥硬化后导致湿地功能降低，资源蕴藏量也大幅度下降。

2. 经济贸易方式对中药资源的影响　贸易活动是中药资源开发利用的动力源泉之一，扩大了传统中药资源流通领域。我国中药资源贸易，从传统药市不断发展演变，形成以批发市场为主的流通渠道。我国有经国家有关部门批准的 17 个中药材交易市场，同时还有近百家药材产地市场和中小规模中药材市场遍布全国各地，这些有力地推进了中药资源贸易，为中药资源有序流通、建立合格中药材基地提供了动力和货源保障。

互联网为中药资源发展提供了便利，强化了中药资源市场信息化程度，改变了传统交易和商业模式，提高了流通效率，使信息更加透明化，电子商务平台得以发展迅速。将互联网技术如云计算、数据库、物联网等有效运用到传统中药资源的产业链中，可使中药资源种植、加工、流通以及药品交易和健康服务等网络信息化，实现产业链升级，开拓更广阔的市场。

国际贸易发展促使我国中药资源大量出口至世界各地，特别是日本、韩国等。东北地区生产的人参已经出口到韩国、日本、瑞士、美国、英国、法国等 20 多个国家和地区。近年来在国家"一带一路"倡议下，互联网给中药资源国际化进程注入了新的活力，助力推进中药资源产业国际化。

然而，"互联网＋中药资源"也面临各种挑战。首先，在发展相对落后区普及互联网技术存在一定困难。一些中药材产区在落后山区，互联网普及程度相对较低；一些老一代药商思想守旧，对网络平台存在畏惧心理等。其次，法律体系不完善也是挑战之一。医药电商潜在用户担心药品质量问题，如果商家销售劣质药品，那么"治病"的药反而"致病"，得不偿失。网络交易监管不便、容易产生交易纠纷等也是"互联网＋中药资源"发展需要解决的问题。

3. 生产方式对中药资源的影响

（1）不合理开采和过度利用　随着人口增多以及人们生活水平的提高，中药材需求量不断增长，导致野生生物资源开发利用力度加大，使许多药用动、植物减少，甚至濒临灭绝，野生中药材资源面临日渐减少的窘境。比如20世纪90年代初，我国大量出口紫杉醇原料，导致西南地区大量红豆杉及其变种森林被毁严重。浙江省湖州市1995年开发水蛭资源，1998年高峰产量达5.0×10^4 kg，到2000年不足2.0×10^4 kg，资源越来越少。

（2）野生抚育　是根据药用动植物生长发育特性及对生态环境条件的要求，在其原生或相似环境中，人为或自然增加种群数量，使其资源量达到可被人们采集利用的水平，并保持群落结构稳定从而实现可持续利用的一种药材生产方式。有效解决了药材采集与资源更新的矛盾，缓解了野生药材短缺与需求、药材生产与生态环境保护、当前利益与长远利益等多方面矛盾，较好地保护了珍稀濒危药材，从而促进中药资源可持续利用。例如野生甘草的围栏养护，川贝母的半野生栽培和辽宁宽甸的石柱人参仿野生栽培等，均是中药材野生抚育成功的典型范例，扩大中药资源分布范围的同时也有效提高了中药资源的品质。

（3）人工种植（养殖）技术　面对野生中药资源蕴藏量逐渐减少和社会需求量不断增加所产生的供需矛盾，最有效的解决途径是人工种植（养殖），让中药材（药用生物）资源在人工干预下进行资源再生。这种方式既能提高中药资源利用率，又能缓解野生药用资源短缺压力，是保护野生药材资源最好的解决方法。如人工养麝和活体取香，缓解了麝香资源短缺的压力。但人工种植（养殖）会改变药用生物生长环境，例如土地利用和覆被情况变化，其他农作物种植过程中大量使用农药、化肥和生产设施等，导致中药资源人工培育区域土壤污染、水质下降，进而出现许多中药材质量下降、病虫害严重、抗性减弱以及连作障碍等问题。

4. 科学技术发展对中药资源的影响　科学技术是生产力发展的主要动力，是人类社会进步的重要标志，特别是生物技术发展促进了中药资源开发，使中药资源迈向现代化。利用现代生物技术减轻对自然资源的依赖，为获得有效成分高含量中药材开辟了新途径。组织培养技术培育种子种苗，解决再生产和繁殖问题；细胞培养技术可生产活性药物成分，实现中药资源的工业化生产。这些技术在人参、黄连等生产中得到了成功应用。利用药用植物内生菌生产抗真菌、抗肿瘤药物，可以解决某些药物资源短缺问题，如红豆杉属植物内生菌可生产新活性药物，冬虫夏草生境特殊、生态脆弱，通过分离菌种，工业化规模培养发酵菌丝，作为中药新药原料投入生产，满足市场需求。

（二）社会文化环境

1. 文化发展和交流对中药资源的影响　中药资源的开发利用始终与文化的发展和交流息息相关。古代文化的发展使中医中药防病治病的经验得到记载和传播，为中药资源的开发利用积累了丰富的历史资料。最早的本草著作《神农本草经》载药365种，至明代李时珍的《本草纲目》已发展至1892种。中国有56个民族，近80%的民族都有自己的药物，民族文化的交流和发展使不同民族之间药用资源开发利用的知识得到传播与融和，扩展了中药资源的应用范围，如藏汉共用药物 220 余种。除了我国各民族之间的交融，文化的国际交流也促进了中药资源在世界各国的传播和利用。我国中药资源出口整体呈现上升趋势，特别是近几年涨幅明显。中药资源不但"走出去"，而且还"引进来"。西红花、西洋参等原产自国外民族，现已引进国内大规模栽培并使用。

2. 旅游文化对中药资源的影响　我国近年来逐渐呈现旅游热现象，这是地方经济发展的重要组成部分。旅游业繁荣可带动中药资源的保护和发展。通过建设中药种植（养殖）景区吸引国内外游客，集栽培、科研和旅游功能于一体，有助于弘扬中医药文化。如广西药用植物园、华东药用植物园、贵阳药用植物园等对中药资源保护具有重大意义。发展旅游文化需重视中药资源自然生态环境承载力，以避免受到难以恢复的破坏。以高原等特殊环境为旅游景点的，因其生态脆弱，过度的开发旅游业可能导致生态环境自然恢复困难而被损坏严重，不利于中药资源的可持续发展。如旅游导致羌活、冬虫夏草等赖以生存的生态环境范围缩小。

3. 中医药文化对中药资源的影响　作为中华民族优秀传统文化的重要组成部分，中医药文化是中医药学的根基和灵魂，而中药资源是其核心组成部分，对于中医药文化意义重大。比如岭南特色的凉茶文化，以中医药理论为指导，体现"天人合一"的中医药文化，极大地促进了中药资源发展。再比如经历上百年历史传承的风水林、云南少数民族的神林和傣族村寨埋葬祖先的"竜林"一直保持原始状态，有效保护了区域生态环境和中药资源。

二、经济社会因素对中药资源配置的作用

（一）中药经济结构的稳定

传统中药产业经济结构包括中药材种子种苗、中药材、中药饮片和中成药。中药材种子种苗是中药产业市场的源头。中药材是生产中药饮片和中成药的原料，是中药经济发展的基础。中药饮片和中成药是中药经济的核心。在某些大的药材市场和中药材主产区，初步形成了一些中药材种子种苗生产公司与基地。中药材种植增速较快，中药材种植规模化、规范化程度越来越高，公司化组织基地占比越来越大。据中国医药物资协会报道，截至 2020 年，中药材种植面积已达 $5.96 \times 10^6 \text{hm}^2$。国家统计局相关资料显示，我国中药工业产值自 2006 年以来保持年均 10% 以上的增长速度。中药工业产值占国内生产总值（GDP）比重不断提高，在工业运行比重贡献不断提高，中药企业新增数量连续多年保持稳定增长，中药市场经济保持良好发展势头。中成药制造业所占比重较大，中成药制造企业基数相对较大、稳定。中药饮片生产企业占比较小，基数较小，经过多年增长后数量有明显增加。

（二）中药大健康产业的促进

中医药是我国独具特色的健康资源，也是潜力巨大的经济资源。中医药健康服务主要包括养生、保健、医疗、康复等，核心是以中医药相关产品为主体的健康服务供给。随着中医药现代化进程的推进，中药科研平台和研究水平得到提升，推动了中药产业的进步，形成了以中药制造为主的中药大健康产业。它是以中药工业为主体、中药农业为基础、中药商业为枢纽、中药知识创新为动力的新型产业。我国大健康产业飞速发展，中医药行业发展受到国务院重视，发布了《中医药发展战略规划纲要（2016—2030 年）》《中华人民共和国中医药法》（以下简称《中医药法》）等法律法规，为中药大健康产业发展提供了法律保障和政策支持，促进中药大健康产业安全、有序发展，为实现"健康中国"提供支持和力量。中医药健康服务业的大力发展，促进中药资源基

础性作用得到充分发挥，加强中药资源的保护和利用，加快推动了中医药产业创业创新，将成为中医药健康服务业经济新常态。

全球大健康产业发展为中药产业提供了机遇，也对中药资源提出了挑战。关键问题是大宗药材种植管理粗放、单产低、栽培质量差；珍稀濒危药材代用品研究薄弱，农残、重金属污染，品种混乱和质量不稳；生产加工水平低、技术工艺落后、炮制缺乏规范等制约着中药产业发展。

（三）中药产业链的完善

中药产业链是指中药产业在发展过程中，其基本环节和内在联系按照一定顺序排列所形成的链条，即在中药产品（中药饮片、中成药等）的生产加工过程中，从种植到中药产品到达消费者手中所包含的各个环节所构成的产业链条（图2-1）。它包括上游中药材种植（养殖）、采收环节，中游中药材加工、炮制、中药制剂生产环节，下游中药销售、流通环节以及对产业链的监督管理。涉及中药农业、中药工业以及中药服务业（包括中药商业、中药知识业、保健康复治疗业和中医药文化业）。此外，中药材因对生长环境要求高、生长周期长、加工环节多、市场流通渠道分散，导致整个中药产业链非常复杂，造成中药质量参差不齐。因此应注重中药产业链资源配置及协调发展，同时利用"互联网+"等大数据信息平台加强质量管理和质量追溯。

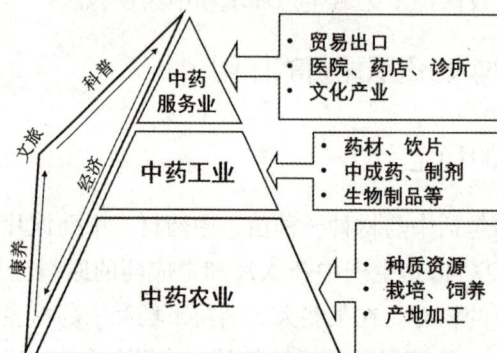

图 2-1 中药资源产业链结构示意图

第四节 中药资源的自然地理分布规律

在地球表面上，任何自然环境里都分布着一定的生物类群。不同生物类群的分布，决定于环境因素的综合影响，特别是热量和水分，以及两者的结合作用。热量和水分同样是决定中药资源分布的两个主要因素。地球表面的热量随纬度位置而变化，水分则随距离海洋的远近，以及大气环流和洋流特点而递变，水分和热量的结合导致植物地理分布的形成。

一、中药资源的自然地理分布原理

1. 地域分异规律 地域分异规律也称空间地理规律，是自然地理环境各组成成分及其构成的自然综合体在地表沿一定方向分异或分布的规律性现象。地域分异规律是自然界最普遍的特征之一，从理论上讲，凡具有比较稳定的地域分异现象的事物，都可以进行区域划分。一般认为，自然地域分异规律包括地带性规律、非地带性规律及地方性规律等方面。

（1）非地带性规律 是由于地球内能作用而产生的海陆分布、地势起伏、构造运动、岩浆活动等决定的自然综合体的分异规律。

（2）地带性规律

纬度地带性：受太阳辐射从赤道向两极递减的影响，自然带沿着纬度变化（南北）的方向作有规律的更替，这种分异是以热量为基础的分异。如赤道附近是热带雨林带，其两侧随纬度升高，是热带草原带、热带荒漠带。

经度地带性：受海陆分布的影响，自然景观和自然带从沿海向大陆内部产生的有规律的地域分异，这种分异是以水分为基础的分异。如中纬度地区（特别是北半球中纬度地区）从沿海到内陆出现森林带—草原带—荒漠带。

垂直地带性：在高山地区，随着海拔高度的变化，从山麓到山顶的水热状况差异很大，从而形成了垂直自然带。如赤道附近的高山，从山麓到山顶看到的自然带类似于从赤道到两极的水平自然带。

就中药资源而言，每一种生物对生态因子的要求都有一定的范围和限度，超越了耐性限度都会影响生物生长或生存，如在生物耐性限度内，就会形成一个适宜生物生存的范围。药用生物资源的这种特性，在空间表现形式上具有一定的差异性和规律性，即中药资源的地域分异规律。主要表现在，受水热条件影响的经度地带性、纬度地带性，受地形影响的垂直地带性，受局部生境影响的非地带性规律等方面。

2. 植被的三向地带性学说　与地带性因素相适应，地带性植被在地理分布上表现出明显的三维空间规律性。

植被分布的纬度地带性：因气温的差异，在湿润的大陆东岸，从赤道向极地依次出现热带雨林、亚热带常绿阔叶林、温带夏绿阔叶林、寒温带针叶林、寒带冻原和极地荒漠的现象。

植被分布的经度地带性：从沿海到内陆，因水分条件的不同，使植被类型在中纬度地区也出现了森林—草原—荒漠的更替现象。

植被分布的垂直地带性：从山麓到山顶，由于海拔的升高，出现大致与等高线平行并具有一定垂直幅度的植被带，其有规律的组合排列和顺序更迭的现象。

纬度地带性、经度地带性和垂直地带性结合起来，影响并决定着一个地区植被的类型和植物的种类及分布的基本特点。就中药资源而言，不同地带中药资源的分布特点为：

（1）在水平带谱中东部季风区域药用植物的纬向分布明显，乔木、灌木多，资源量大；西北干旱区域药用植物的经向分布明显，草本、沙生为主。

该区域的中药资源种类丰富，栽培品种多、面积大、生产条件好，产业发展条件优越，区划特征突出。

（2）在垂直带谱中药用植物的垂直分布类型与山地海拔高度有密切关系，一般山体愈高，垂直分布的类型越多，种类的构成也越复杂。每一山地的药用植物垂直分布带谱的基底与该山体的所在地的药用植物水平地带分布类型是一致的。在一个山地只能看到它所在的水平地带以北的包括药用植物在内的植被类型。从低温山地到高温山地，药用植物的垂直分布带谱由繁变简，垂直带的高度也逐渐由大到小。从东部的湿润地区到西部的干旱地区山地，药用植物垂直带谱逐渐由少变多，而垂直带的高度逐渐增高。

该区域的中药资源品质优良，道地药材、民族药材、贵细药材多，生产周期长，产量有限，采收加工困难，濒危品种多，繁殖难度大。

二、中药资源的自然地理分布特征

根据影响中药资源分布的自然因素，如地形地貌、海拔、气候及土壤等将我国中药资源划分为三大区域：东部季风区域、西北干旱区域和青藏高寒区域。

（一）东部季风区域的中药资源分布

本区域地处中国东部，从南沙群岛南缘的曾母暗沙到黑龙江漠河附近黑龙江主航道，南北距离约5500km，东临太平洋，属于湿润、半湿润季风气候。植被的纬度地带性分布明显。根据温度、降水及地形地貌等条件，将该区分为5个地域单元。

1. 东北寒温带、温带区　本区包括黑龙江、吉林两省以及辽宁和内蒙古东北部。北有大、小兴安岭，东南有长白山，中央为松辽平原。气候特征为冬季寒冷而漫长，夏季温暖、湿润而短促，春季多大风，秋季风速较春季小。降水集中在夏季，大部分地区年降水量为350～700mm，长白山地区东南侧可达1000mm。地带性土壤有寒温带的漂灰土，温带的暗棕壤、黑土和黑钙土。植被以针叶林与针阔叶混交林为主。树木种类少，但数量多。

本区中药资源的特点是野生种群数量大，蕴藏量丰富，代表性中药资源有人参、关黄柏、刺五加、五味子、细辛、关升麻、平贝母、关龙胆、关防风、关苍术以及鹿茸、哈蟆油、麝香、蟾蜍、熊胆、芒硝、滑石、硫黄、硼砂等。

2. 华北暖温带区　本区包括山东、河南、天津、北京、河北和山西中部及南部、陕西北部及中部、辽宁南部、宁夏中南部、甘肃东南部、安徽和江苏北部地区。本区具有暖温带大陆性季风气候特征，四季分明，夏季温暖多雨，冬季晴朗干燥，春季多风沙，秋季天高气爽，但持续时间较短。该区年降水量少于东北区，但降水比东北区集中，降水量从沿海向西北方向递减，一般400～700mm；而年平均温度则由北向南递增。地带性土壤主要有三种，东部丘陵山地的微酸性棕壤，中部丘陵山地的褐色土，黄土高原的黑垆土。植被以针阔叶混交林为主。

本区中药资源的特点是药用植物资源较丰富，中药材生产水平较高，盛产道地药材，如"四大怀药"。代表性中药资源有黄芩、黄芪、柴胡、金银花、桔梗、地黄、山药、牛膝、知母、板蓝根、沙棘、党参、远志、北沙参、山楂、连翘、柏子仁、阿胶、牛黄、五灵脂、全蝎、蟾蜍、海马、牡蛎、磁石、滑石、赭石、赤石脂等。

3. 华中亚热带区　本区包括江西、浙江两省和上海、湖南、湖北、安徽、江苏、福建等大部和广东、广西北部。介于秦岭—淮河与南岭之间，西起巫山、雪峰山，东至东南沿海。跨中亚热带和北亚热带两个气候带，年平均气温在14～21℃，气温由北向南递增，年均降水量800～2000mm，降水分布由东南沿海向西北递减。具温寒适宜、雨热同季的气候特点，对喜温好湿的药用植物的生长和发育极为有利。主要的地带性土壤是红壤与黄壤，以及山地黄棕壤；该区地貌类型较多，山地、丘陵、高原、平原交错分布，以低山丘陵为主，总的特点是西高东低。该区北亚热带地区植被为常绿落叶阔叶混交林，中亚热带地区主要为常绿阔叶林。

本区中药资源的特点是野生药材面广量大，栽培药材质优量多，是我国道地药材"浙药""江南药"和部分"南药"的产区，同时分布有大量水生、湿生药用植物。代表性中药资源有浙贝母、菊花、麦冬、延胡索、玄参、郁金、白术、白芍、茅苍术、薄荷、泽泻、厚朴、牡丹皮、莲子、玉竹、芡实、山茱萸、木瓜、草珊瑚、枳壳、太子参、辛夷、栀子、薏苡仁、蟾酥、珍珠、蕲蛇、金钱白花蛇、桑螵蛸、鳖甲、滑石、磁石、紫石英、雄黄、朱砂、信石、石燕等。

4. 西南亚热带区　本区包括贵州、四川、云南的大部分、湖北和湖南西部、甘肃南部、陕西南部、广西北部及西藏东部。本区地貌复杂，有秦巴山区、四川盆地、云贵高原等，具明显大陆性气候，热量、雨量丰富，大部分地区春季气温略高于秋季，年平均气温15～18℃，年平均降水量在1000mm左右，一般东部多于西部。该区的地带性土壤为黄壤、红壤和黄棕壤。植被以常绿落叶阔叶混交林为主。

本区中药资源的特点是中药资源种类多、数量大、质量优，在全国名列前茅。道地药材各具特色，有"川药""云药""贵药"。动物药资源十分丰富。代表性中药资源有川芎、黄连、附子、大黄、半夏、川贝母、川牛膝、川乌、川楝子、川郁金、川白芷、巴豆、三七、明党参、茯苓、当归、吴茱萸、杜仲、天麻、川木通、华细辛、秦艽、百合、麝香、牛黄、水牛角、水蛭、僵蚕、石膏、赭石、滑石、鹅管石、芒硝等。

此外，本区民族药资源丰富，并形成了具有民族特色的医药体系，如藏药、彝药、傣药、苗药等。代表性资源有洪连、云木香、刺桐、观音草、青羊参、岩白菜、竹红菌、紫金龙、唐古特乌头、太白贝母、凤凰草、枇杷芋、延龄草、祖师麻、黄瑞香、太白美花草、独叶草、手掌参、太白乌头和朱砂莲等。秦巴山区如桃儿七、红毛七、窝儿七、扣子七等以"七"命名的就有136种，俗称"太白七药"。

5. 华南亚热带、热带区 本区位于我国最南部，包括海南、台湾及南海诸岛、福建东南部、广东南部、广西南部及云南西南部。区内有近沿海地区的山地和丘陵、珠江三角洲、台湾和海南及雷州半岛。本区是世界热带的最北界，受海洋季风的影响，属热带、亚热带季风气候，高温多雨，冬暖夏长，干湿季节比较分明。年降水量1200～2000mm。地带性土壤由南到北以砖红壤、赤红壤为主，其次有红壤、黄壤、石灰土、磷质石灰土等。植被为常绿热带雨林、季雨林和南亚亚热带季风常绿阔叶林。

本区中药资源的特点是生物种类丰富，是我国道地药材"南药""广药"的产区。代表性中药资源有肉桂、广藿香、安息香、槟榔、巴戟天、檀香、马钱子、豆蔻、草果、草豆蔻、使君子、三七、芦荟、苏木、诃子、胖大海、丁香、鸦胆子、番泻叶、刺猬皮、银环蛇、燕窝、海马、珍珠、雄黄、石膏、朱砂等。此外，该地区亦分布着砂仁、蛤蚧、沉香等道地药材。

（二）西北干旱区域的中药资源分布

本区域位于亚欧大陆中心，覆盖内蒙古高原、塔里木盆地、河套平原、天山和黄河等各种复杂的地域和水系。地处中温带至暖温带，昼夜温差大，冬季寒冷，夏季炎热，降水量自东向西减少，年降水量差距较大，多数地区不足250mm。植被的经度地带性分布明显，根据其干旱强度分为2个地域单元。

1. 内蒙古温带地区 本区包括黑龙江中南部、吉林西部、辽宁西北部、河北及山西的北部、内蒙古中部及东部。属于温带半干旱气候，冬季寒冷干燥，夏季凉爽，长年多风，东部年降水量为700mm左右，至西部降到200mm左右。植被为典型草原或荒漠草原，东部平原为黑土、草甸土。

本区中药资源的特点是药用植物种类虽少，但每种分布广、产量大，代表性中药资源有甘草、麻黄、黄芪、知母、赤芍、黄芩、防风、银柴胡、沙棘、金莲花、锁阳、郁李仁、牛黄、鹿茸、刺猬皮、鸡内金、芒硝、大青盐、石膏、炉甘石等。

2. 西北温带干旱区 本区包括新疆全部、青海及宁夏北部、内蒙古西部以及甘肃西部和北部，阿尔泰山、天山、昆仑山、祁连山和贺兰山坐落其中。由于远离海洋而形成典型的干旱内陆气候特征，冬季严寒而漫长，夏季温暖持续时间短，区域内日照时间长，干旱少雨，一般地区年降水量仅为20～200mm，山区为200～700mm。土壤有灰棕漠土、灰漠土、棕钙土和灰钙土等。以戈壁、沙漠和荒漠草原为主，山地和河岸有森林植被。

本区中药资源的特点是种类少、蕴藏量大，分布不匀，民族药、民间药丰富，野生资源中濒危物种较多。代表性中药资源有甘草、麻黄、枸杞子、肉苁蓉、锁阳、新疆软紫草、伊贝母、阿魏、雪莲花、红花、罗布麻、秦艽、鹿茸、刺猬皮、牛黄、五灵脂、羚羊角、大青盐、云母石、石膏、硫黄等。

（三）青藏高寒区域的中药资源分布

本区域包括西藏自治区全部、青海省南部、新疆维吾尔自治区南缘、甘肃省西南缘、四川省西部及云南省西北边缘。该地区地势复杂，山脉纵横，多高山峻岭，平均海拔 4000～5000m，称作"世界屋脊"，植被的分布受垂直地带性影响。本区寒冷干燥，日照强烈，多大风，干、湿季节分明，降水量 50～900mm，土壤有高山草甸土和寒漠土。植被主要有高寒灌丛，高寒草甸，高寒荒漠草原，湿性草原以及温性干旱落叶灌丛。

本区中药资源的特点是野生种类多，多分布耐寒耐旱的特有高原种类，藏药资源丰富。代表性中药资源有川贝母、川木香、冬虫夏草、胡黄连、大黄、藏茵陈、藏茴香、山莨菪、洪连、红景天、秦艽、雪上一枝蒿、珠子参、甘松、羌活、麝香、鹿茸、鹿角、朱砂、石膏、硝石、芒硝、大青盐等。

复习思考题

1. 简述中药资源的自然地理分布规律。
2. 简述中药资源形成的自然条件。
3. 简述中药资源形成的社会条件。
4. 论述中药资源形成的生物种群更新机制。
5. 简述植被的三向地带性学说。

扫一扫，查阅本章数字资源，含PPT、音视频、图片等

中华民族在长期的生产生活实践中，特别是与疾病作斗争的过程中积累了宝贵的经验，形成了中医药理论体系，用于治疗疾病康复保健的药物十分丰富，并且在与世界各民族交流的过程中，不断吸收其他民族药物充实中药资源。

第一节 中药资源的构成

中药资源的构成根据其特性不同可按中药资源的自然属性、社会属性和生产属性、品质属性四种方式划分。

一、中药资源自然属性的构成与种类

中药资源的来源有药用植物、药用动物及药用矿物。根据《中国中药区划》收载：我国有中药资源12807种，药用植物约占87%，药用动物约占12%，药用矿物则不足1%。其构成及比例见表3-1。

表3-1 中药资源的种类与构成

类别	科数	属数	种数	比例（%）
药用植物	385	2313	11146	87
药用动物	414	879	1581	12
药用矿物			80	1
总数			12807	

（一）植物类中药资源

1. 藻类 藻类植物在热带、寒带、淡水、海水、土壤、树皮和岩石都有分布。我国藻类中药资源有42科114种，主要集中在蓝藻门、褐藻门、绿藻门和红藻门。如蓝藻门有4科7种，褐藻门有9科23种，绿藻门有10科29种，红藻门有14科48种。常见的中药资源有念珠藻 *Nostoc commune* Vauch.、昆布 *Ecklonia kurome* Okam.、海带 *Laminaria japonica* Aresch.、石莼 *Ulva lactuca* L.、甘紫菜 *Porphyra tenera* Kjellm. 和石花菜 *Gelidium amansii* Lamx. 等。

2. 菌类 菌类植物有寄生、腐生和共生等多种生活方式，在土壤、水、生物体内都有分布。

随着药用菌类资源研究的不断深入，其种类在不断增加，由 1974 年版《中国药用真菌》记载的 78 种增加到 2013 年版《中国药用真菌志》记载的 630 余种。常用药用真菌有赤芝 *Ganoderma lucidum*（Leyss.ex Fr.）Karst.、茯苓 *Poria cocos*（Schw.）Wolf、猪苓 *Polyporus umbellatus*（Pers.）Fries、冬虫夏草菌 *Cordyceps sinensis*（Berk.）Sacc.、雷丸 *Omphalia lapidescens* Schroet.、脱皮马勃 *Lasiosphaera fenzlii* Reich. 和白僵菌 *Beauveria bassiana*（Bals.）Vuillant 等。

3. 地衣类　地衣植物在无污染的环境条件下适应能力强，分布范围广。我国开发利用的地衣类中药资源种类比较少，仅有 9 科 55 种。常用的中药资源有松萝 *Usnea diffracta* Vain.、石耳 *Umbilicaria esculenta*（Miyoshi）Minks 和石蕊 *Cladonia rangiferina*（L.）Weber ex F. H. Wigg. 等。

4. 苔藓类　苔藓植物多生长在阴湿的环境中，很少作商品流通，多民间自采自用，可供药用的有 25 科 58 种。如葫芦藓 *Funaria hygrometrica* Hedw. 和地钱 *Marchantia polymorpha* L. 等。

5. 蕨类　蕨类植物多分布在热带和亚热带，生长在林下、山野、溪旁和沼泽等阴湿环境。我国西南地区蕨类植物资源十分丰富，可供药用的有 49 科 455 种。常见的中药资源有石松 *Lycopodium japonicum* Thunb. ex Murray、卷柏 *Selaginella tamariscina*（Beauv.）Spring、木贼 *Equisetum hyemale* L.、紫萁 *Osmunda japonica* Thunb.、海金沙 *Lygodium japonicum*（Thunb.）Sw.、金毛狗脊 *Cibotium barometz*（L.）J. Sm.、粗茎鳞毛蕨 *Dryopteris crassirhizoma* Nakai、庐山石韦 *Pyrrosia sheareri*（Bak.）Ching 和槲蕨 *Drynaria fortunei*（Kunze）J.Sm. 等。

6. 裸子植物　我国是世界上裸子植物种类最多的国家，现在供药用种类有 10 科 126 种。常见的中药资源有苏铁 *Cycas revoluta* Thunb.、银杏 *Ginkgo biloba* L.、马尾松 *Pinus massoniana* Lamb.、侧柏 *Platycladus orientalis*（L.）France、三尖杉 *Cephalotaxus fortunei* Hook. f.、红豆杉 *Taxus chinensis*（Pilger）Rehd. 和草麻黄 *Ephedra sinica* Stapf 等。

7. 被子植物　被子植物是当今地球上适应性最强、分布最广、种类最多和生长最繁茂的类群。根据全国第 3 次中药资源普查资料，中国药用被子植物有 213 科 1 万余种，被子植物各科的药用种数相差很大。

（1）100 种以上的药用大科：有菊科、豆科、唇形科、毛茛科、蔷薇科、伞形科、玄参科、茜草科、大戟科、虎耳草科、罂粟科、杜鹃花科、蓼科、报春花科、小檗科、荨麻科、苦苣苔科、樟科、五加科、萝藦科、桔梗科、龙胆科、石竹科、葡萄科、忍冬科、马鞭草科、芸香科、百合科、兰科、禾本科、莎草科、天南星科和姜科共 33 个科。双子叶植物有 27 个科，单子叶植物有 6 个科；约占药用被子植物科数的 16%，但所含药用种数却占了 65%。

（2）10～99 种的药用科：有卫矛科、夹竹桃科、葫芦科、茄科、木犀科、鼠李科、十字花科、爵床科、紫金牛科、景天科、山茶科、防己科、马兜铃科、紫草科、堇菜科等 91 个科。

（3）不足 10 种的科：这个类群共有 88 科，其中有 27 科都仅含 1 种药用种。如单种科，主要药用植物有杜仲 *Eucommia ulmoides* Oliv.、马尾树 *Rhoiptelea chiliantha* Diels et Hand.–Mazz.、连香树 *Cercidiphyllum japonicum* Sieb. et Zucc.、伯乐树 *Bretschneidera sinensis* Hemsl.、猪笼草 *Nepenthes mirabilis*（Lour.）Merr.、珙桐 *Davidia involucrata* Baill.、锁阳 *Cynomorium songaricum* Rupr.、大血藤 *Sargentodoxa cuneata*（Oliv.）Rehd. et Wils.、旱金莲 *Tropaeolum majus* L.、苦槛蓝 *Myoporum bontioides*（S.et Zucc.）A. Gray、透骨草 *Phryma leptostachya* L. 等。

（4）药用种类较多的属：被子植物中含 50 种以上药用资源的有乌头属、紫堇属、铁线莲属、蓼属、蒿属、小檗属、马先蒿属、杜鹃花属、悬钩子属、风毛菊属、卫矛属、珍珠菜属、鼠尾草属、龙胆属、贝母属 15 个属隶属于 12 个科，仅占各科药用总属数的 3%，而所含药用种数达 30%。

（5）特有种属：据统计，我国种子植物有 196 个特有属，其中被子植物有 190 个（裸子植物仅 6 种），含药用资源的有 60 余属，如明党参属、羌活属、川木香属、知母属、通脱木属、杜仲属、枳属、喜树属、珙桐属、香果树属、独叶草属和太行花属等。

（二）动物类中药资源

动物类中药资源是指来源于动物的整体或部分，动物的生理或病理产物，动物的加工品等的药用资源。我国现有药用动物 414 科 1574 种。药用动物 11 个门中，脊椎动物门是最多的一类，共有 215 科 972 种；无脊椎类共有 10 门 200 科 609 种。

1. 无脊椎动物 药用动物有 609 种，其中节肢动物门药用种类最多有 107 科 311 种；软体动物门次之，有药用动物 52 科 198 种；原生动物门、海绵动物门、腔肠动物门、扁形动物门、线形动物门、环节动物门和棘皮动物门药用种类较少。

环节动物门常用中药资源有：钜蚓科动物参环毛蚓 *Pheretima aspergillum*（E.Perrier）、通俗环毛蚓 *P.vulgaris* Chen、威廉环毛蚓 *P.guillelmi* Michaelsen 或栉盲环毛蚓 *P.pectinifera* Michaelsen 等的干燥体作中药地龙。水蛭科动物蚂蟥 *Whitmania pigra* Whitman 或柳叶蚂蟥 *Whitmania acranulata* Whitman 等的干燥全体作中药水蛭。

节肢动物门常用中药资源有：螳螂科动物大刀螂 *Tenodera sinensis* Saussure、小刀螂 *Statilia maculata*（Thunberg）或巨斧螳螂 *Hierodula patellifera*（Serville）等 3 种昆虫的干燥卵鞘作中药桑螵蛸。芫菁科昆虫南方大斑蝥 *Mylabris phalerata* Pallas 或黄黑小斑蝥 *Mylabris cichorii* Linnaeus 的干燥体作中药斑蝥。鳖蠊科昆虫地鳖 *Eupolyphaga sinensis* Walker 或冀地鳖 *Steleophaga plancyi*（Boleny）的雌虫干燥体作中药土鳖虫。钳蝎科动物东亚钳蝎 *Buthus martensii* Karsch 的干燥体作中药全蝎。蜈蚣科动物少棘巨蜈蚣 *Scolopendra subspinipes mutilans* L.Koch 的干燥体作中药蜈蚣。

软体动物门常用中药资源有：鲍科杂色鲍 *Haliotis diversicolor* Reeve、皱纹盘鲍 *H. discus hannai* Ino、耳鲍 *H. asinine* Linnaeus 和白鲍 *H. laevigata*（Donovan）等 6 种动物的贝壳作石决明。珍珠贝科动物马氏珍珠贝 *Pteria martensii*（Dunker）、蚌科动物三角帆蚌 *Hyriopsis cumingii*（Lea）或褶纹冠蚌 *Cristaria plicata*（Leach）等双壳类动物受刺激形成的珍珠作中药珍珠。乌贼科动物无针乌贼 *Sepiella maindroni* de Rochebrune 或金乌贼 *Sepia esculenta* Hoyle 的干燥内壳作中药海螵蛸。

2. 脊椎动物门 药用动物有 215 科 972 种，分属于鱼纲、两栖纲、爬行纲、鸟纲和哺乳纲。

鱼纲药用动物有 104 科 412 种。常用中药资源有：海龙科线纹海马 *Hippocampus kelloggi* Jordan et Snyder、刺海马 *H. histrix* Kaup、大海马 *H. kuda* Bleeker、三斑海马 *H. trimaculatus* Leach 或小海马（海蛆）*H. japonicus* Kaup 等 5 种动物的干燥体作中药海马。海龙科刁海龙 *Solenognathus hardwickii*（Gray）、拟海龙 *Syngnathoides biaculeatus*（Bloch）或尖海龙 *Syngnathus acus* Linnaeus 等 3 种动物的干燥体作中药海龙。

两栖纲药用动物有 9 科 39 种。常用中药资源有：蟾蜍科动物中华大蟾蜍 *Bufo bufo gargarizans* Cantor 或黑眶蟾蜍 *B. melanostictus* Schneider 等耳后腺和皮肤腺分泌的白色浆液，加工干燥后即为中药蟾酥；蛙科动物中国林蛙 *Rana temporaria chensinensis* David 雌蛙的输卵管，经采制干燥而得中药哈蟆油。

爬行纲药用动物有 17 科 116 种。常用中药资源有：游蛇科黑眉锦蛇 *Elaphe taeniura* Cope、锦蛇 *E. carinata*（Guenther）和乌梢蛇 *Zaocys dhumnades*（Cantor）等 3 种蛇类蜕下的干燥表皮膜作中药蛇蜕。鳖科动物鳖 *Trionyx sinensis* Wiegmann 的背甲即中药鳖甲；龟科动物乌龟 *Chinemys reevesii*（Gray）的背甲及腹甲即中药龟甲。

鸟纲动物种类较多，但作为中药使用的较少。常用中药资源有：雉科动物家鸡 *Gallus gallus domesticus* Brisson 的沙囊内膜即中药鸡内金；雨燕科动物金丝燕 *Collocalia esculenta* Linnaeus 的唾液与绒羽等混合凝结所筑成的巢窝即中药燕窝。

哺乳纲是脊椎动物中药用资源最多的纲，常用中药资源有：鹿科动物梅花鹿 *Cervus nippon* Temminck 或马鹿 *C. elaphus* Linnaeus 的雄鹿未骨化密生茸毛的幼角作中药鹿茸。鹿科动物林麝 *Moschus berezovskii* Flerov、马麝 *M. sifanicus* Przewalski 或原麝 *M. moschiferus* Linnaeus 等 3 种动物成熟雄体香囊中的干燥分泌物作中药麝香；马科动物驴 *Equus asinus* L. 的干燥皮或鲜皮经煎煮、浓缩制成的固体胶即中药阿胶；牛科动物牛 *Bos taurus domesticus* Gmelin 的干燥胆结石即中药牛黄。

（三）矿物类中药资源

矿物类中药资源包括可供药用的原矿物、矿物原料的加工品、动物或动物骨骼的化石等。《中国中药资源》采用阳离子分类法，共收载药用矿物 12 类 80 种，其中铁化合物 7 种，铜化合物 6 种，镁化合物 7 种，钙化合物 13 种，钾化合物类 2 种，钠化合物类 6 种，汞化合物类 2 种，砷化合物类 4 种，硅化合物类 16 种，有色金属类 7 种，古动物化石类 4 种，其他类 6 种。常用矿物药有：白矾、赤石脂、磁石、大青盐、花蕊石、滑石、滑石粉、金礞石、硫黄、炉甘石、芒硝、青礞石、轻粉、石膏、雄黄、玄明粉、禹余粮、赭石、钟乳石、朱砂、紫石英、自然铜等。

二、中药资源社会属性的构成与种类

（一）中国医药体系类型与种类

中国医药体系中，除具有中医药理论指导的中医药体系外，全国 55 个少数民族多数有本民族的用药经验及一些比较完备的医药体系，同时各民族民间流传着多种多样的防病治病的方法及有效药物。由中药、民族药和民间药共同组成中华民族纷繁复杂的医药体系，构成了广义的中药资源体系。

1. 中医药体系药用资源　在中医药理论指导下使用的药物资源，即狭义的中药资源。最早较为系统地论述该类资源的本草著作是《神农本草经》，共记载中药 365 种，其中 252 种来源于植物，67 种来源于动物，46 种来源于矿物。随着历代医家和药物学家对药物深入研究和应用，本草著作收集的中药资源数量越来越多，记述也越来越详尽，至南北朝陶弘景的《本草经集注》记载中药 730 味，唐代苏敬等编著的世界第一部药典《新修本草》记载药物有 850 味，宋代唐慎微编著的《证类本草》载药 1746 味，明代李时珍集历代本草之大成编撰的《本草纲目》载药 1892 味，1999 年出版的《中华本草》收录中药 8980 味。两千多年来，随着与世界各国各民族的广泛交流以及科学技术的进步，中药学著作所记载的中药资源种类越来越多。

2. 民族医药体系药用资源　我国少数民族使用的，以本民族传统医药理论和实践为指导的药物，称为民族药。民族药的使用具有鲜明的地域性和民族传统。据初步统计，全国 55 个少数民族，近 80% 的民族有自己的药物，其中有独立医药体系的约占 1/3。其中，藏药、蒙药、维药等各具有优势与特色。

（1）藏药　藏药是在广泛吸收融合中医药学、印度医药学和大食医药学等理论的基础上，通过长期实践所形成的独特医药体系，是我国较为完整、较有影响的民族药之一。藏药历史上有许多经典著述，如《月王药诊》收载药物 780 种，其中 300 多种药物为青藏高原特产，多数药物沿用至今；1840 年出版的《晶珠本草》收载藏药 1220 种。据统计，目前我国有藏药 3000 种左右，西藏是藏医药的发源地，主要药用种类有葛缕子（藏茴香）*Carum carvi* L.、山莨菪 *Anisodus tanguticus*（Maxim.）Pascher、唐松草党参（藏党参）*Codonopsis thalictrifolia* Wall.、水母雪莲花 *Saussurea medusa* Maxim.、唐古特红景天 *Rhodiola algida*（Ledeb.）Fisch. et Mey. var. *tangutica*（Maxim.）S. H. Fu.、阿 氏 蒿 *Artemisia adamsii* Besser、打 箭 菊 *Pyrethrum tatsienense*（Bur. et franch.）Ling、秃鹫 *Aegypius monachus*（Linnaeus）、紫胶虫 *Laccifer lacca* Cockerell 等。

（2）蒙药 蒙药是在蒙古民族传统医药学基础上，汲取了藏、汉等民族以及古印度医药学理论的精华而形成的具有民族独立风格的医药体系，在我国民族药中占有重要地位。19 世纪中期著名蒙古族医药学家占布拉·道尔吉所著《蒙药正典》收载药物 879 种。据统计，我国现有蒙药 2230 种，主要药用种类有肉苁蓉 *Cistanche deserticola* Y. C. Ma、蒙古山萝卜 *Scabiosa comosa* Fisch. ex Roem. et Schult.、金莲花 *Trollius chinensis* Bunge、紫筒草 *Stenosolenium saxatiles*（Pall.）Turcz.、狼毒 *Stellera chamaejasme* L.、苦豆子 *Sophora alopecuroides* L.、蓝玉簪龙胆 *Gentiana veitchiorum* Hemsl. 和块根糙苏 *Phlomis tuberosa* L. 等。

（3）维药 维药是广泛地吸取了中医药、阿拉伯医药、古希腊医药和印度医药的精华所形成的独特医药体系，在我国民族药中也占有重要地位。据调查，我国有维药 600 余种，《维吾尔药志》收载药物 124 种。主要药用种类有阿魏 *Ferula sinkiangensis* K. M. Shen、锁阳 *Cynomorium songaricum* Rupr.、大芸 *Cistanche salsa*（C. A. Mey.）O.Beck.、巴旦杏 *Amygdalus communis* L.var. *dulcis* Borkh.、琐琐葡萄 *Vitis vinifera* L.、孜然芹 *Cuminum cyminum* L.、驱虫斑鸠菊 *Vernonia anthelmintica*（L.）Willd、新疆鹰嘴豆 *Cicer arietinum* L.、异叶青兰 *Dracocephalum heterophyllum* Benth.、雪莲花 *Saussurea involucrata*（Kar. et Kir.）Sch.–Bip.、胡杨 *Populus euphratica* Oliv.、天仙子 *Hyoscyamus niger* L.、马钱子 *Strychnos nux-vomica* L.、曼陀罗 *Datura stramonium* L.、大青盐 Halitum、朱砂 Cinnabiaris、石膏 Gypsum Fibrosum 和白矾 Alumen 等。

（4）傣药 傣药是我国古老的传统医药之一，早在 2500 年前的《贝叶经》中便有记载。傣族祖居云南西双版纳，当地优越的自然条件为傣医提供了丰富的药用资源。据统计，我国傣族药物有 1200 种，《西双版纳傣药志》收载了 520 种，主要药用种类有缅茄 *Afzelia xylocarpa*（Kurz）Craib、油瓜 *Hodgsonia macrocarpa*（BI.）Cogn.、杧果 *Mangifera indica* L.、马唐 *Digitaria sanguinalis*（L.）Scop.、糖棕 *Borassus flabellifer* Linn.、朱蕉 *Cordyline fruticosa*（L.）A. Cheval.、海南龙血树 *Dracaena cambodiana* Pierre ex Gagn 等。动物药在傣药中占有重要地位，不仅药用种类多，而且药用部位也有独到之处。

（5）壮药 壮药属于发展中的民族药，壮族居住区地处岭南亚热带地区，动、植物资源十分丰富。由于壮族人早有喜食蛇、鼠、山禽等野生动物的习俗，因此动物药应用较为普遍，民间历来有"扶正补虚，必配用血肉之品"的用药经验。壮药的另一特点是善于解毒，而且解毒的范围较广，包括解蛇毒、虫毒、食物中毒、药物中毒、金石发动毒、箭毒和蛊毒等。广西著名的蛇药就属壮药的一大贡献。壮药主要集中于广西壮族自治区，据《壮族民间用药选编》收载常用壮药有 500 多种。主要药用种类有广西马兜铃 *Aristolochia kwangsiensis* Chun et How ex C. F. Liang、千斤拔 *Flemingia philippinensis* Merr. et Rolfe、龙船花 *Ixora chinensis* Lam.、闭鞘姜 *Costus speciosus*（Koen.）Smith、阳桃 *Averrhoa carambola* L.、两面针 *Zanthoxylum nitidum*（Roxb.）DC.、鸡蛋花 *Plumeria rubra* L. cv. Acutifolia、刺芋 *Lasia spinosa*（L.）Thwait.、金锦香 *Osbeckia chinensis* L.、南蛇簕 *Caesalpinia minax* Hance、薯莨 *Dioscorea cirrhosa* Lour.、褐家鼠 *Rattus norvegicus*

Berkenhout、蟒蛇 *Python molurus* subsp. *bivittatus* Kuhl 等。

3. 民间习用药用资源 特指民间医生用以防病治病的药物或地区性民间（偏方）流传使用的药物资源，此类药物通常称为草药或民间药。民间药的应用多局限于一定的区域，未全国流通。民间药的形成以实践的感性认识为基础，缺少较系统的医药学原理。各民族有不同的传统、文化背景和生活习惯，在治疗疾病过程中，就地取材，不断发现新的药用资源种类，由此逐渐产生了众多的民间药物，成为中药资源非常重要的组成部分，也是商品药材产生的基础和源泉。

（二）国际医药体系的类型与种类

人们在与大自然的斗争中，由于地域性（居住地域的自然条件、气候类型、自然资源等），民族性（文化、宗教、风俗、习惯等），传统性（历史、人文条件等）的不同，世界不同地区的人们都依托自己的药物资源，积累了极其丰富又互有异同的医药应用经验，形成了各自的传统医药体系。随着国际交流的发展，世界各国各民族间相互吸收利用其他区域或民族使用疗效较好的药物，丰富了各自医药体系的药物资源。

1. 亚洲药用资源 亚洲绝大部分地区位于北半球和东半球，与非洲和欧洲相邻，亚洲大陆跨寒、温、热三带。该地区气候的主要特征是类型复杂多样、季风气候典型和大陆性显著。世界四大文明古国中的中国、印度和古巴比伦都位于亚洲大陆，文化历史厚重。亚洲各国医疗体系交流频繁，药用资源的使用深受中医药理论影响，特别是东亚的日本、朝鲜和韩国。如《本草纲目》最早翻译成日文和朝鲜语对东亚产生巨大影响，同时中医药也吸收利用了大量东南亚、南亚、西亚和中亚各国的药物资源。代表性国家有中国、日本、朝鲜、韩国、马来西亚、菲律宾、巴基斯坦、印度、蒙古、叙利亚、伊朗和伊拉克等。主要药用种类有人参 *Panax ginseng* C. A. Mey.、五味子 *Schisandra chinensis*（Turcz.）Baill.、甘草 *Glycyrrhiza uralensis* Fisch.、党参 *Codonopsis pilosula*（Franch.）Nannf.、银杏 *Ginkgo biloba* L.、广藿香 *Pogostemon cablin*（Blanco）Benth.、穿心莲 *Andrographis paniculata*（Burm. f.）Nees、蓖麻 *Ricinus communis* L.、乳香树 *Boswellia carterii* Birdw.、地丁树 *Commiphora myrrha* Engl.、荜茇 *Piper longum* L.、曼陀罗 *Datura stramonium* L.、天仙子 *Hyoscyamus niger* L.、西红花 *Crocus sativus* L.、尖海龙 *Syngnathus acus* Linnaeus、麒麟竭 *Daemonorops draco* Bl 和杂色鲍 *Haliotis diversicolor* Reeve 等。

2. 南美洲药用资源 南美洲东临大西洋，西临太平洋，北临加勒比海，北部和北美洲以巴拿马运河为界，南部和南极洲隔德雷克海峡相望。安第斯山脉几乎纵贯整个南美洲西部，大部分地区都是热带雨林，气候潮湿，自然条件优越，是世界上植物资源最丰富的地区。印第安人是南美洲最早的开拓者，光辉的印加文化是人类物质和精神文明的重要组成部分。代表性国家有委内瑞拉、秘鲁、阿根廷、智利、玻利维亚、哥伦比亚、巴西等。主要药用种类有金鸡纳树 *Cinchona ledgeriana* Moens. ex Trim.、洋茴香 *Pimpinella anisum* L.、旱金莲 *Tropaeolum majus* L.、竹芋 *Maranta arundinacea* L.、过江藤 *Phyla nodiflora*（L.）Greene、凤梨 *Ananas comosus*（L.）Merr. 等。

3. 北美洲药用资源 北美洲东临大西洋，西临太平洋，北临北冰洋，南以巴拿马运河为界与南美洲相分，东北面隔丹麦海峡与欧洲相望，地理位置优越。落基山脉是美洲科迪勒拉山系在北美的主干，被称为北美洲的"脊骨"，北美洲地跨热带、温带、寒带，气候复杂多样。以温带大陆性气候和亚寒带针叶林气候为主。代表性国家有美国、加拿大和墨西哥等。主要药用种类有西洋参 *Panax quiquefolium* L.、芭蕉 *Musa basjoo* Sieb.et Zucc.、海芋 *Alocasia macrorrhiza*（L.）Schott、箭根薯 *Tacca chantrieri* Andre、白刺 *Nitraria tangutorum* Bobr.、胀果甘草 *Glycyrrhiza inflata* Bat.、绿玉树 *Euphorbia tirucalli* L.、沙冬青 *Ammopiptanthus mongolicus*（Maxim.ex Kom.）

Cheng f.、河西菊 *Hexinia polydichotoma*（Ostenf.）H. L. Yang、黄皮树 *Phellodendron chinense* Schneid.、南烛 *Vaccinium bracteatum* Thunb.、山核桃 *Carya cathayensis* Sarg. 等。

4. 欧洲药用资源　欧洲位于东半球的西北部，北临北冰洋，西濒大西洋与北美洲相望，东南与亚洲为界，南隔地中海与非洲相望。阿尔卑斯山脉横亘南部，斯堪的纳维亚山脉比较平缓，沿岸多深入内陆的陡峭峡湾。欧洲受海洋影响，温带海洋性气候最为典型，气候温和、降雨丰富，相对湿度高并且多云。代表性国家有丹麦、瑞典、法国、英国、德国、奥地利、意大利、西班牙、希腊、俄罗斯和乌克兰等。主要药用种类有水飞蓟 *Silybum marianum*（L.）Gaertn.、薰衣草 *Lavandula angustifolia* Mill.、迷迭香 *Rosmarinus officinalis* L.、贯叶连翘 *Hypericum perforatum* L.、西洋甘菊 *Matricaria recutita* L.、金盏花 *Calendula officinalis* L.、缬草 *Valeriana officinalis* L.、颠茄 *Atropa belladonna* L.、月见草 *Oenothera biennis* L.、黑接骨木 *Sambucus nigra* L.、三色堇 *Viola tricolor* L.、啤酒花 *Humulus lupulus* L.、蓍 *Achillea alpina* L.、旱芹 *Apium graveolens* L、白木香 *Aquilaria sinensis*（Lour.）Spreng 和蓝桉 *Eucalyptus globulus* Labill. 等。

5. 非洲药用资源　非洲位于东半球的西南部，地跨赤道南北，西北部的部分地区伸入西半球。东濒印度洋，西临大西洋，北隔地中海和直布罗陀海峡与欧洲相望，东北隔以狭长的红海与苏伊士运河紧邻亚洲。非洲有"热带大陆"之称，其气候特点是高温、少雨、干燥，气候带分布呈南北对称状。非洲是世界古人类和古文明的发源地之一，公元前 4000 年便有最早的文字记载，以非洲传统医学为主，有丰富的民间医学实践。代表国家有埃及、苏丹、利比亚、吉布提、肯尼亚、坦桑尼亚、毛里塔尼亚、冈比亚、利比里亚、加纳、喀麦隆、加蓬、纳米比亚、安哥拉、南非、马达加斯加、赞比亚和津巴布韦等。主要药用种类有剑麻 *Agave sisalana* Perr. ex Engelm.、芝麻 *Sesamum indicum* L.、小果咖啡 *Coffea arabica* L.、可可 *Theobroma cacao* L.、乳香树 *Boswellia carterii* Birdw.、地丁树 *Commiphora myrrha* Engl.、尖叶番泻 *Cassia acutifolia* Delile. 等。

6. 大洋洲药用资源　大洋洲位于太平洋中部和中南部的赤道南北广大海域中，在亚洲和南极洲之间，西邻印度洋，东临太平洋，并与南北美洲遥遥相对。大洋洲地势低缓，南北所跨纬度较大，因而各地气候差异明显，类型多样。代表国家有澳大利亚、新西兰、马绍尔群岛、所罗门群岛、巴布亚新几内亚、斐济和基里巴斯等。主要药用种类有拟海龙 *Syngnathoides biaculeatus*（Bloch）、桉树 *Eucalyptus robusta* Smith、夏枯草 *Prunella vulgaris* L. 等。

三、中药资源生产属性的构成与种类

（一）野生及家种（养）中药资源

野生资源是指在自然状态下繁育、生长，无人工干预栽培、驯养的各种植物、动物及矿物。用于中药、民族药和民间药使用的野生动植物药用资源统称为野生资源。据统计，在中药饮片和中成药生产中使用的近千种药材，约有 70% 的种类源于野生资源。由于对中药资源需求不断增大，野生资源已经不能满足用药需求，人们逐渐将某些野生药用动植物进行培植驯化，实施家种或家养，获得医疗保健所需要的药材。通过这种方式获得的动植物类中药资源可称为家种或家养资源。例如，园参和林下参，以及从饲养的梅花鹿身上获取的鹿茸均可称为人工资源。据统计，目前可人工成规模生产的药材约有 300 种，其药材数量约占市场流通量的 70%。随着社会需求的不断增加，人工培育药材资源无论是种类还是数量均呈现出快速增长的趋势，2020 年全国中药材种植面积达 $4.00 \times 10^6 hm^2$ 以上。

（二）人工合成与替代性中药资源

随着科学技术的进步，利用现代科学技术可以生产出一些与天然药物功效相近或等效的人工产品用作中药的生产原料，以代替稀缺或禁用的天然产物，特别适用于珍稀濒危药用生物资源的市场供应，是缓解稀缺药材资源危机，满足社会需求的一种新的中药资源生产方式，可以作为一类特殊的替代性中药资源。这类中药材的人工制成品，也称新的中药材代用品。区别于新资源，即新发现的或未在国内市场销售的新中药材、新中药动植物资源或新的药用部位。

按目前生产方法及原理可分为两类：一是依照天然产物的化学成分采用物理和化学方法配制生产出成分类似的产品，例如机制冰片、人工牛黄和人工麝香；二是利用现代生物技术进行生物器官、组织或细胞的人工培养来获取与天然产物化学成分近似或等同的产品，或依据天然产物形成的机理和条件模仿（仿生技术）培养出类似产品。如人工牛黄、人工麝香就属于前者，体外牛黄的培养属于后者。从资源生产方式和产品性能来看，这两类资源有着根本性的区别。

四、中药资源品质属性的构成与种类

（一）道地药材资源

道地药材是中药资源形成与分布的一类特殊类型，且与中医药文化、地理标识、非物质文化遗产、地方经济等紧密相关，包含了中药的技术体系、知识体系和人文特点。

道地药材（Authentic and superior medicinal herbals）或称地道药材，概念的形成是我国"天人相应"认识论的传承与应用，是中药品质的特定表征形式。

《中医药法》对道地药材的界定，"是指经过中医临床长期应用优选出来的，产在特定地域，与其他地区所产同种中药材相比，品质和疗效更好，且质量稳定，具有较高知名度的中药材"。

概念的内涵包括文化、经济、品质三个要素：一是生产加工的传统技艺及以临床疗效为标准评判的中医药文化属性，二是较高知名度的经济属性，三是生态对道地药材形成的品质属性。我国常用中药材1000余种，道地药材约有200余种，其用量约占中药材总用量的80%，初步形成了四大怀药、浙八味、川药、关药、秦药等一批产品质量好、美誉度高的道地药材优势产区，道地药材种植已成为偏远山区的特色产业和农民收入的重要来源。我国已成为世界上规模最大、品种种类最多、生产体系最完整的中药材生产大国。

（二）非道地药材资源

中药资源的品质属性，有别于其他类型的自然资源，中药资源品质的显著特征是其道地性。由于中药资源的种类多，分布范围广，在众多的中药资源种类中，非道地药材的种类占比极大，其种类可达13000余种。而对道地药材资源而言，因产地不同仍有非道地资源的存在。尤其是近些年，人们昔日引种道地药材后，生产出了许多非道地产品。

但同时，也要认识到道地与非道地是可以转换的。如防风在北方是道地药材，种到南方就不一定具有防风应有的道地品质属性。同样在历史上，道地药材的产地变迁也表明了道地与非道地不是一成不变的。

第二节　中药资源的时空变化

掌握中药资源的时空动态及其变化规律，是为了更好地实现中药资源的可持续利用，利用各种信息采集和处理方法，对中药资源进行系统的观察、测定、记载和资源状况分析，揭示中药资源的时空变化规律，把握其"动态性"和"即时性"，是实现中药资源优化配置的基础和关键。

一、影响中药资源变化的自然因素

（一）生物学因素

1. 遗传结构　是指基因型或基因在时空下的分布模式，包括种群内的遗传变异和种群间的遗传分化，是种群对环境适应和物种形成的基础，反映了分布于不同空间的物种种群间在遗传上的异质性。遗传结构对中药资源种质的影响往往需要经过一个较长的时期才能显现出来，它决定或影响着一个物种以及其他物种与环境相互作用的方式，优良的物种遗传基因是决定药材品质的重要内在因素。

2. 空间结构　即种群内个体的密度，是限制生物体生长的主要因素之一。密度对种群的调节主要表现为影响种群的个体出生率（抑制种子萌发）和死亡率两种形式。当种群的密度达到一定程度时，过度拥挤导致部分植株死亡（一般来说总是大个体对小个体、成年植株对幼年植株的抑制作用更强）以降低密度，这种现象称为"自疏"。自疏引起种群内个体大小结构发生变异，而植株的大小又直接关系到该个体的生存和繁殖能力。所以，通过种群空间结构（密度）的分析，有助于阐明导致种群（个体数量）动态变化的原因，预测种群的动态，并结合年龄结构综合分析，可以测算种群生物产量（或药用部位产量）、更新能力及其变化趋势。

3. 年龄结构　指种群内处于不同年龄、不同生长发育阶段的个体的相对数量的特征，它反映了种群在时间和空间上的变化规律。由于生物个体的死亡率或繁殖率常常与其年龄有关，因而一个种群中处于不同年龄的个体对种群动态增长的贡献也将不同，故年龄结构对种群动态及演替规律有重要影响。另一方面，处于不同生长环境中的同龄个体可能处在生命周期中不同的生长发育阶段，因而在分析种群的年龄结构时，还应注意对发育阶段结构的分析。

（二）生态学因素

药用植物和药用动物的生存和发展与温度、光照、水分密切相关，后三者是气候形成的主要因子，又受到地貌、土壤的制约。这三项因素影响着中药资源的时空变化。

1. 地形地貌因素　地形地貌的变化可引起气候及其他因子的变化，从而影响中药资源的种类、分布的时空变化：如不同海拔高度、不同方向的山坡分布的中药资源种类不同；向南的阳坡生长着喜暖、喜光的种类，向北的阴坡生长着喜阴、喜凉的植物；坡度过大，乔木类药用种类难于生长，只有矮小的灌木和草本药用种类才能适应和生存。

2. 气候因素　水分是药用植物和药用动物生存、发展的必要条件，它们的一切生理活动都离不开水分。以水为主导因子的中药资源可分为水生资源、湿生资源、中生资源与旱生资源。水生中药资源的环境特点是光照弱、含氧量少，水的密度比空气大，温度变化较平缓，水生药用植物（如香蒲、莲、芡等）一般根系不发达，但通气组织发达；湿生资源，通常生长于潮湿环境中，药用种类如薏苡、芦苇、泽泻等；中生资源，指生长于水分条件适中的陆地环境中的种类，它们分布广、数量多，常见的药用植物多属此类；旱生资源，指生长在水分少的干旱条件下的种类，如麻黄、卷柏、仙人掌、芦荟等，一般植株矮小，叶片不大，角质层厚或叶片变态成刺状。

药用生物资源的生理活动和生化反应必须在一定的湿度和温度条件下才能进行，而时间和空间的变化又决定着温度和湿度的变化。时间变化指药用植物在不同的发育阶段对温度的要求不同，如热带药用植物多为阔叶常绿树种和巨大藤本，而寒温带药用植物则多为针叶林树种和生长期短的草本植物。空间变化指纬度不同，距海远近不同，海拔高度不同等。纬度低的地区，太阳辐射能量大，温度就高；纬度高的地区，太阳辐射能量小，温度就低。沿海地区因受海洋季风影响而气候湿润，我国东部地区属于此类；而离海洋较远的我国西北部内陆地区则形成大陆性干旱气候。

光能是提供药用植物或药用动物生命活动的能源，提高光能利用率是提高药用植物产量的重要途径。光能对植物资源的生态习性有着重要影响。在不同光照强度下，植物分别形成了阳性、阴性和耐阴性三种类型。阳性植物指在强光照条件下生长发育健壮的植物，多分布于旷野、向阳坡地等，如山地分布的雪莲花、红景天、蒲公英，荒漠草原分布的麻黄、甘草、肉苁蓉、锁阳等；阴性植物是在微弱光照条件下生长发育健壮的种类，如分布于林下、阴坡的人参、三七、黄连、细辛、天南星等；耐阴性植物的习性介于阳性植物和阴性植物之间，既能在向阳山地生长，也可在较阴蔽的地方生长，如侧柏、桔梗、党参、沙参等。

3. 土壤因素 土壤是药用植物固着的基本条件，又是水分供应和营养成分的源泉，与生长和发育密切相关。不同的土壤，分布着不同的药用植物。在北方钙质土上生长的种类有麻黄、甘草、银柴胡、枸杞等；在南方酸性土壤中生长的种类有铁芒萁、毛冬青、狗脊、桃金娘、栀子等；在石灰岩山地生长的种类有木蝴蝶、地枫皮、南天竹等；在盐碱土上生长的种类有罗布麻、柽柳、地肤、丝石竹、白蒺藜等。此外，土壤性质对植物含有的化学成分也有一定影响，如含氮肥多的土壤能使茄科药用植物的生物碱含量增加，直接影响中药资源的品质。

药用生物在其生长发育过程中，一方面依靠自然环境提供生长发育、繁衍后代所需的物质与能量，因此生物要受自然环境的制约；另一方面，它们也不断地影响和改变环境。地貌、气候、水文、土壤与动植物是相互联系、相互制约的，它们形成了一个有内在联系的有机整体。药用生物资源的开发利用和环境保护，必须遵循自然规律和动、植物的生长发育规律，才能使中药资源实现可持续发展。

二、人类需求与中药资源的变化

中华民族发掘利用中药资源历史源远流长。从"神农尝百草，一日而遇七十毒"到青蒿素的发现获得诺贝尔奖，均体现着人类对中药资源的艰辛探索、开发与利用。人类对中药资源的需求伴随着人类与疾病的斗争、资源的综合开发、环境保护、健康养生及文化传承等活动。

1. 疾病治疗与中药资源 中药资源在人类防治疾病过程中发挥了非常重要的作用，中药资源的需求量与疾病的种类、患者的数量及生活水平状况密切相关。在人类社会早期，威胁人类健康的疾病主要是各种传染病、营养不良性疾病、寄生虫病和战乱等造成的伤害等。当下排在人类死亡疾病谱前列者为心（脑）血管疾病和癌症，预防和治疗所需中药资源持续增加，如地奥心血康的原料薯蓣科植物黄山药 *Dioscorea panthaica* Prain et Burk. 的开发利用。此外人类在抗击重大传染性疾病、流感等过程中对中药资源需求也在不断增加，如我国在防治新冠肺炎"COVID-19"的过程中，中医药发挥了积极作用，取得了良好效果。

2. 健康养生与中药资源 随着人口老龄化加剧、疾病模式改变和人们健康意识的增强，传统医疗保健方法越来越引起人们的关注，如大健康功能性食品等的消费群体不断扩大。如三七粉、西洋参、枸杞子、天麻、铁皮石斛、阿胶系列、灵芝孢子粉、猴头菇产品、花青素类产品、中药袋泡茶、品牌药酒等备受人们关注。药膳、保健品及功能性食品的广泛应用大大带动了人们对中药资源的需求。

3. 综合利用与中药资源　中药资源的高效综合利用不但实现了资源的节约与保护，还能增加经济收益。对中药资源的利用方式也由单一产品向多产品、单产业链向全产业链方向转变。同时国外也在加大对天然药物的综合利用研究，使出口中药资源的种类和数量的大幅攀升。

中药资源的综合利用主要包括废弃物的利用，中药化妆品、中药香料和色素、天然农药、中兽药和饲料添加剂等方面的开发利用。在动物类中药资源利用方面，如蜚蠊科大蠊属动物美洲大蠊提取物制成的康复新液，对治疗胃、十二指肠溃疡，溃疡性结肠炎、口腔溃疡及烧烫伤等创面相关疾病疗效显著。在植物类中药资源利用方面，如酸枣果实可制成果茶、果酱和果酒，其种仁为中药材酸枣仁，树叶可用来提取芦丁或作茶叶，果核可制活性炭。该植物较耐寒和耐旱，是北方优良的固沙和薪材植物，可以产生较好的经济、社会和生态效益。

4. 环境保护与中药资源　人类活动使大面积森林受到采伐、火烧和农垦，草地过度放牧和垦殖，从而导致生态环境受到破坏；对野生物种的过度采集、捕杀使野生物种难以正常繁衍；工业化发展占用大面积土地，破坏天然植被，造成土壤、空气和水的污染，诸多因素导致目前中药资源面临着蕴藏量不断减少、大量生物物种濒临灭绝的危机。目前我国经营约 1000 种中药材，其中约 70% 的种类来自野生资源，人类无序地开发利用造成野生中药材无论产量还是蕴藏量都普遍下降，其中有 30 余种野生药用植物已经无法提供商品，如人参、当归、三七、川贝母等野生资源濒临灭绝。为保护中药资源、防止药用物种绝灭，到 2011 年底，全国建立了 2640 个不同类型和级别的自然保护区，许多珍贵的药用动、植物种得到了较好的保护。

尽管我国药用资源品种丰富，但由于以往对药用动（植）物涸泽而渔式的过度采集等原因致使生物多样性和生态环境受到严重的影响，无法满足中药工业化生产的需求。目前，犀角、虎骨已被禁用，麝香、野生海马等资源正面临即将枯竭的困境。植物资源亦面临同样的窘境。为了中药资源的可持续利用，我国除制定出一系列环境保护相关的法律法规外，还鼓励人工种植、养殖和开发替代品，形成从种质资源保护、种植管理到研究开发的完整产业链，从而实现中药资源利用和保护的动态平衡和稳定。

5. 文化传承与中药资源　中医药学是我国文化的瑰宝，是人们顺应自然、抗争疾病实践的重要成果。它充分体现了中国传统文化底蕴，是中华民族的智慧结晶。中医药历经数千年实践、传承和发展，其理念早已根植于中华民族的血脉。中医药的认知方法和治疗理念，与现代社会健康观念和医学模式的深刻变革趋势一致，其独具的整体观、系统论和辨证论治思维，在预防保健方面更具突出优势，并在治疗甲流、疟疾、传染性非典型肺炎、新冠肺炎"COVID-19"等疾病中取得了良好的效果。中医药文化传承和交流活动既是大众了解、认同中华传统文化的重要途径，也让更多人了解和掌握中医药养生保健知识，增加人类的医疗保健意识，使其更好地利用中药资源，更好地为广大人民群众的健康服务，同时也扩大了中药资源的需求。

三、社会发展与中药资源的演进

（一）原始社会发展阶段

在中华民族的繁衍昌盛、世界医学的发展过程中，中医药学做出了卓越贡献。在距今 170 万年前的原始社会发展阶段，我们的祖先就已经繁衍生息在祖国的土地上。早期人类对中药资源的利用方式往往是依靠人的感官去尝试植物的药物作用及毒性，如"神农尝百草"，基本是采后直接利用，因而人类对中药资源的开发利用程度较低，加之人口少，对中药资源的需求量低；之后火开始使用，原始人类学会制作原始石器工具和改进生产工具，逐渐认识了更多可以治病的药物，摸索出一些原始的治病方法，同时也使得人口逐渐增加，从这一阶段人类对中药资源的需求开始缓慢增长；距今约20万年前，人类进入新石器时代，人们开始驯养和繁殖动物并种植植物，由此产生和发展了最初的畜牧业和农业，在此阶段，随着原始社会人与自然的不断斗争，人类对中药资源的需求较以前阶段增长相对提速，其开发利用的方法和途径得到明显改进与提高。

（二）农业社会发展阶段

在农业社会中，科学技术的发展在中药资源的利用中发挥了重要作用，使中药资源的供应和需求发生变化，中药资源配置状态处于不断变化之中。经过漫长的经验积累和知识探索，逐步形成了中药加工和炮制的方法，从而出现了饮片、丸、散、膏、丹等多种利用形式，使中药的加工和利用逐步完善，其经验总结通过《神农本草经》等著作记录和传播开来。

此外，贸易发展和文化交流对中药资源的需求也有很大的影响。国内外和各民族文化的交流和贸易的发展，使不同国家和民族之间药用资源开发利用的知识得到传播和融合，拓展了中药资源的应用范围。西汉张骞出使西域，开启了古中国陆地丝绸之路大门，中医药文化逐渐被外国各民族所熟悉。而明朝郑和七下西洋进一步带动了东南亚中医药事业的发展，使中医药文化得以传播，同时也引种了东南亚丁香、肉豆蔻等药用资源，为扩大中药资源的应用打下了良好的基础。郑和船队在出航时带有药物300多种，包括藿香、黄连、大黄、黄芩、龙胆草、巴豆粉、滇漆、血竭、麻黄、常山、诸葛行军散、开关散、黄土丸、卧龙丹等，其中有的药物如人参、大黄、茯苓、肉桂等数量较大。这些活动对促进中药资源的贸易、扩大其需求具有重要的作用。

随着国际贸易的发展，我国中药资源不仅供国内医药保健事业需要，而且大量出口，出口的国家和地区遍布世界各大洲，特别是日本、韩国、越南等中药材资源缺乏的国家或地区。2020年1～6月，我国向境外出口中药材 1.17×10^8 kg，同比增长28.01%，价值6.18亿美元，同比增长18.51%。出口量前十品种（按出口额计算）为肉桂、枸杞子、人参、红枣、当归、黄芪、茯苓、半夏、西洋参、石斛，占上半年中药材出口总额的50.95%。

（三）工业革命发展阶段

工业革命发展阶段的特点是工业化程度和生产效率极大提高，先进的科学技术和生产工艺不断应用于制药行业。片剂、胶囊、滴丸等多种疗效快速、质量稳定、使用便捷剂型的使用，在满足人们用药需求的同时，也增加了中药资源的用量。如复方丹参滴丸是在传统丸剂基础上制成的，不仅改变了传统剂型"粗、大、黑"的面貌，而且显著提高了产品的质量。

近代科学技术的发展也为中药新资源的鉴定、发掘和利用奠定了良好的基础，如植物化学分类学学科知识的应用为寻找相同或相近药用成分的代用资源提供了理论基础和研究方法。分析化学、中药化学以及药代动力学、药效学和药理学等学科的发展，加快了新资源的寻找效率，为中药资源的利用拓展了应用途径，拓宽了应用领域。随着中药工业的发展和世界天然药物热的兴起，人们对中药资源的开发利用大大加速，也使得对中药资源的需求量大幅度提高。例如，甘草化学成分提取方法和工艺的发展，为中医药行业以外的其他行业利用甘草资源开辟了新的途径，除部分用于中成药和西药的生产外，其余多用于食品添加剂、香烟、防腐剂等多个行业中，加大了中药资源的需求。近几十年来，政府有关部门积极鼓励药用动、植物的野生转家种、家养的科学研究和技术推广工作，并取得了突破性进展，已有人参、三七、天麻、灵芝等300余种药用植物、动物类药材可以实现人工规模化生产。目前市场上常用中药材约有30%的种类来源于人工培植，人参、鹿茸等药材全部由种植、家养提供，满足了中药资源的需求。科学技术的发展，不仅改进了药品的生产工艺和生产方式，而且改变了药品的利用形式，使之更适合于人类的使用。早期人类对中药资源的利用方式以采后直接使用为主，经过漫长的知识积累和探索，先进的科学技术和生产工艺不断应用于制药行业，片剂、胶囊、针剂等多种疗效好、质量稳定、使用便捷的利用形式相继出现，拓宽了利用途径，刺激了人类的用药需求，增加了中药资源需求量。

（四）信息社会发展阶段

21世纪开始的信息社会发展阶段，使人们对中药资源的利用和需求进入一个崭新的阶段。新兴的人工智能和数据挖掘技术、"互联网＋中药材"电商平台帮助人们实现了让全人类共享中药资源的理念，扩大了中药资源的交流地区，使得原有的中药材贸易的集散地和贸易市场以及商贸集团更加功能强化。随着国际贸易的发展，中国的中药资源不仅供国内医药保健需要，而且大量出口，以药用植物为主的中国传统中药资源产品在国际市场上被越来越多的人了解。

特别是5G时代，依托5G网络大带宽、低时延、广连接优势，基于"5G+中医药"发展理念，通过提供线上交易，为药农、药商、药企快捷高效地进行中药材交易提供保障。通过异地实时视频方式"逛"药材市场，分辨药材种类、级别，实现让全国乃至全球客商可以异地选看中药材；通过提供物流仓储、第三方质检、二维码溯源等全供应链服务，实现交易市场的网络化、交易信息的数据化，真正实现"智慧市场"电商化运营，进一步扩大了中药的影响和对中药资源的需求，增加了中药的出口规模，从而为我国中医药产业向现代化、产业化、国际化发展提供强有力的支撑。如全国规模最大的亳州药材交易中心，每天中药材上市量达 6.00×10^6 kg、上市品种2600余种。又如基于5G物联网技术的中药材质量追溯体系，能够实现中药材从生产、流通到销售的可视化流程。

此外，3S等现代信息技术在从2012年开始的第四次全国中药资源普查活动中也大显身手，不仅提高了野外调查的效率，且能获取更为准确的资源地理信息，有助于中药资源信息的共享和动态监测。根据《2019中药资源普查年度报告》，截至2019年底，我国已开展31个省份、2600多个县级行政区划单元的中药资源普查工作，发现了约100个新物种，近60%的物种有潜在药用价值。现代技术的发展有助于促进中药材产业扶贫行动的开展，通过提高中药资源的供给便利性，提高贫困地区的经济收益，促进中药产业的可持续发展。

四、中药资源的储量及变化特征

（一）中药资源的自然储量

1. 中药资源的自然可利用储量　指区域内野生药用动植物在其自然更新能力不受影响的前提下，可供人类采收或捕捉的野生药材的储藏量，及药用矿物资源的储藏量。

2. 中药资源的自然再生储量　指依靠药用植物与动物的自然繁殖、扩散和生长、自然更新恢复而获得的中药资源的储量。中药资源的自然再生基于药用植物或动物个体生长，体现于种群发展，只有种群发展良好，才能获得足够的药材产量。中药资源的自然再生储量是确定中药材合理的年允收量的重要依据。

（二）中药资源的变化特征

1. 分布变化的特征　不同生物类群的分布，取决于环境因素的综合影响，其中，热量和水分是决定中药资源分布的两个主要因素。地球表面的热量随纬度而变化，水分则随距海洋远近，以及大气环流和洋流特点递变；复杂的自然环境决定了我国中药资源种类的丰富程度，植物地理分布遵循植被的三向地带性规律。变化特征是水平地带性分布由北向南中药资源品种由少变多；垂直地带性的中药资源特征由低向高中药资源品种由多变少。

2. 储量变化的特征　由于需求的增加，储量变化总体减少，特别是濒危资源储量骤减。由于中成药大量取材于动植物，过度利用、采集、捕猎野生动植物使许多物种数量骤减，进入世界濒危、极度濒危名录种类不断增多。曾遍布我国北方的甘草如今也只在西北荒漠地区还有较大量分布。同时，采挖甘草严重毁坏草原坡地植被，造成水土流失和一系列生态问题。再如桃儿七、冬虫夏草等品种，因森林砍伐、过度放牧等原因引起的生态环境退化导致其适生环境面积减少，是导致其资源量下降的原因之一。由于生态承载能力的改变，中药资源的再生能力减弱，造成中药资源储量降低。

3. 种类变化的特征　随着时间推移，中药品种不断增加。从《神农本草经》记载的365种到《本草经集注》记载的730种，到《唐本草》再新增114种，《本草拾遗》补充《新修本草》未载的药物692种（多为民间），明代《本草纲目》记载1892种，当代《中华本草》记载中药材品种8980种。中药资源种类变化的特征呈现出品种增多、新资源丰富的总体趋势。

4. 品种的变化　中药资源还存在古今有别的特征，呈现出品种、产地、药用部位的变迁。中药品种在延续与变迁中发展，一方面是中药品种的世代相传，具有相对的稳定性；另一方面是中药品种的优胜劣汰，推陈出新不时出现。延续与变迁都是发展，延续使得传统的中药至今广泛使用，变迁带来新的发展。《神农本草经》中的大部分药物，如人参、当归、黄芪、地黄、厚朴、杜仲、牛黄、阿胶等，药用历史悠久，至今仍享有盛名，这是品种延续性的有力证明。但延续也是在发展中延续，在变迁中延续。一方面，历代本草不断增补新品种和新兴优质品种，如党参、三七、银柴胡、冬虫夏草、豨莶草、威灵仙、山豆根、熊胆等。另一方面，历代本草中也有一些药物经历着淘汰与变迁的洗礼，如原来使用的品种不使用了，被品质更优良、药源更丰富的品种取代了，有的扩大或缩小使用范围，主流与非主流的品种地位发生了变化等。可见中药品种的延续与变迁，是一个持续发展的，不断优胜劣汰、推陈出新的过程。

5. 产地的变化　随着自然、社会条件等的不断变化，药材的产地也在不断地发生着变迁。药材变迁的原因有：①自然地理条件的变化。如知母，唐宋之前，主要分布在河北、河南、山西一带，而现在主要分布在河北，其中西陵知母最为道地。又如川黄柏，《神农本草经》《名医别录》中记载生于汉中山谷及永昌，现川黄柏主要分布于四川、重庆等。②自然资源减少。长期开采利用和近年的爆发式采挖，自然资源保护意识薄弱、强度低，使得部分自然资源绝迹。如人参，在《名医别录》中记载有"人参生上党山谷及辽东"，汉唐时期人参产区有太行山产区、燕山产区和东北产区；到北宋中叶时（1085年），燕山产区的人参资源已经基本灭绝；再到明朝末年（1647年），太行山产区的人参资源也逐渐灭绝，从此，东北产区成了唯一的人参产区。③道地产区的优化缩减。如地黄，明代之前陕西、浙江等多处所产者均为佳品，到明代时，李时珍唯以怀庆地黄为上。④长期异地引种。如补骨脂，由国外引进后，在河南、四川形成了道地产区。

6. 药用部位改变　随着中药材药用部位有效成分的动态积累规律和非药用部位化学成分等研究的深入，历代本草收载中药材的单部位和多部位的数量大体都呈现稳定增长的趋势。《中国药典》1990 年版所载茵陈除 1985 年版规定的春季采收幼苗（绵茵陈）的地上部分外，因利胆有效成分（香豆素类等）在花序和果序中含量高且利胆作用强于前者，增收秋季花期植株（茵陈）入药（该药用部位变化未形成药典新药材）。研究表明，荆芥穗镇痛（药效成分为挥发油）等功效强于荆芥（地上部分），指纹图谱显示两者化学成分上尤以三萜和黄酮类化合物含量差异较大。2005 年版新增药用部位穗为新药材荆芥穗。2 种药用部位的变化既体现了中药资源科学开发利用的思路，又满足了不同的临床用药需求。

《中国药典》1963 ～ 1990 年版药用部位变化的情况较复杂，包括药用部位变化形成新药材（如大青叶和板蓝根，车前草和车前子）、药用部位变化未形成新药材（如细辛）和药用部位删减（如冬瓜皮和冬瓜子）等情况；而 1995 ～ 2020 年来的《中国药典》药用部位变化情况较简单，主要为新增药用部位为新药材（如人参叶、山楂叶、杜仲叶、桃枝和茯苓皮等）。

第三节 道地药材资源的变迁与发展

一、道地药材资源形成的条件

道地药材的形成，主要依赖于优良的物种遗传基因、特有的自然生态环境、完善的栽培加工技术、系统的中医药学理论以及长期的商贸活动推崇。

（一）中医药理论是道地药材认知与发展的思想基础

道地药材形成的思想基础是中医药学理论，也是道地药材所具有的中国特色和强大生命力所在。道地药材的形成是历代医药学家长期实践积累的结果，我国现存最早的药物专著《神农本草经》序中谓："药有……采治时月、生熟、土地所出。"已隐示药物的采收时间及出自土地的道地性，在其收载的药物名称中，亦出现巴豆、蜀椒、秦椒、阿胶等带有道地色彩的一些药名。《黄帝内经》明确指出："岁物者，天地之专精也。非司岁物则气散，质同而异等也。"梁代陶弘景所著《本草经集注》则进一步论述："诸药所生，皆有境界……自江东以来，小小杂药，多出近道，气力性理，不及本邦。假令荆、益不通，则全用历阳当归、钱塘三建，岂得相似？所以疗病不及往人，亦当缘此故也。"强调原产地药材在疗效上优于非原产地药材的观点。《唐本草》对药材道地性概括为"窃以动植形生，因方舛性……离其本土，则质同而效异"。这些对道地药材认识的论述，为道地药材"道地性"的认知及发展奠定了极为重要的思想基础。

（二）优良的遗传基因是道地药材品质与可持续发展的内在条件

道地药材形成的先决条件是物种，优良的物种遗传基因是决定道地药材品质的内在因素。亦是资源可持续发展的可靠保障。药材的物种来源不同，往往会存在质量的差异。例如蓼科大黄属 Rheum 在我国西北至西南地区分布多达 43 种，能入药的主要有掌叶组和波叶组的数种植物的根和根茎。但长期研究和临床实验证明，来源于掌叶组的掌叶大黄 Rheum palmatum L.、唐古特大黄 R. tanguticum Maxim.ex Balf. 及药用大黄 R. officinale Baill. 均为《中国药典》所收载正品大黄。而来源于波叶组的藏边大黄、河套大黄、华北大黄、天山大黄等的根和根茎，虽然也含有蒽醌衍生物成分，但不含双蒽酮苷、番泻苷，故泻下作用弱，药材的横断面除藏边大黄外均无星点，有别于正品大黄，仅在部分地区或民间称"山大黄"或"土大黄"，或作兽药用或作为工业染料的原料。

（三）特有的自然生态环境是道地药材的外在条件

"诸药所生，皆有境界"，植物的生长、发育和繁殖，与其环境条件息息相关。地区性特有的自然环境条件，是形成道地药材极为重要的外在因素。环境因素对形成道地药材的影响是综合性的，各种环境因素绝不是孤立地影响植物，而是在某一特定区域内构成的一种连续变化的综合环境条件中作为较强因素起作用；但并非都是同等重要，而只是某种因素在某段时间或对某种植物表现出特有的强度和影响。在诸多环境因素中，土壤和气候条件对道地药材形成具有显著的影响。"同种异地"的药材由于原植物生长的土壤、日照等条件不同而使所含的有效成分有较大差异，药材质量也有明显差异。

土壤是生物与非生物之间进行物质交换与能量转化的基本介质，更是形成道地药材的天然基础。品质优良的道地药材通常需要特有的土壤类型。有的道地药材对土壤的选择性很强而使最佳的栽培地区更为集中。如怀牛膝以河南武陟县西陶乡、大封乡最好，因该地受黄河、沁河多次泛滥和改道的影响，土层深厚，土壤肥力强，使牛膝根可长达1.5m，且侧根、须根少，油性足，成色好，长期受到国内外药商的青睐。

温度对道地药材质量的形成具有密切的相关性。大多数道地药材对温度的需求有一定的范围，当温度达到或接近药材耐受的极限时，药材的生长、产量和质量即受到限制。如人参的适宜生长温度是10～34℃，超过35℃时茎叶会灼伤以至枯死。

（四）完善的生产技术是道地药材的可靠保证

我国道地药材大多数来源于人工栽培，栽培历史悠久，技术成熟，种植地域集中，因而产量较大。经过千百年来对药材反复地精心培育，尤其是采取独特的栽培技术及有效的管理措施，加之不断总结发展药材的选育良种、规范种植、适时采收和精细加工的技术，逐步形成了一整套道地药材的栽培和加工方法。如道地产区经过长期实践和经验总结摸索并积累了掌握最佳采收季节和最适宜的加工方法，保证了道地药材的最大产量和最佳质量。如杭菊花的主产地浙江桐乡一带，于11月份，分3批采收的菊花，分别占产量的50%、30%、20%，采摘花瓣平直、花心散开60%～70%，花色洁白者，并注意选择晴天露水干后或下午进行，不采露水花，以免引起腐烂。采用蒸法加工时，锅水分次少加，以免水沸影响质量，蒸花时间4～4.5分钟，久蒸不易晒干，过快易致生花变质。晒干时强调未干不翻动，晚收不叠压。晒3天翻动一次，6～7天后贮藏数天再晒1～2天，至花心变硬即可。如此特有的采收加工技术，有效地保证了杭菊花朵大瓣阔、色白芯黄、清香甘醇的道地性状。

总之，道地药材的形成是一个复杂的系统，是在长期的物种进化和生态适应过程中，不断分化、演变，适应于特定的生态地理环境条件所形成的。适宜的生态环境、优良的种质资源、传统的中医药理论、合理的栽培技术、科学的采集加工技术均与道地药材的形成紧密相关。

二、道地药材资源的属性特征

1. 显著的地理属性　道地药材是在特定的地域内形成的优质药材。具有明显的地理标志的特点，地域内独特的自然条件为道地药材品质形成的保障。因此，道地药材一般在药名前冠以地名，如宁夏枸杞子、川贝母、关黄柏、怀地黄、密银花、宣木瓜、浙玄参、杭菊花、广陈皮、建泽泻、阳春砂仁等，以表示其道地产区。地域性是区域中药资源发展的重要支柱。

2. 优良的遗传属性　道地药材优良的物种遗传基因是决定道地药材品质的内在因素，是生物物种长期适应环境的产物。基因对药材质量的形成无论是物种之间还是物种内不同品种之间，均可能因种质的不同对药材质量的形成产生影响。特定的种质遗传是道地药材资源可持续发展的根本。

3. 质优的疗效属性 道地药材在长期的发展中，经过了无数的临床验证，栽培、加工技术日趋完善，才逐渐得到人们公认。独特而严格的质量标准，保证了道地药材的生存和发展。如宁夏枸杞子以其粒大、色红、肉厚、质柔润、籽少、味甜为道地标准。安徽铜陵的"凤丹皮"，其加工品连丹皮切口紧闭、肉厚粉足、亮星多、香气浓、久贮不变色、久煎不发烂。质量优、疗效好是道地药材资源的核心。

4. 丰富的文化属性 道地药材作为其主产地文化传统的一个标志，具有浓厚的地方文化底蕴。出现某种道地药材，反映了产地人民群众在药材栽培生产和农业耕种技术上的造诣，也体现了当地医疗中的用药水平，是当地传统文化与医疗实践紧密结合的产物。丰富的文化内涵是道地药材资源传承创新的内在动力。

5. 品牌的经济属性 道地药材是主产地经济的重要组成部分。民以药为主，地以药为显，药以地为贵，是道地药材经济的集中刻画。由于种植规模大，生产成本低，栽培加工技术娴熟，质量上乘，道地药材在不同产区同一品种的竞争中处于领先地位，带来巨大的经济效益，加速了当地经济的良性循环。知名度高、经济价值大是道地药材资源产业发展的基础。

三、道地药材的变迁

道地药材在其形成与发展的过程中，始终以货真质优、疗效卓著为其主要标志，这是千百年来以"优胜劣汰、择优而立"为准绳的人为选择结果。在历史的长河中，道地药材在品种来源、产区、栽培加工等方面得以不断更新和完善。

（一）种质的变迁

早期道地药材是以产地论优劣，因受当时政治、地理、文化、交通、科学技术、临床应用及植物分类水平等诸多因素的限制，并不能全面而准确地反映它真实的性质。因而，在历代本草等医药书籍中，对某些道地药材的记载常出现名称较为混乱甚至误传的现象。经过反复的临床验证和本草传播，人们逐渐发现原本草记载的不足和错误，并加以更正、更新，尤其是近代科学技术的发展，使人们对道地药材本质的认识不断深化，在品种来源上进行了更为准确的校正和补充。

紫草始载于《神农本草经》，载为中品，历代本草所记载的原植物均为紫草科植物紫草 *Lithospermum erythrorhizon* Sieb. et Zucc.。经多年的研究和临床验证，现今紫草商品分为硬紫草和软紫草，前者来源为上种，后者为历代本草均未记载的同科植物新疆紫草 *Arnebia euchroma* （Royle）Johnst.。据分析，软紫草是新中国成立以后开发利用的大宗药材，其根条肥大，松软易碎，气味特殊，色素含量为硬紫草的3.5倍，其抑菌种类和强度也大于硬紫草，因而现代人认为软紫草品质最佳。

有些道地药材最初仅有一大品种名称，而后伴随时代的变迁，也会发生品种的分化。如药材贝母，在明代以前仅言贝母而无川、浙之分，仅有少量产地和临床疗效的不全面记载，《本经逢原》即有"贝母川产味甘，最佳；西产味薄，次之；象山者微苦，又次之"之说。至《滇南本草》苦马菜条附案中首次出现川贝母名。当人们逐渐认识到川、浙所产贝母在功效上的明显区别后，贝母即被分化为川、浙两大类。

（二）产区的变迁

道地药材与其主要产区密切相关。由于自然地理条件和人类生产活动等多种因素的变化，有些道地药材的产区也会发生变迁。目前人参的道地产区在东北吉林等地，而乾隆皇帝曾在为人参所写颂诗的自注中说："昔陶弘景称人参上党者佳，今惟辽阳、吉林、宁古塔诸山中所产者神效，上党之参直同凡卉矣。"可以认为，人参的主要产区在清代由早期的上党、辽东并立，而变迁为东北了，直至今日。地黄原出陕西咸阳，《名医别录》载："地黄生咸阳川泽黄土地者佳"。而后来河南怀庆（今河南温县沁阳等地）栽培的地黄发展为道地产品，称怀地黄。《本草纲目》载："今人唯以怀庆地黄为上，亦各处随时兴废不同尔。"

有些道地药材在古代本草中未明确其道地产区，经多年发展，为现今所明确。如药材白芷，始见于《神农本草经》，记曰"生河东"，陶弘景曰"出近道"，而近代所用白芷多为人工栽培品，形成了杭白芷、川白芷、祁白芷、禹白芷4个道地中心产区。

（三）药用部位的变迁

古今道地药材的药用部位也时有变迁。如忍冬在宋以前药用部位为茎和叶，《证类本草》引《肘后备急方》"忍冬茎叶（锉）数斛"，至明代为茎叶及花均可入药，《本草纲目》载"茎叶及花，功用皆同"，《得配本草》则强调"藤、叶皆可用，花尤佳"。又如香附，以"莎草"之名始载于《名医别录》，《本草图经》记载"采苗及花与根疗病"，至《本草衍义》认为"其根上如枣核者，又谓之香附子……今人多用"，现多以根状茎入药。

（四）采收与加工的变迁

道地药材采收时间及加工方法古今也有变迁。如艾，《本草图经》记载"三月三、五月五采叶，暴干，经陈久方可用"，李言闻在《蕲艾传》中记载艾叶"产于山阳，采以端午，治病灸疾，功非小补"；蕲艾的道地产区蕲州延续了端午采艾的传统，为了增加蕲艾资源，道地产区除端午以外，一年还采2～3次。另如附子，《伤寒论》载以整枚入药，有时需"炮，去皮，破八片"；《肘后备急方》载"去皮、脐"；现今四川江油则按"胆巴浸泡、浸漂煮制、剥皮（白附片）、切片、漂洗、蒸制、干燥"多道工序加工而成。

综上所述，道地药材的变迁，究其原因，是多方面的，而其中自然地理条件的改变和人类活动的因素对道地药材产区盛衰兴亡的影响至关重要。

四、道地药材资源的发展

道地药材是中药具有独特的显著疗效的标记，是中药资源产业发展的支柱和中医药事业发展的基石。加强道地药材资源的生产、管理与保护，合理规划引导道地药材生产基地建设，推进标准化、规范化生产，稳步提升中药材质量，是实施健康中国战略和乡村振兴战略的时代要求，也是道地药材资源发展的必由之路。

（一）发展道地药材资源的意义

1. 发展道地药材是健康中国战略发展的需要 以习近平同志为核心的党中央在"十九大"提出全面实施健康中国战略是以人民为中心的发展理念。中医药在重大疾病的治疗与康复、"治未病"中发挥了核心与主导作用。加快发展道地药材资源，对保障与促进中医药产业发展，不断满足人民群众对健康生活的需要具有深远的政治意义。

2. 发展道地药材是加强环境保护和资源可持续利用的迫切需要　近些年，由于过度采挖，野生资源蕴藏量急剧下降，一些生态型药材的乱挖滥采，导致草场等植被生态遭到严重破坏。加快道地药材资源的生产发展，有利于实现冬虫夏草、川贝母等濒危药材资源的永续发展。

3. 发展道地药材是助力乡村振兴的迫切需要　全面建成小康社会，积极推进乡村振兴是党和政府在"十四五"的重大举措。道地药材资源是推进山区乡村振兴的重要生产要素，是实现农村特色产业和农民增收的重要途径。

（二）道地药材资源发展策略

1. 加强基础研究，不断提升道地药材生产科技水平　深入开展道地药材资源的保育、生态种植等基础研究，推进育种创新，促进药材的优质生产，确保道地药材的可持续利用。加强种子（苗）质量监管，完善《中华人民共和国种子法》，加快制定《中药材种子管理办法》等措施推进集成创新。促进农机农艺融合，集成组装适宜不同区域、不同品种的道地药材绿色高质高效技术模式，加快推广应用，示范带动更大范围节本增效、提质增效。

2. 健全标准体系，提升道地药材标准化生产水平　制定完善道地药材标准框架，建立健全生产技术、产地初加工、质量安全等标准体系。突出道地特色和产品特性，与特色农产品优势区建设规划相衔接，打造一批种植规模化、设施现代化、生产标准化的道地药材特色生产基地，培育一批道地药材品牌。

3. 加强产地加工基地建设，提升道地药材产业化水平　针对目前中药产地加工存在的问题，重点开展道地药材产地加工技术规范的制定，加快低温冷冻干燥、节能干燥、无硫处理、气调贮藏等新技术的研究与应用，开发中药材功能性食品及保健品，提高产品附加值。加快构建道地药材流通网络，采取现代化物流、信息化技术等运营方式促进流通新业态、新模式等的发展。

4. 加强产品质量检测，提升道地药材质量安全水平　完善道地药材主要农药限量标准，推广绿色生产技术，解决道地药材生产无专用农药的问题。加强质量追溯体系建设，确保道地药材产品符合国家相关标准要求。

复习思考题

1. 简述中药资源构成的特点。
2. 论述中药资源变化的特征。
3. 举例说明中药资源的社会属性。
4. 简述中药资源的时空变化规律。
5. 论述道地药材的概念、特征与成因。

第四章
中药资源调查

扫一扫，查阅本章数字资源，含PPT、音视频、图片等

中药资源调查（Traditional Chinese Medicine Resources Survey）是指在某个时期对一定区域内具有药用价值的动植物以及矿物资源的种类构成、分布格局、数量与质量、资源变化、开发利用、保护与管理等状况进行科学考察研究。它是进行中药资源开发利用、保护更新和经营管理等工作的前提和基础。

第一节　中药资源调查的目的与任务

一、中药资源调查的目的

中药资源调查的目的是根据社会经济及人类健康事业发展，科学研究等背景的不同需求而提出的。

（一）为人民健康提供药用资源

中药资源是保障人民健康的物质基础。通过对中药资源的现状、发展动态等状况的调查分析，更好地满足人民群众的身体健康对中医药服务的需求；为有效保护、合理开发利用中药资源提供依据。

（二）为中医药生产及经济活动提供可持续发展的生产要素

中药资源是中医药事业和中药产业的物质基础，通过对中药资源动态变化规律的调查研究，为中药相关企事业的不同发展时期提供可靠信息，促进中药产业走可持续发展之路。

（三）为政府管理提供科学决策依据

中医药事业的发展离不开政府的支持与管控，通过对中药资源现状及发展动态的调查总结，可为政府制定有效的开发利用、保护管理的法律、法规及经济调控手段提供决策依据。

二、中药资源调查的任务

中药资源调查的任务是根据调查目的确定需要完成的工作目标。

（一）摸清中药资源的种类与构成

中药资源作为国家的战略性资源，是国家的"家底"，摸清中药资源的基本情况对国家的发

展具有十分重要的意义。包括完成对全国或区域性中药资源的种类、分布等基本情况的调查、收集和保存中药种质资源，完成相关文字、影像资料的收集整理，分析其资源的构成，寻找新资源。

（二）探明中药资源的蕴藏量、药材产量及重点资源的更新规律

包括完成区域内资源蕴藏量或药材产量的调查，对重点资源品种的个体更新、繁育特性、生态特性、群落演替、环境变化以及人工更新技术措施的调查。掌握资源蕴藏量的时空动态、更新规律，为中药资源开发、利用、保护研究和生产决策提供重要依据。

（三）专项任务的调查

根据调查目的，完成专项任务的调查，如中医药传统知识与技能的调查。

（四）制定可持续发展措施

通过对区域中药资源相关信息的收集、积累、整理和研究分析中药资源的动态发展趋势，为被调查区域的行政管理机构以及相关企业制定中药资源可持续发展措施。

三、中药资源调查的方法

根据调查目的、任务和对象不同，调查方法和形式各异。

（一）药用植物资源调查方法

对某个区域进行药用植物资源的种类构成、分布、数量和开发利用状况的调查，主要采用线路调查、样地调查和访问调查等方法。

1. 线路调查　线路调查法是在调查区域内按一定的原则确定若干条具有代表性的线路，沿线路调查记录药用植物种类、采集药用植物标本、观察生境、目测药用植物的多度等。目的在于掌握一定区域内药用植物的种类、分布及种群特征等基本情况。根据调查线路的生态条件及实际情况，分为路线间隔法和区域控制法。

（1）路线间隔法　是中药资源线路调查的基本方法，在调查区域内按地形的走势、植被的特点选择路线，布置若干条基本平行调查路线。该方法适合调查地形和植被变化比较规则、资源分布规律比较明显、穿插部位有道路可行的区域。

（2）区域控制法　当调查区域内地形复杂、植被类型多样、中药资源分布不均匀、无法对整个调查区域按一定间距布置路线时，可按地形划分区域，分区域选择调查路线进行调查。

2. 样地调查　样地是调查区域按规定方法选择具有代表性的场地，选择有代表意义的地段设置样地，依据调查操作技术规程进行观测记录。需要采用样方（样株）调查的项目，根据统计学原理在样地设置样方（样株），依据技术方案进行观测记录。对样地和样方进行调查观测的过程称为样地调查或样方调查。在线路调查中也可以设置样方进行观测，用以对资源的数量特征进行调查。对于个体较大的树木，则选择一定数量具有代表性的单株作为精确观测对象，所选植株称为样株或标准株。对于木本或草本植物混生的群落，一般采用先抽取样地再设置样方的调查方法，通常在样地的中心和四角布设样方。

（1）样地的类型

1）样带或样线　样带是一种长方形的条带状样地（亦称样条），或是用一条线代表（样线）。

资源调查时在样地（样带）区域设置不同的样方，根据调查的目的选择不同的样方类型。

2）记名与面积样方　样方是利用一定的面积作为整个群落的代表，在调查中要详细计算所选范围内植物种类、频度和多度。样方的种类很多，常用的有记名样方和面积样方：记名样方用于统计样方内某种药用植物的株数，也在用样株法调查产量时应用；面积样方用于测定样方内某种药用植物占整个样方面积的大小，一般在投影盖度法调查产量时应用。

样方设置时应根据调查对象的特征确定样方的大小和样方形状。样方的形状通常为正方形，也可是长方形或圆形。样方面积的大小因调查对象不同而异，可以根据生态学调查方法中"种－面积曲线法"确定。

（2）样地选择原则

1）科学性与技术性　收集植被类型图、土地利用分类图来获取分布信息，根据调查方法，采用系统抽样、随机抽样和分层抽样的科学方法，依据植被类型、地形和地势，按等间距进行样地设置，确定样地数量和所需采集的参数。

2）全局性与代表性　要求代表面积可代表资源分布的总面积；代表区域所含资源基本可代表该区域内资源种类；代表样地面积、数量符合抽样调查要求。

3）生态性与季节性　植物资源需按生态分层设置的原则，不同海拔代表不同生态层，即代表区域分层，样地间的自然生态环境特征是有差异的。如是生长期较短的草本类或高海拔类药材，还需考虑季节性对样地调查及数量的影响。

4）可实施性　线路设置及样地在遵从科学性的基础上，需考虑调查可及性，保障野外调查出行安全。

（3）抽样方法

1）主观抽样　按主观要求选择，在样地内选择有代表性的地块为调查样方。此方法获得的资料常常会出现偏差和遗漏，因此这种方法得到的数据资料不能用于统计分析。

2）系统抽样　即严格按照一定的规则（方向和距离）确定样方的布局，然后随机确定起点，向四个方向等距离设置若干个样方以等距取样，其最大优点是简便易行，且样本单元分布均匀，代表性强。

3）随机抽样　任意的不规则选样。又可分为简单随机抽样（如抽签法、随机数法、经验数据法）、分层抽样、双重抽样和多阶抽样等方法。

4）无样地抽样　不设样方或样条，而只是建立中心轴线，标定距离，进行定点随机取样的方法。主要包括最近个体法、最近邻法、随机选对法和中点四分法四种。

（4）样方的设置　资源调查中通常在样地选择后，需要进行样方设置。如第四次全国中药资源普查采用样方套，每个样地设置为不少于 5 个样方套：以样地位置为中心点，在其 $1km^2$ 范围内布设样方套；每个样方套由 6 个大小样方组成，其中包括 1 个 10m×10m 主要用于调查乔木的样方，1 个 5m×5m 主要用于调查灌木的样方，4 个 2m×2m 主要用于调查草本的样方；每个样方套内的 6 个样方采用固定编号，如图 4-1（10m×10m 的乔木样方编号为 1，5m×5m 的灌木样方编号为 2，2m×2m 的草本样方编号为 3、4、5、6）。

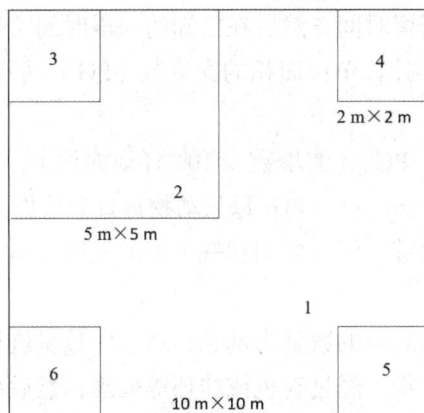

图 4-1 中药资源调查样方套示意图

（5）样方的大小和数目的确定 在进行资源储量调查时，样方（样地）的大小应以资源种类的多少和密度而定。

1）样方（或样地）的数目 样方的数目越多，调查的精确度越高。为符合统计学要求，样方的总数不得少于 30 个。受调查对象的复杂性以及其他因素限制，样方数目可以有所变化。

2）样方的面积 草本 $1 \sim 10m^2$，灌木 $10 \sim 50m^2$，乔木 $100 \sim 10000m^2$。

3. 访问调查 通过人员寻访获得中药资源信息的方法，是一种定性调查方法。用于调查地方用药知识、当地一般性资源概况、收购情况和利用情况。包括向调查地区的药农、中药生产经营者、民间医生或林场工人等有实践经验的人员进行访问，常以问卷调查的形式进行，也可以通过座谈会、实地勘察等活动进行。这种方法是调查工作中不可忽视的重要手段，虽然不够精确，但具有很好的参考价值。访问调查是获知中药资源历史变迁、传统药物民间民族使用经验的重要调查方法。

（二）药用动物资源调查方法

药用动物资源的调查，主要涉及种类、分布、数量和开发利用状况等问题。由于动物不像植物固定生长在一处，常常能感知环境变化而迅速做出反应，其活动范围大，故调查动物资源数量时，针对不同类型动物需要采取不同调查方法。目前，估测动物数量的方法主要有绝对数量调查方法和相对数量调查方法。

1. 绝对数量调查方法 绝对数量调查是直接对被调查动物进行人为驱赶，利用空中摄影、录像、红外线观测等方法对某一区域内动物进行计数。调查人员以一定路线通行一个区域驱赶出所要调查的动物，哄赶时可用石头、响铃、锣鼓、汽车、摩托车等来惊扰动物，使其逃逸；记录人员位于测定区域对面边界，并沿测定区域边缘统计记录被驱赶出来的动物。中小型兽类哄赶调查区域面积为 $10km^2$，大型兽类应为 $50km^2$。该方法仅适用于容易步行和有良好可见度的平坦开阔地带。

2. 相对数量调查方法 相对数量调查不是对动物本身的计数，而是通过对它们的踪迹或遗留物进行记录，然后再通过相应的计算方法推算数量。如根据鸟的鸣叫、洞穴、土穴、巢蛹、足迹和粪堆等信息对总体数量进行推算。

粪堆计数是较常用的方法，这种方法的依据是在一定时间内，动物粪便的积累与群体密度有关。如黑尾鹿每 24h 约排出 13 堆粪便，在一定单位区域中的粪便数可按每头鹿每天排 13 堆粪便计算。此方法需要在随机抽样的样地（$4m^2$ 的圆形样地对许多种类的调查是有效的）或样带上进行，并了解动物在调查地区的居留时间，然后在已知的一段时间（如一周）内计数。先求出调查样地（带）的平均粪便堆数，再计算单位面积的粪堆数（PG），最后根据单位时间内动物的排粪次数估算动物种群数量（N）。

$$PG=（粪堆数 \times 10^6/ 样地面积）$$

$$N（动物数量 /km^2）=（PG/ 每只动物每日单位面积排粪堆数）$$

粪堆计数法较适用于森林地带，但在多雨和蜣螂多的地区不适宜。因雨水冲洗或动物吞食导致误差较大。

比例估算法是以一个群体已测定的数量为基础，对总体数量进行估测的一种方法。即在调查地段内，捕获一定数量的调查动物，经过着色或挂环等处理，然后放回自然界，经过一段时间再行重捕，根据重捕中具有标志动物占总量的比例，推算调查地段的总数。

$$N=M \cdot n/m$$

式中，N 为调查地段个体总数，M 为标志个体数，n 为再捕个体数，m 为再捕个体数中标志的个体数。

3. 线样带法 线样带法是在大面积中进行大、中型动物数量统计的方法。调查人员按照预定线路行走，边走边观察遇见的动物，并记录个体数、出现的距离。该法具有较少受生境条件的制约、节省人力和物力的优势。进行计算时，以动物与行走路线平均垂直距离作为样带宽度。将观察到动物数除以样带宽度与路线长度的积，得出单位面积上种群数量。调查区域动物种群数量可用以下公式计算：

$$P=A \cdot z=A \cdot Z/2XY$$

式中，P 为种群数量，A 为调查区面积，z 为单位面积出现的动物数，Z 为调查得到的动物总数，X 为调查路线长度，Y 为单侧样带垂直宽度。为了获得预定精度，应该进行多次重复。

（三）药用矿物资源调查方法

矿物药是中药的重要组成部分，使用历史悠久，为不可再生资源，其质量几乎不发生变化，但储藏量会随着人类的开发而不断减少，因此矿物药资源调查的必要性更为突出。矿物药资源调查即对天然的具有药用功能与价值的矿物进行调查研究工作。

根据矿物药资源调查任务的不同采用调查方法有所不同：

1. 传统知识及中药材市场调查

（1）传统知识调查 是指对矿物药的历史应用、炮制加工、功效、性味归经、常用剂量、使用方法、用药形式、毒性、用药禁忌、临床疗效、民族民间使用情况等传统知识的调查。

（2）矿物药使用单位情况调查 需要对矿物药在企业中的生产加工、制剂使用、购进销售，以及医院中的临床使用情况等进行调查。

（3）矿物药市场调查 指对市场经营品种的基源、商品名、品种性质、价格、流通量、药材去向等的调查。

传统知识调查、中药材市场调查可以通过文献调查方法、走访调查方法等进行。

2. 野外药用矿物调查 野外药用矿物调查包括种类、品质、分布、储量，以及该矿物赋存的岩石、地层、构造、伴生共生矿物、水文地质、地貌等。野外药用矿物调查相对复杂，应以传统调查方法与现代科技的统一、随机抽样与重点观测的统一、全面勘查与循序渐进的统一为原则。矿物药野外地质调查中，需对药用矿物进行取样，从药用矿物、近矿围岩或者矿石中，按一定规格和方法，采取一部分有代表性的药用矿石或岩石作为样品，以研究药用矿石质量、加工炮制性能以及采挖技术条件等。

（1）样品的采集　药用矿物资源取样法是指选取鉴定用的矿物药材样品的方法。取样的代表性直接影响到鉴定结果的准确性，因此，取样前应注意药用矿物资源的名称、来源、产地、生成环境、清洁程度等，并详细记录。

1）采样方法　样品的抽取要尽量均匀，并注重随机性。由于矿物组分比例的不同，每块样品之间，甚至同一样品的不同部位，检测结果都不相同，因此，样品检测结果很难重现。需要经过多次或多个样品的测试，得出足够多的数据，以供参考。采样是取样的基本环节，由于采集样品的种类、数量及规格不同，所采用的采样方法也有所不同。打块法是在药用矿物矿体露头或近矿围岩中凿取一块或数块矿（岩）石作为一个样品的采样方法，按打块的方法不同，可分为单独打块法、线形打块法、网格打块法。刻槽法是在药用矿物矿体或近矿围岩上按一定规格和要求布置样槽，把槽中刻取下来的矿石或岩石作为样品的方法，样槽以矩形为主。剥层法是沿矿体走向按一定深度和长度刻取一层矿石作为样品的采样方法，可在地表露头、探槽和坑道中进行采样，采样深度一般为5cm、10cm、15cm。在矿物药野外地质调查中往往需要多种采样方法，在满足调查目的的前提下尽量选择操作方便、成本低、样品代表性好、效果好的采样方法。

2）一般样品的处理　取样的方法应是采用具有代表性的"平均试样"法。对于组分分布比较均匀的样品（金属样品），可任意取一部分或稍加混合均匀后取其中一部分。对于组分分布不均匀、不易粉碎的矿物药，要经过粉碎、过筛、混匀和缩分后，选取样品，使样品达到"平均试样"。样品粉碎的细度不必过细，只要所取样品有代表性即可。

3）特殊样品的处理　有些矿物药不能按上述方法取样，如光明盐、大青盐、秋石等，水分含量较高，取样时应注意水分含量和包装。有的矿物药粉碎时易被污染，粉碎时应注意粉碎器械的清洗，有些特殊样品需用特殊方法处理。

（2）影像资料的采集　野外影像的采集主要由矿物自然分布形态和特定目标矿物影像的采集组成，然后在室内对野外影像资料进行分析处理，某些岩石矿物可以采用显微成像系统进一步分析。野外地质现象复杂多变，成像系统主要应用小型的数码相机和手提式电脑，这些设备既便于携带又有很高精度。

对于在一定区域内大范围分布的药用矿物资源，也可以用遥感资料进行记录和分析。影像的采集与分析需要高精度的卫星定位系统和图像分析处理系统。调查使用的设备要适应野外工作的需求，如采用手持式全球卫星定位系统等。

第二节　中药资源调查的基本内容

一、自然环境与社会人文经济因素调查

（一）自然条件

在不同的自然环境条件下，生长着不同的生物种类。自然条件与中药资源相互依存、相互制约，自然条件对中药资源的形成、演替、生长、数量等都有决定性作用，而中药资源尤其是药用植物的生长又影响着自然环境。进行中药资源调查时，自然条件的调查主要包括以下内容：

1. 地理环境　即调查地区的范围所在行政区划及经纬度、地形地貌条件，如山地、丘陵、平原、高原、盆地、山谷、岛屿及水域、湿地、湖泊、江河、海洋等及交通干线情况等。主要包括

调查记录其地形、地势、坡向、坡度和海拔高度等内容。此项调查一般以样地或标准地为单位设计表格进行观测、记录。

2. 气候条件 气候条件如水分、温度及光照等是生物生活的必备条件，其调查可参照当地气象站的记录资料。通过访问群众，了解当地重要作物的播种、定植、收获情况，以及常见树木的发芽、展叶、开花、结实的物候期和常见动物的活动、生殖及迁徙期的情况。气候记录应包括以下几项内容：

（1）温度 年平均、最低月平均、最高月平均、绝对最高、绝对最低温度，另外还包括初霜期及终霜期或平均无霜期温度。

（2）降水量 年平均、最低月平均、最高月平均降水量，冬季积雪时间及厚度。

（3）湿度（相对湿度） 年平均、最低月平均、最高月平均相对湿度。

（4）风 常风情况、季风情况及风力，沿海地区还应记录台风等。

3. 土壤条件 土壤是植物生存的基本条件，它包括土壤的结构、水分含量、肥力、温度、通气、酸碱度等。调查的主要内容包括土壤类型、剖面形态特征、理化性质和肥力特征、土地利用现状、药用植物和其他植物根系分布状况、岩石土壤母质情况等。

4. 植被条件 植被是一个地区植物区系、地形气候、土壤和其他生态因子的综合反映。在调查范围内，对植被类型如森林、草原、沙漠、湿地等分别记录其分布、面积和特点。对于主要植物群落，特别是对拟调查药用植物种类的植物群落，应进行系统调查。调查内容包括植物种类组成、优势植物种群及其多度、郁闭度、盖度、频度等。

（1）多度（或密度） 即某种药用植物在群落中分布的密度。多度的计算方法有记名计数法与目测估计法。记名计数法指在样地中统计某种植物的个体数目占样地中全部植物个体数目的百分比。目测估计法指用主观经验来判断某种植物的个体数目在样地中的多少，用非常多（背景化＋＋＋＋）、多（随处可见＋＋＋）、中等（经常可见＋＋＋）、少（少见＋＋）和很少（个别，偶遇＋）5级来表示的方法。

（2）盖度和郁闭度 盖度是指植物（草本或灌木）覆盖地面的程度，以百分数来统计，如该样地内某种植物覆盖地面一半，其盖度为50%。郁闭度是指乔木郁闭天空的程度，用小数表示，如该样地树冠盖度为65%，其郁闭度则为0.65。

（3）频度 是指药用植物在群落中分布的均匀度，即该植物在群落的若干个样地中出现该植物的样地数（不管其多度大小）与样地总数的百分。如调查兴安杜鹃在某"落叶松－兴安杜鹃－草类群落"中的频度，共设置20个样地，调查统计中有10个样地出现兴安杜鹃，则其频度为50%。

（二）社会条件

中药产业是地区经济发展的重要组成部分，它与区域社会的其他部门有着密切联系。一般情况下，区域社会整体发展水平较高时，中药资源的保护经营和开发水平也相应较高，中药资源对地方经济的作用也就越重要。因而，在进行中药资源调查时，有必要进行社会经济条件和经营历史状态的调查，其调查内容主要包括以下方面：

1. 产业定位 调查中药产业与区域社会其他部门之间的联系，中药产业产值占区域总产值的比例，其发展趋势及定位。

2. 市场概况 调查中药产品市场状况，包括中药产品的种类、历年中药野生药材的收购量、栽培或养殖药材产量、市场需求量等。

3. 可持续性　调查中药资源的保护和管理情况，包括历年中药的采收情况、采收方式与数量变化以及是否有利于中药资源的可持续经营。

4. 其他因素　调查除中药资源外的其他相关资源利用状况对中药资源的影响，如森林资源、水资源、动物资源、植物资源及旅游资源等对中药资源的影响。

二、中药资源的分布、种类及种质资源调查

中药资源的分布与种类调查是中药资源调查的一项重要内容，是中药资源研究的基础。它通过采集标本，记录其分布地点生长环境、群落类型、数量及主要用途等有关资料，了解调查地区的中药资源种类数量分布规律、种群数量和用途用法，并为开发利用提供科学依据。

（一）区域分布

区域分布调查是指对某地区开展区域内所有中药资源的种类与分布调查。药用植物、动物个体和种群是作为生物群落的一个组成部分而存在的，故在进行区域分布调查时，要进行药用植物、动物所在群落的调查，包括群落类型、群落组成、更新及演替等。通过调查，确定调查区域内中药资源种类（品种）组成、数量及分布等情况。调查过程中应采集标本、拍摄影像资料并记录 GPS 数据等凭证依据。调查后可形成该区域内中药资源品种概况、名录和自然分布情况等。

（二）品种资源

品种资源调查指对区域内所有中药资源品种的概况调查，也针对某一具体中药资源品种，进行单项调查。如就某单一中药资源品种名称、资源组成结构、分布情况、生态结构、群落组成和生态习性调查；个体大小、年限及适采性，如木本类植物高度、直径、多度、储藏量和濒危情况等自然概况调查；入药部位，资源现状如药用近缘品种、新资源、民间使用情况、市场情况、药材栽培面积、种质资源、产量、采收加工等概况调查。

依据不同的调查对象，品种资源调查包括野生药用植物资源、人工种植药材资源、野生药用动物资源和养殖药用动物资源品种调查。我国中药资源种类丰富，分布广泛，野生或种养殖两类药用资源调查内容差异较大，需充分结合调查对象的特点及调查的预期目标，拟定主要调查内容。

（三）种质资源

种质资源又称遗传资源，指携带生物遗传信息的载体，具有实际或潜在利用价值。中药种质资源是指具有实用或潜在实用价值的任何含有遗传功能的材料，可用于中药保存与利用的一切遗传资源。中药种质资源是中药新品种选育及道地药材遗传改良的材料来源，是中药生产的源头。对中药种质资源的收集与保存是中药资源调查的主要任务之一。

中药种质资源的表现形式主要包括活体材料、离体材料、中药材、植物标本、DNA 及片段信息、基因及基因组信息等。其中种子、种苗等活体繁殖材料是中药种质资源的主要表现形态。中药种质资源材料类型主要包括野生资源、常规栽培品种、驯化种、选育品种、地方品种、品系、特异繁殖材料等。

三、中药资源储量与动态变化的调查

（一）中药资源的储量与产量调查

中药资源的储量是指药用植物、动物和矿物在一定时间和区域范围内的自然蓄积量，又称蕴藏量。中药资源的产量则是指人工栽培或养殖的药用植物、药用动物的生产量。加强对中药资源蕴藏量的调查，准确掌握其现状和变化规律，对于中药资源的开发利用和保护等具有极为重要的意义。

1.资源储量相关概念

（1）生物量　指一地区某种药用资源所有器官的总重量，包括药用部分和非药用部分，可以是鲜重或干重。

（2）药材蓄积量　指一地区某种药用资源的入药部位的总生物量，包括尚未成熟的以及不能达到药用标准的或因环境条件不能采挖的部分。

（3）药材蕴藏量　指一地区某一时期内某种中药资源的总蓄积量。药用植物和药用动物资源的蕴藏量一般指符合药用标准、可利用部分的总蓄积量，药用矿物资源的蕴藏量为储量。

（4）药材经济量　指一地区某一时期内某种中药资源能实现经济效益的蕴藏量。

（5）年允收量　指平均每年可允许采收药材的经济量，即不影响其自然更新和保证可持续利用的采收量。

（6）产量　指某种药用资源个体药用部位的平均产量。中药资源的产量则是指家种药用植物或养殖药用动物的生产量。

2.储量及产量的计算方法

（1）药用植物蕴藏量的计算　一般采用投影盖度法或样株法估算蓄积量。投影盖度法适用于很难分出单株个体的药用植物。样株法适用于易于统计个体数量的木本植物、单株生长的灌丛和大的或稀疏生长的草本植物。但对于根茎类和根蘖性植物，个体界限不清，计算常以一个枝条或一个直立植株为单位。

1）投影盖度法　投影盖度是指某一药用植物在一定土壤表面所形成覆盖面积的比例，取决于植株的生物学特性。计算时，先计算植株在样方上的投影盖度和1%盖度的药材平均重量，两者乘积即为该样方上药材蓄积量。其计算公式为：

$$U = X \cdot Y$$

式中，U为样方内药材平均蓄积量，单位 g/m^2；X为样方上某种植物的平均投影盖度；Y为1%投影盖度的药材平均重量，单位g。

2）样株法　统计样方内药用植物的植株数和单株药材的平均重量，两者乘积即为该样方上药材蓄积量。其计算公式为：

$$W = X \cdot Y$$

式中，W为样方内药材平均蓄积量，单位 g/m^2；X为样方内平均株数，单位 n/m^2；Y为单株药材的平均重量，单位g。

（2）药用植物年允收量的计算　年允收量计算的关键是药材的更新周期。通常采用波里索娃提出的年允收量公式计算：

$$R = P \cdot T_1 / (T_1 + T_2)$$

式中，R为年允收量，P为经济量，T_1 为可采收年限，T_2 为该植物的更新周期，（$T_1 + T_2$）为

采收周期。

（3）药用动物产量的计算　动物产量调查相对较简单，先测出达到采收标准动物单位个体的药材产量，再估算群体的药材总产量。

（二）中药资源的消长调查

中药资源的主体属于生物类资源，为可再生资源，受物种自身特性、环境生态变化、人类活动及社会经济发展等多方面因素的影响，在一定时间、空间范围内会发生消长变化。为了更好地实现中药资源的可持续利用，应及时掌握其数量变化情况及其更新规律，其中包括中药资源的丰富度及可开发利用度等，应对中药资源的消长变化情况进行调查。调查时应注意资源总量、可采收量、市场需求量及资源更新时间之间的关系。

1. 药用植物资源消长　药用植物资源消长情况与其种群结构密切相关，调查掌握年龄、大小及空间结构的同时，还应对其更新能力进行调查。更新能力的调查一般采用设置固定样方跟踪调查的方法。

2. 药用动物资源消长　药用动物资源消长情况主要体现在种群变化规律上。主要调查的指标有种群的性别比、年龄结构、出生率、成活率、死亡率、迁入与迁出比、季节性波动性和年波动性等，以便预测动物的种群数量变化。

四、中药资源的利用与保护

（一）利用现状调查

1. 相关企业现状调查　对调查区域内的相关企业进行全面调查，包括企业的类型、规模、经营情况、经营品种、原料来源、销售去向、员工素质、科研能力等。根据调查目的的不同，侧重点也不同，如种植加工型企业应侧重于品种、质量、原料来源及去向等，研究开发型企业侧重于调查规模、原料来源、员工素质及科研能力等，而经营销售型企业则侧重经营的规模、品种、原料来源及销售去向等。

2. 中药资源产品调查　中药资源产品的调查主要包括调查本地产品及外来产品。本地区中药资源产品的调查包括资源品种、利用量、开发价值及市场等，外来资源产品调查主要为来源地、资源种类、市场情况等。如厚朴，全国资源的蕴藏量在 6.00×10^8 kg 以上，可采收量约 2.00×10^8 kg，年需求不足 5.00×10^6 kg，主要用于临床配方及成药生产，厚朴的采收周期为 $12 \sim 16$ 年。可见，厚朴资源极为丰富并具有巨大的开发潜力。

3. 传统中药知识调查　中药资源相关传统知识是指在基层、民间持续应用的地方性、民族性药物应用的知识、经验、用法和用量等。重点调查具有地方特色的用药知识、治疗地方病的用药知识、民族的用药知识和新发现的药物资源及其应用知识等。

（二）保护的手段与措施调查

中药资源保护手段与措施调查主要包括：区域内生态环境的保护调查、珍稀濒危药用植物资源调查及基建和旅游开发情况调查等。通过调查了解当地生态环境的保护现状，珍稀濒危种的品种、分布及保护现状，基建和旅游开发对当地资源的影响等。

1. 生态环境的保护调查　重点调查中药资源的生态型，中药资源生长区域的空气、水、土壤等生态因子和污染情况，以及对生态环境的保护政策、方案及措施等。

2. 珍稀濒危药用资源调查　调查珍稀濒危药用种质资源的收集情况、品种类型、分布区域、繁殖技术、保护对策等。

3. 基建和旅游开发情况调查　调查当地开发的中药品种、企业规模、市场前景、资源需求量、综合效益分析等，明确基建和旅游开发对当地中药资源的影响或保护程度。

第三节　中药资源调查的工作程序

一、组织与准备工作

为保证中药资源调查工作的有序、有效和顺利实施，在调查开始之前，必须做好相应的准备工作，主要包括组织准备、资料准备、物质准备和技术准备四个方面。

（一）组织准备

中药资源调查的规模不同，涉及的部门、人员等也有所不同。对于大规模调查，如全国范围内的资源调查，范围大，涉及政府、科研院所、企业等不同的管理部门，调查前的组织准备工作极为重要，应着重注意以下几个方面：

1. 申请或接受任务　在开展调查前应按有关规定向上级主管部门或任务下达部门申请或接受任务，提交计划任务书。

2. 组建调查组织机构　应组织召开由调查单位和调查区域有关部门参加的筹备会议，建立组织机构，包括野外调查、后勤保障和技术支持等多方面的组织机构。根据任务可组建适宜调查的组织管理、专家技术团队或调查分队（组）。

3. 开展技术培训　遴选的调查人员应具备一定水平的专业知识，在此基础上进行不同层面的技术培训，如第四次全国中药资源普查的培训分为国家级、省级、县级三级技术培训。培训的重点在技术标准以及相关生态学知识，药用植物、药用动物和药用矿物方面的相关知识，仪器、数据库、相关软件的使用方法等。使参加调查的人员熟悉调查方法、技术规范和验收标准，提高实测、目测和使用仪器的能力，掌握地形图、遥感图像资料和数据库及相关软件的使用方法。

（二）资料准备

1. 自然环境资料的准备　主要是查阅和收集调查地区的地图资料，包括地形图、植被图、土壤图、农业和林业等部门的区划图。大范围的区域性资源调查，还应收集航空照片、卫星照片等遥感资料。

2. 中药生产和利用资料的收集　收集调查地区药材生产和收购部门的有关经营资料，如历年收购和销售的中药品种、数量、分布、产地等资料。收集中药生产方面的文件和统计资料，地方病的资料，当地民间实用的中草药品种等的资料。

3. 社会经济状况及其他资料的获取　包括调查地区的人口、社会发展情况、交通运输条件等方面的资料。此外，还应以访问、召开座谈会等形式，向熟悉地方中药资源的相关人员了解情况，为野外调查工作提供有价值的信息。

（三）物质准备

根据调查研究的主要内容进行工具、仪器设备的准备和调试工作，进行相应的质量检查，根据野外调查工作的需要，做好工作物资、生活用品和健康安全保障方面的准备工作。例如在有毒蛇分布地区进行调查时，应做好毒蛇防范方面的准备工作。

（四）技术准备

制定调查技术方案和确定取样调查方法为技术准备中较为重要的工作。

1.确定调查方案和工作计划　明确调查的目的、任务、对象、范围、路线、作业时间、参加人员、所采用的方法及预期的成果，确定各单位和部门的职责。

2.确定调查方法　包括线路的选择、样地样方的设置、制定资源的分布、标本采集、蕴藏量的测定等方法与规程。有条件时应用如 3S 等新技术。

3.制定相应的标准与操作规程

（1）数据采集标准　根据制定的《中药资源分类与代码》标准，为中药资源调查过程中相关数据的记录提供一套通用的描述方式及规范，为后续数据库建设和网络共享提供标准化支持。

（2）标本采集规程　包括腊叶标本、DNA、种子等；制定标本的采集、制作、运输和保管规程，尤其是种质资源相关样品的采制规范。

（3）影像资料的要求　包括照片格式、像素、数据量等。

（4）外业数据整理的规定　对外业调查的原始数据如何做出初步整理，数据的保存、备份方式，数据提交的格式等做出的规定。

二、野外工作

根据预先制定的实施方案和调查路线，按照资源调查的相关要求，进行区域范围内的野外实地调查。包括获取资源信息、收集实物凭证和拍摄影音资料。

（一）获取中药资源的相关信息

1.所需器具　记录本或记录表，用于记录必需调查和临时增加的各项信息，以及 HB 或 2B 铅笔、录音笔、照相设备、海拔仪、卷尺或长绳、手持放大镜、GPS 仪、轨迹记录仪等可精确定位的设备或功能 APP。

2.记录内容　野外记录要完整、有条理，按照预先设计的调查表格在采集调查过程中做好记录。记录至少要包含：调查日期、地点、调查人、样方样地编号、生境、海拔、药用植物或动物的描述、采集号、蕴藏量、初步鉴定的种名等，根据不同调查的对象，药用植物或动物还需记录经度、纬度、坡度坡向、生长习性、群落特征、土壤类型、采集数量、出现多度、入药部位和受威胁情况等。药材样品还需记录采集重量、采收加工与储藏的方法、功效与应用等。

（二）采集标本和样品等实物凭证

1.工具准备　小刀、枝剪、防刺手套和小铲子等采集或挖掘工具；不同型号和厚度的聚乙烯塑料袋、网兜、标本袋、广口瓶、固定液或保存液等；野外活页夹、标签、铅笔和望远镜等。

2.采集标本，收集样品及种质资源　通过标本、药材样品或种质资源的采集、加工、编码、鉴定、整理等过程的实施，获得品种确定、质量优良、鉴别特征突出、有代表性，具有较高科研、展示和应用价值的样品。

药用植物的标本采集首先要观察熟悉生境，了解各物种的多度和可采度，再有选择性地采集真正能代表调查点植物特征的材料作为标本。对需特别重视的采集部位和特殊性状要记录细节，特殊器官要特别处理。

药用植物或药用动物的样品要在药材合适的季节采收，采取适当的方法采集药用部位。不同药材样品采收后参照《中华人民共和国药典》或根据文献记录、当地习惯及时进行加工处理，保证药材质量。

中药种质资源来源于野生和人工栽培品，收集分为种苗形式和种子形式。种子为方便区分，一般分为正常型种子、顽拗性种子和中间型种子，收集前需区分不同类型种子，采取不同的收集、加工和保存方法。

（三）拍摄影音资料

影音资料的拍摄与存储是中药资源调查工作的重要内容，作为记录调查过程和成果的重要资料和佐证，也呈现整个资源调查的流程。照片或视频要求构图合理，突出主题，画质清晰，有编号。

1. 器材准备　数码相机及配件（镜头、闪光灯、滤色镜等）、数码摄像机、摄影布、标尺、野外记录本等辅助器材。

2. 拍摄的内容　需记录调查中的药用植物或动物生长或生息的生态环境、群落、药用植物或动物的整体或局部特征形态、人员工作场景，还有野生或栽培中药资源的现地分布、存活、保护方式、遭受破坏、产地收购、加工运输、药材市场和栽培基地等一手资料。

三、内业工作

外业调查结束后，需及时整理调查资料，将核对后的数据进行统计分析，绘制中药资源地图，同时对药用资源进行评价，最后根据调查分析结果撰写调查报告。内业工作是分析中药资源调查质量、形成调查成果的重要部分，必须高度重视。

（一）调查资料的整理、分析

1. 对区域性调查收集到的自然条件和社会经济状况资料进行分类整理，按地区分专题内容进行汇总编表。

2. 对标准样方的测定数据进行整理，并将同一个地区的样方按生境类型进行分类统计，计算出测定数据的统计参数，最后按生境类型将统计结果填写到专门设计的汇总表中。

3. 对采集的动植物标本进行鉴定和专家鉴定复核，对采集的药材样品进行药材质量分析。根据调查鉴定结果，编写中药资源物种名录。每种物种应包括中文名称、俗名、拉丁名、生境、分布、花果期、功效等几部分。

4. 在野外资源调查中，获取的大量原始数据资料，包括影音资料，经过整理汇总后，把调查数据以数理统计的方法分析样本数据资料来推断总体。通过统计分析，可以获知调查地区中药资源的特征和分布规律，可以掌握调查区域资源的储量和资源的更新规律，评价资源的状况，根据社会的需要，做出具体的开发利用规划及保护管理措施。

5. 绘制中药资源地图。根据实地调查结果绘制中药资源分布图、群落分布图、中药资源蕴藏量图、中药资源区划图等，直观反映中药资源的状况。

（二）调查报告的撰写

中药资源调查报告是对调查工作的全面总结，内容包括工作任务，调查组织与调查过程的简述，调查地区地理条件概述，调查地区社会经济条件概述和药用资源调查的各种数据、标本、样品及各种成果图件等。最后对调查地区中药资源开发利用与保护管理工作中存在的问题进行分析评价，并提出科学可行的意见或建议。中药资源调查报告的主要内容及写作格式如下：

1. 前言 包括调查的目的和任务、调查范围（地理位置、行政区域、总面积等）、调查工作的组织领导与工作过程、调查方法、调查内容和完成结果的简要概述。

2. 调查地区的社会经济概况 包括调查地区的人口、劳动力、居民生活水平、中药资源在社会发展中的地位，从事中药栽培养殖的劳动力数量、占总人口的比例，以及所受基础及专业教育程度等情况。

3. 调查地区的自然条件

（1）气候 包括热量条件、光照、降水和生长期内降水的分布、霜冻特征和越冬条件等。

（2）地形 地形变化概况，巨大地形和大地形概况，地形特征与药用植物资源分布的关系，可用地形剖面图加以说明。

（3）土壤 包括土壤类型和肥力条件，调查地区土壤侵蚀、盐碱化、沼泽化等生态因素，药用植物资源与土壤条件关系，以及在开发利用中对土壤环境的影响等。

（4）植被 调查地区植被类型（森林、草地、农田、荒漠等）及其分布，以及各种植被条件与药用植物资源的关系等。

4. 调查地区中药资源现状分析 主要包括药用植物资源种类、数量、储量、用途、地理分布、开发利用现状、引种栽培生产现状、保护管理现状。附各种数据表格及分析结果。

5. 调查地区中药资源综合评价 包括种类情况评价（种类数量、利用比率、利用潜力及科学研究等）、质量评价、生产效率评价（经济效益、生态效益和社会效益等）、开发利用潜力（资源的动态变化、受威胁状况、经济价值重要性等）。

6. 中药资源开发利用和保护管理的意见和建议 根据资源评价的分析结果，提出合理开发利用和可持续利用的科学依据、方法、政策法规意见和建议。

7. 调查工作总结与展望 对调查结果的准确性、代表性做出分析和得出结论；指出调查工作存在的问题，提出今后要补充进行的工作。

8. 各种附件资料

（1）调查地区中药资源名录。

（2）调查地区中药资源分布图、储量图和利用现状图等成果图。

（3）分析测试数据及各种统计图、表等。

四、过程监管及工作总结

各级组织管理部门按照预定的中药资源调查实施方案和工作要求，明确组织实施的主体、工作内容，加强对调查工作的组织管理，保证调查工作的质量。包括对实施方案的制定、审核、审定、归档和实施。实施过程中根据工作进度安排进行中期交流和考核，包含对业务管理（实施方案）、财务管理（规范化管理和经费执行）和阶段性成果鉴定汇总。

第四节　中药资源调查的新技术

一、3S 技术

3S 技术主要是指包括遥感技术（RS）、地理信息系统（GIS）和全球卫星定位系统（GNSS）等理论与技术的空间信息技术，是 20 世纪 60 年代兴起的新兴技术。该技术以其综合性、宏观性、实时性和定位性等优点在林业、农业、畜牧业等的自然资源分布、储量和生长趋势监测等方面已得到广泛应用。近年来，在药用植物资源调查、适宜性区划、蕴藏量估算、生产规划等方面逐步展开应用，虽然在中药生产中应用起步较晚，但是发展迅速，且呈现出良好的应用前景。目前，利用 3S 技术与计算机数据库等现代技术与方法相结合开展中药资源的调查和动态监测，已经较为成熟并应用广泛。

（一）遥感技术

遥感技术是根据电磁波理论，从远距离、高空，以至外层空间的平台上，利用可见光、红光、微波等探测仪器对目标所辐射和反射的电磁波信息，进行收集、处理，并最后成像，来识别地面物质的性质和运动状态的一种综合技术系统。

在中药资源调查中，遥感技术主要用于对分布面积、产量和蕴藏量的调查和估测。对面积的估测，是根据植物不同生长期的光谱特征以及其他特性，选择合适的时间和季相，合适波段的航天遥感或航空遥感资料，进行一定的处理后，建立目标区域的解译标志，进行识别和分类，通过地面实况资料补充修正，最终确定目标植物的分布区域及分布面积。对产量或生物量的估算，首先利用地面遥感资料，建立光谱资料及植物产量的关系，建立产量和各种空间遥感资料之间的回归模型，估测出单位面积产量，结合遥感资料所提取的面积，相乘得到总的产量，也可以建立植物总产量与各种影响因子之间的回归模型直接估测产量。

遥感技术还能有效地管理具有空间属性的各种资源信息，对各种中药资源的分布及其蕴藏量进行快速和重复的动态监测，便于指导中药资源保护和中药合理种植。利用遥感技术快速监测珍稀濒危中药资源的分布面积及产量的年际变化，从而建立珍稀濒危药用物种及资源蕴藏量的预警监控系统。

（二）地理信息系统

地理信息系统是以地理空间数据库为基础，在计算机软硬件支持下，对空间数据按照地理坐标或空间位置进行预处理、输入、存储、检索、运算、分析、显示、更新和提供应用研究，并处理各种以空间实体和空间关系为主的技术。该系统具有采集、管理、分析和输出多种地理空间信息的能力，兼具空间性和动态性。它以地理研究和地理决策为目的，以地理模型方法为手段，具有区域空间分析、多要素综合分析和动态预测能力，可产生高层次的地理信息。由计算机系统支持进行空间地理数据管理，并由计算机程序模拟常规的或专门的地理分析方法，作用于空间数据，产生有用信息，完成人类难以完成的任务。计算机系统的支持是 GIS 的重要特征，使 GIS 得以快速精确、综合地对复杂的地理系统进行空间定位和过程动态分析。

地理信息系统主要用于大面积资源调查的数据处理，还可以用于分析局部的生态环境，进行生态环境如土地适宜性、最佳生境特征的评价，在药用植物资源调查数据的处理与分析中已得到广泛应用。如"中药产地适宜性分析地理信息系统"（Geographic Information System for Traditional Chinese Medicine）。该系统能科学准确、快速地分析出与药材主产区生态环境（气候、土壤）最为相近的区域，先后对人参、三七、金银花、甘草、川芎、红花、川贝母等210多种中药动、植物基原物种进行了全国范围内的产地适宜性区划，为中药资源的保护和可持续利用提供了新的研究思路。

近年来 GIS 与互联网技术的结合，衍生成为 WebGIS 的新技术，它可以使全社会范围内各领域、各部门之间的空间数据信息实现共享，极大地提高了空间信息的维护、发布和查询效率，通过它人们可以在广阔的互联网空间寻找所需的各种空间数据以及相关的文本数据，且可进行各种各样的空间分析。中药资源领域也已利用 WebGIS 思想，构建了中药资源网络调查及动态监测系统，利用相应的中药资源危机模型，对中药资源进行动态监测并提供预警信息和保护对策。

（三）全球卫星定位系统

全球卫星定位系统（GNSS）包括美国的 GPS、中国的 BDS、欧盟的 GALILEO、俄罗斯的 GLONASS。

在中药资源调查中目前主要使用的是 GPS，同时 BDS 也正在应用于中药资源调查工作中。全球卫星定位系统可以更便捷地获取野外地理数据（如海拔高度、经纬度等）。GPS 除可用于药材野外地理位置确定外，还可以用于药材种植面积的测量，方法是将所测面积的边线用 GPS 定位所测的值用定位仪直接计算面积或在地图上描点进行面积计算。此外，应用 GPS 可以进行调查样地样方的精确定位和样地面积的确定，并可进行样地的属性数据采集，辅助 RS 进行中药资源的动态信息监测。

现今，3S 技术在多个领域应用十分广泛和成熟。一般而言，遥感是快速获取数据的重要手段，全球卫星定位系统是获取资源的位置信息，而地理信息系统则是对数据进行空间管理的有效工具。

例如，早期野生甘草资源多分布在黄土高原和戈壁荒漠地区，利用人工调查和监测费时费力，采用 3S 技术则弥补了这方面的不足。用卫星进行遥感监测，将调查的遥感信息输入地理信息系统中，不但可以定位甘草野生资源的分布，还可以估算出甘草野生资源的储量，绘制资源分布及储量图，经过长时间的动态监测，掌握甘草野生资源的变化动态，为野生资源的利用和保护提供依据。

二、互联网与大数据运算技术

中药资源在形成、生产利用及研究等过程中产生了大量的数据，利用现代的互联网技术和大数据运算技术来整合挖掘、合理应用这些数据，对于科学管理和利用中药资源，寻找新资源有着极其重要的作用，对中药产业的发展和临床用药安全有深远的影响。互联网技术和大数据运算技术相辅相成，联合应用。在当前海量数据和信息爆炸背景下，大数据思维模式和行动方式已逐渐渗透到各个行业和业务职能领域。将大数据技术应用于中药资源领域，有助于开启中药资源新局面。

互联网不受时空和地域限制，为中药资源的发展带来了无限的空间。在信息时代、知识社会的新形势下，互联网发展进入了"互联网＋"的新业态，它是由互联网形态演进、催生的经济社会发展的新形态。

当前新兴发展的"互联网＋中药资源"，不同于传统的"中药资源信息化"，前者是对后者的升级，通过"互联网+"将云计算、数据库、数据挖掘、物联网等技术有效地利用到中药资源上，使中药资源的种植、加工、流通以及药品交易和健康服务等方面互联网化，实现全产业链的升级，开拓更广阔的市场。

三、其他现代科学技术

近年来，除了"3S"技术外，把与其密切相关的专家系统（Expert System）和智能决策支持系统（Intelligence Decision Supporting System）合在一起称为"5S"技术。目前，这两种系统与其他技术结合是中药资源调查技术发展的一个新趋势。

1. 专家系统　是一个具有大量专门知识与经验的计算机程序系统。它应用人工智能技术和计算机技术，根据某领域一个或多个专家提供的知识和经验，进行推理和判断，模拟人类专家的决策过程，以便解决需要人类专家处理的复杂问题。在中药资源学研究和产业发展领域中，专家系统已经逐渐应用到中药资源种类储量变化、价格走势、市场动态的模拟预判。

2. 智能决策支持系统　起源于20世纪80年代初期，是决策支持系统（DSS）、计算机科学与人工智能（AD）技术相结合的产物，通过应用专家系统（ES）技术，将人工智能中的知识表示与知识处理的思想进行数字化建模，将模拟思维推理引入到决策支持系统。它的功能是既能处理定量问题，又能处理定性问题。它将以定量分析辅助决策支持系统与以定性分析辅助决策的专家系统结合起来，进一步提高人工智能决策的能力和准确度。

四、资源制图技术

在野外调查的基础上，通过资料整理、数据核对和分析，做好初步的数据准备，即可着手进行中药资源图的绘制。资源地图是将中药资源的种类、分布或蕴藏量及其动态变化状况等信息，借助现代计算机技术和地理信息系统（ArcGIS）等技术，科学地、形象地、典型直观地以地图形式反映出来，它为有关部门在统筹安排、生产规划、合理利用及资源更新、动态监测等方面做参考。

（一）资源图的类型

资源图可以从两种不同角度来划分。

1. 按比例尺划分　可分为三类。

（1）大比例尺资源图　比例尺为1∶（5000～200000）的比例尺图。

（2）中比例尺资源图　比例尺为1∶（200000～1000000）的比例尺图。

（3）小比例尺资源图　比例尺为1∶1000000以上的比例尺图。

2. 按资源图的内容划分　可分为五类。

（1）中药资源分布图　主要有地区性的综合资源分布图与单种中药资源分布图。前者反映某一地区药用植物种类及其分布。其优点是便于寻找各种药用植物的混合分布和单独分布的关系，对局部地区药材种类有全面的了解。缺点是由于种类过多，导致符号较多，图表混乱，且不易标得非常详尽。后者是反映单一药用植物的分布。这种资源分布图的实际使用价值较大，对充分利用和开发某种中药资源有较大帮助，已广泛在资源调查中所利用。

（2）群落分布图　群落分布图不同于植物学上的植被图，其目的是反映植被图中所含药用植物的分布特征。它是在原有植被图的基础上，结合广泛的中药资源调查而绘制的。它的意义在于可以减少资源调查的范围，并能计算出该种药用植物所占有的面积，并可在计算蕴藏量时作为参考。

（3）中药资源蕴藏量图 主要反映某种药用植物的蕴藏量及在不同地区的分布。它是在进行广泛的蕴藏量调查基础上绘制的。

（4）中药资源区划图 中药资源的区划是中药资源开发利用的重要依据，它是依据农业区划、林业区划和植被区划，并考虑到中药资源的分布特点而绘制的。其突出特点是既能反映中药资源的生态特点又能反映出合理开发中药资源的方向。

（5）中药资源动态监测图 能够利用计算机软件系统来展示中药资源的种类分布、资源储量、商品品种、市场价格、供需量、流通量等信息在一段时期的变化动态。目前，国家已经建立了中药资源动态监测网络（http：//zyzyjc.zyzypc.com.cn/），对常用大宗药材周期性开展监测服务。

（二）中药资源图的编绘

1. 中药资源分布图的编绘 中药资源分布图是在对一个地区全面调查的基础上进行的，路线愈多，样地设置越均匀，调查的范围愈广，绘制的资源分布图则愈详尽。因此在编绘之前必须将有关资料按地区整理，对于单种资源分布图，除了依据自己调查的资料外，尚可查阅各类植物志或区域地理单元调查本底资料，查阅相关地区标本室的腊叶标本。在借助腊叶标本确定种类和分布地时，要特别注意标本的采集年代和生境。在许多大型的腊叶标本室中保存的标本常常是年代较久远的，而由于近些年人类活动的影响，会发生很大变化，必须采取谨慎的态度。

综合中药资源分布图由于涉及的种类较多，因此常用图形、符号或数字代表不同的植物，再按分布地图标记。单种资源分布图采用点斑法或块斑法表示。点斑法又称圆点法，它是根据采到的标本或有关资料，在行政区划的底图上分别用圆点标出。块斑法是依据标本的分布范围用涂斑的方式来表明它的分布。其优点是能表示出某种药用植物在某个区域的分布范围，从而为制定生产规划提供更方便更准确的依据。当大范围内（如全国、全省、整个分布区）调查表示某种中药资源的分布时，也可用不同线条勾划出主要分布范围来。

中药资源分布图只能表明其大致分布，而不能表明它们分布的实际面积，也不能表示与它们蕴藏量的关系。

2. 群落分布图的编绘 群落分布图需借助植被图和中药资源调查中获得的以下资料：群落类型，群落中所调查的植物，及该植物在群落中多度情况。一般分为高多度、中多度和低多度三个等级。将以上资料对照植被图勾划制图。中药资源的群落分布图既可作为估算蕴藏量面积的主要依据，又可为制定合理开发计划提供科学依据。

3. 中药资源蕴藏量图的编绘 编制中药资源蕴藏量图关键是计算出各个地段的蕴藏量，因此需要准确调查各种群落类型中某药用植物的蓄积量和某一地区群落面积，然后计算出总蕴藏量。省级资源图应以县（或主产乡镇）为单位，县级图至少以乡镇为单位。蕴藏量大小一般是以圆周大小来表示。

4. 中药资源区划图的编绘 编绘中药资源区划图，需搜集有关本地区自然条件和社会经济条件，结合在中药资源调查中获得的各种资料进行综合分析，划分中药资源生态类型。同时根据不同地区内主要中药资源种类的生物学和生态学特性，分析某地区最适宜发展的优势道地药材，划出区划。

编绘中药资源区划图，需参考本地区的整体规划、农业区划、林业区划，体现中药资源的区划特点的同时，需与整体规划保持一致。目前，中药资源区划图主要是根据区划的目的，利用ArcGIS软件绘制生产区划图、生态适宜性区划图、品质区划图等。

5. 中药资源动态监测图的编绘　在编绘中药资源动态监测图时，需要全面掌握一定周期内的中药资源种类、种类分布变化、蕴藏量变化、产量、供需变化、市场价格变化、成交量变化，进行统计学分析后，用计算机技术绘图来表示一定时期内的相关量值的动态变化并预测其变化趋势。

复习思考题

1. 简述 3S 技术的基本方法及在中药资源中的应用。
2. 论述互联网和大数据计算技术在中药资源开发利用及管理中的应用。
3. 请结合中药资源的特点，举例说明作图技术和资源图的类型在中药资源开发利用过程中的作用。
4. 简述中药资源调查的重点内容和方法。
5. 论述中药资源储量的调查及计算方法。

中药资源评价，是对特定区域内中药资源的组成结构、品质特征、开发利用、综合效益及可持续发展等方面进行的定性或定量的分析与评估。对现有中药资源做出科学、准确的评价是合理利用中药资源，保障中药资源的稳定供给和中药产品的质量可控，促进传统中医药事业蓬勃、永续发展和走向世界的重要基础。

第一节　中药资源评价目的与原则

科学、系统和客观地评价中药资源是有效管理、利用并保护中药资源，保障中药资源稳定供给的基石，是推动中医药事业可持续发展的重要工作。

一、中药资源评价目的

中药资源评价是中药资源开发、利用和保护及其科学管理的前提与依据。

1. 为资源经济决策提供科学依据　区域性中药资源评价是从整体上揭示区域中药资源的优势与劣势、开发利用潜力大小、限制性及其限制强度，并提出开发利用和治理保护的建议，以实现资源的开发、利用、保护，以及经济、生态等综合效益的提升。这是政府管理、企业经济活动选择的主要参考依据。

2. 促进中医药产业的可持续发展　中药资源是中医药产业发展的基石，科学评价中药资源是合理开发利用的基础，评价的结果不仅有益于实现本地区经济的快速发展和生态系统的良好运行，同时也是国家整体经济和生态建设的重要组成部分。

因此，针对特定中药资源类型，建立适宜的中药资源科学评价体系，对于全面、准确地反映中药资源现状，制定科学的保护和利用措施，确保中药资源可持续发展具有重要意义。

二、中药资源评价原则

中药资源评价既要考虑中药资源的特点，又要体现其与生态、经济、社会和环境之间的相互影响。通常需遵循评价方法的科学性、评价系统的层次性、评价内容的可靠性与完整性以及评价指标体系的主观与客观性相结合等工作原则。

（一）评价方法的科学性与可操作性

由于评价对象不同，方法的选择、使用亦有差别。中药资源评价涉及中药资源品质、经济及生态等方面；随着中药资源产业链的延伸，与农业、旅游业的融合对中药资源评价的方法与内容亦在不断增加和变化。因此，中药资源的评价指标体系必须建立在遵循资源利用的自然规律、生态规律和经济规律等科学规律的基础之上，做到客观全面地反映中药资源系统内部的变动及外部影响。此外，只有可操作、可应用于实践的科学才能使科学性得以实现，因而，其指标体系的建立要兼顾数据搜集处理及分析的可操作性。

（二）评价系统的层次性与内容的完整性

中药资源是一种特殊的自然资源，与自然生态环境构成了一个有机的整体，各种要素在中药生产中体现出相互联系、彼此依存的耦合性，同时地理区域是一个由不同层次、不同要素构成的复杂系统。依据这样一个复杂的有机系统的特点，首先应使指标体系能够从时间和空间上综合地反映和标准化地衡量中药资源可持续利用的各环节和因素，较为广泛地覆盖评价项目；同时中药资源开发利用的三个层次也要求评价系统的层次性；最后要考虑到中药资源对区域发展的影响，从中药资源经济发展的角度考虑，中药资源评价力求从单纯强调追求经济增长向寻求经济、社会、环境、技术和人类的协调和可持续发展方向转变，不同层次的中药资源评价也应有机衔接统一。只有这样，才能确保评价内容与结果的真实与可靠。

（三）评价指标体系的主观性与客观性

中药资源评价不仅是一个复杂的系统工程，而且评价内容会随着评价对象的变化而变化。评价的指标体系中既有客观性指标也有主观性指标，如中药资源组成的数量指标是客观的，社会效益评价中人们的满意度等指标是主观的；有的项目中既有客观内容也有主观内容，如品质评价的性状指标是主观的，有效成分含量的高低是客观的。因此，在选择具体评价指标时，应遵循主观与客观性相结合的原则。

第二节　中药资源评价类型与方法

中药资源评价的目的是为中药资源产业进行投入与产出平衡核算，扩大社会再生，加强经济与生态管理，纳入国民经济核算体系，谋求产业更大的社会效益和生态效益。

一、中药资源评价类型

根据评价对象、任务和目的的不同，中药资源评价可分为以下几类：

（一）区域资源的评价

区域性资源评价，即对某一区域内全部中药资源进行全面评价，内容包括该地区所有中药资源的种类、数量、分布、长势、多度、频度、更新情况、资源产量、质量、资源结构，以及生态效益、经济效益等。区域性中药资源的评价是政府指导中药产业结构调整的依据，企业生产发展规划的前提，中药资源开发利用的基础。

（二）个体资源的评价

单项（单种）或某类药物资源评价，是单独对评价对象的个体数、分布、长势、多度、频度、再生能力、产量与质量，以及可能产生的生态效益与经济效益予以评估，如厚朴、川贝母等中药资源的评价。

（三）资源的专项评价

中药资源的专项评价，是对评价内容在某个方面的开展情况或某类资源的状态进行评价。如中药资源的数量、品质、经济性和生态价值等的评价，某科属的中药资源、林下中药资源等的评价。

二、中药资源评价方法

目前，我国中药资源评价处于初步发展阶段，评价方法多借鉴森林、草业、农业、生态及旅游等相关行业。根据评价项目的不同主要有以下方法：

（一）评价指标数据处理的方法

1. 经验判断法　是评价者根据中药资源调查资料和多年来在中药资源利用方面的经验，判定区域性中药资源各个种类开发利用前途的一种方法。优点是简便易行，可考虑某些数学方法不易包括的非数量因子及其变化情况；缺点是主观性较大，误差较大，不易进行横向比较。

2. 极限条件法　是指中药资源评定指标体系中以极端指标判定中药资源利用价值大小的一种方法。例如某种中药资源在经济价值、生态幅度、总蓄积量、有效成分含量等方面均被评价为 1 级，但如果其再生能力较差，被评为 3 级，则该资源种类的综合评价结果就为 3 级。优点是在逻辑上有一定的合理性，方法较为简便，易于掌握。缺点是多数情况下评价结果较真实情况趋向于偏低。

3. 数理的方法

（1）**累加体系**　对每个评价项目分别建立评价指标等级，应用数学的"线性加权综合法"；用线性加权函数 $y = \sum_{j=1}^{n} w_j x_j$ 作为综合评价模型，对 n 个系统进行综合评价。线性加权综合法的适用条件为各评价指标之间相互独立。如果对于不完全独立的情况采用该方法，其结果将导致各指标间信息的重复，使得评价结果不能客观地反映实际。

该方法的特点是能使得各评价指标间作用得到线性补偿，保证综合评价指标的公平性；方法中权重系数对评价结果的影响明显，即权重较大指标值对综合指标作用较大；当权重系数预先给定时，该方法使评价结果对于各备选方案之间的差异表现不敏感；该方法计算简便，可操作性强，便于推广使用。

（2）**累乘体系**　对每个评价项目分别建立评价指标等级；应用数学的"非线性加权综合法"，用非线性函数 $y = \sum_{j=1}^{n} x_j^{w_j}$ 作为综合评价模型，对 n 个系统进行综合评价。其中 w_j 为权重系数，且要求 $x_j \geqslant 1$。非线性加权综合法适用于各指标间有较强关联的情况。

该方法的特点是突出了各备选方案指标值的一致性，即可以平衡评价指标值较小的指标影响的作用；在综合评价指标中权重系数大小的影响作用不是特别明显，而对指标值的大小差异相对较敏感；要求所有的评价指标值（无量纲）都大于或等于 1；非线性加权综合法相对线性加法计算复杂。

（3）**模糊综合评判**　在综合考虑多个相关因素的基础上，对具有多种属性的事物进行综合评价的模糊数学方法。这是单因素的模糊评判方法，在实际的应用过程中有较大的局限性。多层次综合评判模型把因素集合并按某些属性分类，先对每一类（因素较少）进行综合评判，再对评判结果进行各类之间的高层次综合评判。

（二）评价的内容涉及的方法

1. 数量与品质评价的方法

（1）中药资源数量评价的方法包括对中药资源种类的数量、种群、分布规律和面积、密度、种群的年龄和性别结构及药用部分的蕴藏量、药材产量等方面进行定性描述、定量比较。

（2）中药资源品质评价是对中药资源的性状、理化指标、药理药效进行定性描述、定量比较的方法。

2. 资源价值评价的方法　中药资源价值评价是中医药产业可持续发展的核心内容之一。中药资源价值的评价方法多样，不同的方法其理论基础各异，评价的资源类型亦有差别。目前资源价值的评价有四大类方法，即成本核算法、市场价值法、影子工程法和机会成本法。

（1）成本核算法（成本效益法）　适用于可开发为市场销售的中药资源。是根据中药资源产品开发和资源保护过程中的资本、劳动和土地成本推算中药资源产品、中药资源资产和中药资源价值的一种方法。

（2）市场价值法　市场价值法也称为生产率法，是以资源交易和转让过程中所形成的资源价格来推定评估资源的价值的方法。该法先定量的评价某种资源的价值效果，再根据效果的市场价格来评估其经济价值。中药资源价值评价的市场价值法相当于一般商品的价值确定，当一些中药资源（如人工资源）本身为商品，且已经形成交易市场、具有较大的交易量和明确的市场交易价格的情况下，根据资源市场的交易价格及其规律，评估确定中药资源的价值。市场价值法方法合理，是目前应用最广泛的价值评价方法。

（3）影子工程法（替代工程法）　当资源的生态价值难以直接估算时，可以借助于能够提供类似功能的替代工程或所谓的影子工程的价值来替代该资源的生态价值。其公式表述为：

$$V=G（X_1，X_2……，X_n）；或 V=G=\sum X_i。$$

式中，V 为被求测或被替代的生态功能价值，G 为替代工程的价值，Xi 为替代工程中 i 项目的建设费用。

影子工程法利用替代技术来衡量资源的价值，适用于那些没有市场交换和市场价格的公共商品。该方法预先假设补偿受损的资源服务是可行的。

（4）机会成本法　通过分析资源的价格构成因素及其表现形式来推算求得资源价值的方法。就是做出某一决策而不做出另一种决策时所放弃的利益。在某种资源稀缺的条件下，该资源一旦用于某种商品的生产就不能同时用于另一种商品的生产，即选择了一种机会就意味着放弃了另一种机会。该方法简单易懂，常被用于某些资源应用的社会净效益不能直接估算的情况。可利用此法通过计算资源用于消费时的机会成本，来评估资源的价值，从而为决策者提供科学的依据，更好地配置资源。机会成本法特别适用于对自然保护区或具有唯一特征的自然资源的开发项目的评估。

以上四种方法是资源价值评价的常用方法，由于各种方法均存在或多或少的不足或制约因素，部分学者提出了一些资源价值评价的新方法，如条件价值法、旅行费用法、资源物理学方法等。

3. 资源环境承载力评价的方法　资源环境承载能力（Resources and Environmental Carrying Capacity，RECC），是指在可以预期的时间内及一定的地域空间内，基于区域科学发展和可持续发展的目标，在维持区域生态环境系统完整且生态功能良性发挥的前提下，区域土地资源、水资源、矿产资源、能源、旅游资源、水环境和大气环境等资源环境要素，对该区域经济社会发展的最大人口规模、经济规模及建设规模的支撑能力以及为人类经济社会活动提供的生态系统服务能力。资源的环境承载能力评价是指以县级行政区域为单元，选择既具有整体性又具有针对性的指标（如自然地理特征、可利用土地资源等），对县域空间资源环境承载能力进行评判分级。

随着研究的深入，资源环境承载力研究由土地资源承载力，逐渐发展到水资源承载力、环境承载力、生态承载力以及资源环境综合承载力等领域，评价对象由单一资源环境要素向综合要素发展。常用的评价方法主要有以下几种：

（1）农业生态区法 基本原理是以土地资源清查为基础，针对一定土地利用方式，评价一定农业生态条件下一定土地单元的土地适宜性和生产潜力的一套应用模型。所需的主要数据包括气候、土壤、地形和土地利用等土地资源、社会经济数据，以及作物的生态需求数据。该方法特点之一是将微观试验的模型成功地应用于宏观分析，因此可以为宏观的土地管理提供科学的依据；特点之二是将气候、土壤和地形、管理等影响土地生产潜力的要素有效地综合起来评价土地的生产潜力。

（2）多目标规划方法 多目标规划可定义为在一组约束条件下，极大化（或极小化）多个不同的目标函数。多目标规划是处理多个目标的有效数学模型，随着社会发展、管理科学及信息科学的进步，大量学者结合不同的环境、算法、应用领域等已构建了多种不同的多目标决策模型。其中，常用的模型为优先因子规划模型、期望值模型、机会约束规划模型、相关机会规划模型等。

（3）生态足迹方法 通过比较人类活动消耗的自然资源与自然生态系统所提供的生态承载力，定量判断研究区域的可持续发展状态。基本模型包括三个方面：首先生态足迹的计算，其次是生态承载力的计算，最后是生态足迹与生态承载力的比较。就全球尺度而言，当生态足迹计算结果大于环境承载力时，意味着人类对自然资源的过度利用，产生了生态透支，是一种不可持续的资源消费。反之，则表明对自然资源的利用程度没有超出其更新速率，处于生态盈余状态。

4. 资源经济效益评价的方法 中药资源经济效益评价是一个信息收集与分析的过程，有助于避免对中药资源无序的开发项目。经济效益评价目的，是完善经济发展和中药资源利用的可行性分析，也是为制定政策和中药资源管理提供决策依据。

（1）中药资源的总经济价值 中药资源的总经济价值分为使用价值与不可使用价值。

使用价值又可以分为直接使用价值、间接使用价值和选择价值。直接使用价值是由中药资源对目前的生产或消费的直接贡献来决定的；间接使用价值包括中药资源所提供的生态服务功能、文化价值、景观价值及旅游价值等。以药用植物为例，水域保护、减少空气污染、小气候调节等都属于间接使用价值范畴，这虽然不直接进入生产消费过程，但却为生产和消费的正常进行提供了必要条件。选择价值又称期权价值，在利用中药资源的时候，并不希望它的功能很快被消耗殆尽，也许会设想在未来的某一天，该资源的使用价值会更大，或者由于一些不可预见的原因，可能现在利用了这一资源，将来就不会获得该资源。因此，有必要对其做出选择。选择价值同人们愿意保护中药资源以备未来之用的支付愿望的数值有关，其出现取决于中药资源供应和需求的不确定性，并且依赖于消费者对风险的态度。

从某种意义上说，存在价值是不可使用价值的一种最主要的形式，是指从仅仅知道这个资产存在的满意中获得，尽管没有要使用它的意图，但是人们对中药资源价值的一种道德上的评判，包括人类对其他物种的同情和关注。由于绝大多数人对资源的存在具有支付意愿，所以经济学家认为人们对中药资源存在意义的支付意愿就是存在价值的基础，随着环境意识和资源利用意识的提高，存在价值被认为是总经济价值中的一个重要组成部分。

（2）中药资源经济效益评价的方法　评价范围主要在中药资源的开发、补偿和市场营销方面。评价方法主要包括最小成本分析、成本效果分析、成本效用分析和成本效益分析及效益风险分析。因为中药资源经济学分析的关键是比较药用生物开发的效益和风险。所有药用生物开发利用都要证明其有效性和安全性，如果其效益远远高于风险，监督部门就会认为该资源是安全的。

除此之外，在评价过程中，还需要对其商业机遇的市场结构进行模拟分析。目前主要研究药用生物开发利用后可能对市场格局的影响，并应用模型分析来评价商业机遇，具体内容包括预测的市场容量、潜在市场、中药资源开发的单位成本、资源配置及其定价。

5. 资源风险性评价的方法　风险性评价的内容主要是未来可能造成中药资源数量匮乏或中药材质量安全问题的隐患和风险；评价的指标有再生能力、中药材成药周期、分布范围、濒危等级、特殊价值等方面。由于潜在风险评价过程中以定性指标为主，各指标的打分主要依靠专家经验或文献查找，主观性较大。目前潜在风险评价的分析主要使用德尔菲专家咨询，通过成立项目评估小组，邀请专家（专家要求从事中药资源管理、中药资源生态学等研究领域）对潜在风险指标权重进行估值，估值结果用统计软件进行分析。

第三节　中药资源评价内容与指标体系

中药资源评价是按照一定的评价原则，对一定区域内中药资源进行定量或定性的分析与评估；评价的内容因目的不同而异，并由相应指标构成一个完整的评价指标体系。

一、中药资源的数量与品质评价

（一）中药资源的数量评价

中药资源数量指在一定社会经济发展环境下，能够被人类开发利用的中药资源的各种数量表征，包括单一品种的储量及区域中药资源的数量。其数量指标是表示中药资源丰富程度的量化指标，可以反映出中药资源的丰富性、有限性、稀缺性和时空性，是正确评价中药资源开发价值的重要依据。

数量评价主要内容有中药资源的生物种类的数量、种群、分布规律和面积、密度、种群的年龄和性别结构及药用部分的蕴藏量、药材产量等。

评价指标主要有中药资源的物种数、生物个体数量、资源的蕴藏量、药材的产量。在评价中应当注意中药资源的数量是一个动态变化的过程。此外，药用矿物资源的数量评价是对探明储量、经济（可采）储量和远景储量等进行评价。

（二）中药资源的品质评价

中药资源评价不仅要关注资源的量，更要突出其品质。中药资源品质评价按评价的对象不同分为个体中药资源的评价和区域中药资源的评价。

1. 个体中药资源的品质评价　包括性状、显微、理化、道地性及种质资源的评价等。

性状评价是指对经过产地初加工的中药材或饮片通过其外观形态、大小、颜色、断面、质地、气味等指标进行评价，以判断药材真伪优劣。"辨状论质"是中药传统的品质评价的精髓，如野山参的性状评价依据是"芦长碗密、枣核艼、紧皮细纹、珍珠须"。

显微评价是通过药材的组织结构、细胞形状及内含物等较为稳定的显微性状对其进行评价。

理化评价是用物理或化学的方法，对中药材所含的有效成分、主成分或特征性成分等指标进行定性、定量分析，以鉴定真伪、评价品质。

道地性评价是指对药材道地性形成的遗传特性、产地生态环境、人文社会经济、生产力状况、特殊的生产加工方法等进行评价。

种质资源的评价是利用现代生物技术对中药种质资源的遗传多样性等进行评价；内容包括种质收集与保存，建立种质资源信息库，种质资源鉴定，种质资源评价标准的建立，种质资源遗传多样性研究等方面工作。

2. 区域中药资源的品质评价 区域中药资源品质评价包括资源的结构特征、品质特征及多用途特征等方面。

（1）中药资源的结构特征 是指区域资源的种群特征及与环境的相互关系；构成中药资源的生物的种群密度、年龄及性别结构等种群特征与资源的蕴藏量和药材产量紧密相关，一定程度上反映中药资源的生产潜力和可持续性。评价指标包括区域中药资源种类的数量、种群特征（种群密度、年龄及性别结构等）、资源的蕴藏量和药材产量。重点从资源的潜在能力与可供可持续开发的品种及数量等指标考察中药资源结构优良程度。

（2）中药资源的品质特征 是指中药资源的构成状况，它是由区域内个体资源品质组成的整体特征，包括区域内道地药材的种类、产量的大小、稀有濒危的种类等。评价指标包括区域中药资源中常用大宗药材及道地药材的种类和数量、各类药材的产量、珍稀濒危药材的种类。重点根据中药资源可供生产使用的情况等指标考察中药资源可提供的经济价值的能力。

（3）中药资源的多用途特征 是指中药资源的多用性，它包括中药的自身应用及其在民族民间的应用、新的临床功效的开发、非传统入药部位的综合开发利用、非中药产品综合开发利用及中药渣资源的开发利用。评价指标包括区域中药资源可应用范围及其价值，民族应用的特点，非传统入药部位的开发价值、综合开发利用前景，药渣的开发利用潜能等。

二、中药资源的生态效益评价

中药资源的生态效益评价是指人们在生产开发利用过程中，评价中药资源对自然环境条件产生的影响和结果。包括在生态系统中中药资源的多样性，生态功能及再生能力。

（一）中药资源的生物多样性评价

生物多样性是指生物及其与环境形成的生态复合体以及与此相关的各种生态过程的总和。我国地跨热带、亚热带、温带、寒温带，是世界上生物多样性最丰富的国家之一。生物多样性不仅为人类提供了所需的全部食品、许多药物和工业原料等物质基础，也提供了重要的遗传基因和精神、美学享受，同时对于维持生态平衡和环境稳定也发挥着重要作用。生物多样性作为一个内涵十分广泛的概念，包括遗传多样性、物种多样性、生态多样性及景观多样性等多个层次和水平。中药资源的生物多样性评价主要基于对其群落物种多样性的评价，常用评价指数有 3 种：

$$物种丰富度指数（D）：D_{gl}=S/\ln A$$

$$D_{ma}=（S-1）/\ln N$$

$$D_{me}=S/N^{1/N}$$

$$D_{mo}=S/N$$

式中，D 指物种数目随样方增大而增大的速率，S 为物种数目，N 为所有物种的个体数之和，

A 为样方面积。

Simpson 指数（D）：又称优势度指数。

$$D = 1 - \sum_{i=1}^{S} p_i^2$$

式中，P_i 为种 i 的个体在全部个体中的比例，S 为种数。

Shannon–Wiener 指数（H）：

$$H' = -\sum_{i=1}^{r} \left[PilnPi \right]$$

式中，P_i、S 意义同上；对数的底可取 2、e、10，单位分别为 nit、bit 和 dit。

（二）中药资源的生态功能评价

中药资源的生态功能评价的内容包括药用生物的初级生产力、生物多样性及生态环境保护作用等方面。

1. 初级生产力的大小　初级生产是指植物光合作用积累物质和能量的过程，初级生产力是指初级生产过程中积累能量或有机物质的速率，是反映生态系统内物质循环和能量流动的一个综合指标。在初级生产过程中，用于植物生长和生殖的那部分能量称为净初生产量（或第一性生产量），净初生产量用每年每平方米所固定的能量值表示。初级生产力是对生态系统进行生态学评价的重要指标之一，受地球生态环境、生态系统的发育年龄和群落演替等制约，也受动物的捕食作用影响。

2. 对生物多样性的保护作用　森林系统中乔木冠层有多种药用植物为优势建群珍稀种类，如桑树、青麸杨、红豆杉、悬钩子、银杏、杜仲等药用植物，不仅是重要的组成部分，还可增加林内空气湿度并减小温差，进而保持较多的林木蒸腾和地面蒸发的水汽；如三颗针、十大功劳、黄荆等灌木层和仙鹤草、夏枯草、车前草等草本层则充分利用林内的光、水、热等条件，更好地参与改善分布地及栽培地的群落结构和维护生物多样性。

3. 对环境保护的作用　许多药用植物具有涵养水源、防风固沙、保持水土、减少污染及改善环境的作用。如甘草、麻黄、肉苁蓉等药用植物生长在温带草原和荒漠地区，具有重要的防风固沙作用。松、柏等还能挥发、分泌多种杀菌素，阻止病菌等的繁殖和传播。同时，药用植物也是构成自然景观和农村及城市景观的重要种类。

（三）中药资源的再生能力评价

中药资源的再生能力可以通过中药材是否为可再生资源以及再生的限制条件，包括人工繁殖是否存在障碍、特殊生境需求等方面来进行评价。目前，中药资源的再生能力可以从种质资源的可再生性、野生环境下自然更新能力、家种家养的规模和技术、利用生物技术寻找替换新资源的能力等方面来建立评价体系和内容。

三、中药资源的经济效益评价

中药资源的经济效益评价一般分为直接经济价值评价和间接经济价值评价。

（一）中药资源的直接经济价值评价

中药资源的直接价值评价一般利用市场价值法来评估，是把自然资源质量看作一种生产要素，资源质量的变化会引起生产成本及生产率的变化，从而导致产品价格和产出水平的变化，这种变化可观察，并可用货币测量。

中药资源经济价值评价方法通常采用收益－成本法，在通用的经济评价领域被称为效益－费用比指标。它是衡量投资效益最直观、易懂的指标，属于比率性指标。该分析要求成本、收益均以货币形态计量，常用指标为收益／成本（B/C）。如果 B/C>1，则开发方案经济可行；反之，则不考虑。

一般而言，同一种中药资源往往具有多种开发利用的可能性，同种资源的各种可能开发利用方式的经济合理性也会存在一定差异，资源开发所取得的经济效益亦会不同，因此，评价中药资源的经济价值时，亦需兼顾。另外，社会生产力发展水平，国家资源开发政策，以及资源分布及其所处的地理环境等，往往也会影响到资源利用的经济价值，也应列入资源评价时的考虑因素。

（二）中药资源的间接经济价值评价

中药资源的间接经济价值是指中药资源所处生态系统及其整个开发利用活动过程中影响所及范围内，对人类有益的全部效益。它包括生态系统中发挥的间接经济价值，中医药文化价值，中医药的预防保健价值，中药生产的废弃物利用价值，中医药的科学研究价值等。

中药资源间接经济价值评价方法多借鉴森林、草业、农业和旅游等行业建立的自然资源评价方法来综合评价。林业部出版了《森林资源核算报告》（1991 年）和《森林资源资产评估理论与方法》（2011 年），此外一些学者还就生物多样性经济价值评估等问题进行了研究，如《生物多样性经济价值评估》和原国家环境保护局的《中国生物多样性国情研究报告》等。这些都为中药资源的间接经济价值评价提供可参考的理论和方法。

四、中药资源的社会效益评价

中药资源的社会效益主要反映在促进医药产业的发展、农业产业结构调整、乡村振兴、经济增长、增加就业机会、稳定社会秩序等方面；同时，中药资源也是重要的文化载体，通过科普教育、生态旅游及中医药文化的传承与创新等方式融合到整个社会经济活动过程中发挥了积极的作用。

（一）区域中药资源发展潜力与可持续利用评价

区域中药资源发展潜力与可持续利用评价是指在一定行政区划范围内或一个自然地理单元内，开展保护开发利用规划时的基础性工作。发展潜力与可持续发展评价是对区域中药资源现状、产业发展水平、资源优势、生产力水平、政策环境、生态环境特点、土地利用规划等指标从不同角度反映中药资源的潜力和可持续发展的情况，并构成指标体系，对资源潜力和可持续发展水平进行定性与定量分析与评价。

指标体系可以把相关因素归类为资源指标、生态环境指标、经济指标、社会科技指标。中药资源可持续发展体系中各指标间相互联系、相互影响、相互制约。

（二）区域一二三产业结构优化效果的评价

根据各地区药用生物资源特点，谋划中药资源发展的中长期规划，结合脱贫攻坚和乡村振兴事业的发展来优化产业结构的布局。区域一二三产业结构优化是从中药资源全产业链的角度合理布局产业产态。产业结构的优化效果的评价应结合中药资源全产业链的特点开展单项评价与综合评价：单项评价包括以药材种植为核心的农业、以中药产品加工为核心的工业、以医疗养生保健为核心的服务业的单项评价；综合评价是以全产业链的相关要素的叠加综合评价。以寻找可能激活原有产业格局的新型业态，优化产业结构，促进乡村振兴，激活经济，改善生态环境，全面推动区域中药资源发展方式的转变。

（三）中医药文化传承创新评价

中医药学"凝聚着深邃的哲学智慧"，承载着中华文化的基因，流淌着中华文化的血液，体现着中华文化的本质特征，在哲学和理论层面与中华文化的同构性，使其成为我国独特而优秀的文化资源，成为"打开中华文明宝库的钥匙"。又因其具有保障生命健康的实用性，对弘扬优秀传统文化更便于入脑入心而发扬光大。中医药文化在传承中必须要有创新，打造文化和健康两方面的国家品牌，助力培育我国的全球影响力和竞争优势。中医药既可作为中华文化走出去，又可作为中国贡献全球健康产业的独有丰厚资源，成为中国培育全球竞争力的重要支点。

五、中药资源风险预评价

在中药资源开发利用过程中，除评价各项有益指标外，还要做好中药资源开发利用的风险评估。主要从以下几个方面进行：一是生物多样性危机所带来的中药资源开发利用的风险，如果其生物多样性遭到破坏，直接导致资源开发利用的不可持续性；二是政策风险，中药资源开发过程中需时刻与国家政策保持同向同行，要遵循因中药特殊属性而造成管理中的特殊情况，要与多部门最新出台的相关管理规定相吻合；三是不断排除开发过程中出现的生态问题所带来的风险；四是在开发过程中时刻防止社会流行疾病谱的变化和中药资源发展产需失衡的风险；此外，还要注意开发利用过程中的技术瓶颈，自然灾害风险，多因素带来的质量风险，以及中药材再生能力、成药周期、濒危等级、特殊价值及市场风险等。从以上这些方面，可以对中药资源开发利用过程中可能预料的风险的高低和有无实施评价。

复习思考题

1. 简述中药资源评价的原则。
2. 简述中药资源的专项评价。
3. 简述中药资源评价的方法。
4. 简述中药资源的生态效益评价。
5. 简述中药资源的社会效益评价。

扫一扫,查阅本章数字资源,含PPT、音视频、图片等

中药资源是中药产业的根基,关乎生态环境保护和新兴战略产业发展,是全球竞争中国家优势的体现,具有国家战略意义。如何合理配置和管理好中药资源是中药资源学研究的重要任务。中药资源规划是为了更好地开发、利用、保护中药资源而制定的具有战略性、纲领性、综合性的发展计划。区划是规划中的区域经济单元,是加强和改善宏观调控的重要手段。

第一节　中药资源规划概述与理论基础

一、中药资源规划的概念

(一)规划的含义与分类

1. 规划的含义　规划是指个人或组织针对某一特定领域制定的比较全面、长远的发展计划及愿景,是对未来整体性、长期性、基本性问题的思考和考量,设计未来整套行动的方案。规划是由规划理念、明确的目标任务以及有效的保障措施组成。

2. 规划的分类　规划按层级分为国家级规划、省级规划、市县级规划;按类型分为国民经济和社会发展总体规划、专项规划、区域规划、主体功能区规划、市县空间发展规划、土地利用规划以及城市规划。其中总体规划,即国民经济和社会发展总体规划,是以国民经济和社会发展各领域为对象编制的规划,是统领规划期内经济社会发展的宏伟蓝图和行动纲领。专项规划,是以国民经济和社会发展的某一特定领域为对象编制的规划,是总体规划在特定领域的延伸和细化,如科技规划、教育规划、中药资源规划等。而区域规划,是总体规划和专项规划在特定国土空间的延伸和细化。

(二)中药资源规划的概念与分类

1. 中药资源规划的概念　中药资源规划是根据特定区域的中药资源条件,结合国家、行业产业发展及人们健康的需求,在一定时间范围内制定的,对特定区域的中药资源进行合理开发、利用及保护,实现可持续发展的战略性、纲领性、综合性的计划。

2. 中药资源规划的分类　中药资源规划的范围按照规划实施地域、方向、类别来分。从实施地域层级来看,国家级规划,实施范围为全国;省级规划,实施范围为全省;市县级规划,实施范围为该地域全域。同时,从实施方向来看,总体规划实施范围侧重中药资源宏观调控及整体发展局势;专项规划则侧重中药资源某一大类或某一方向的专项资源规划。

中药资源规划任务来源主要有各级政府部门和企业，其中以来源于各级政府部门的规划为主，根据规划制定者的行政级别可分为国家级规划、省级规划、市县级规划。

中药资源规划是国家面向未来发展的中长期规划，也是中药资源行业面向未来发展的中长期规划。当前，我国中药资源行业的发展规划类型很多，主要有总体规划、专项规划、区域规划等。具体而言，有中药产业、中医药大健康产业、中药生态农业、中医药康养产业、中药科技园区等规划。

二、中药资源规划的目的与意义

（一）保护中药资源，提升开发利用水平

我国中药材野生资源丰富，开发利用潜力巨大。据第四次全国中药资源普查初步统计，我国现有中药资源种类可达 13000 余种。我国野生中药材生长分布于全国整个区域。通过制定中药资源规划，实施中药资源保护、可持续利用工程，保护中药资源，提升开发利用水平。

（二）明确产业结构，促进产业内涵发展

制定中药资源规划，对于加快中药产业发展、培育战略性新兴产业和特色优势产业、调整和优化产业结构、延长产业链条、发展壮大区域经济、增加农民收入具有十分重要的意义。如通过建立重点中药材标准化生产基地，促进发展道地药材的生产，保持和提高中药材成品质量和药效功能，为中药材加工和精准制造企业建立优质的药源基地，使中药材产业成为拉动区域经济增长的重要产业。

（三）增强科技创新能力，推动中药产业现代化

通过产业发展不断完善中药材生产加工和高端制药配套体系，增强技术水平和科技创新能力。促使大宗中药商品在国内外市场的知名度、临床效果和药品竞争力显著提高。通过科技创新，形成中药现代化科技创新和高端制药基地，提高中药材资源利用的科技水平和加工制造能力，成为引领中药科技区域创新的驱动器和发动机。

三、中药资源规划的理论基础

在新形势下，中药资源规划方法要确立"两个一百年"奋斗目标，要以习近平新时代中国特色社会主义思想为指导，以相关理论为依据，建立有中国特色的中药资源规划理论与方法。

（一）中药资源规划生态学基础

1. 中药资源生产的生态学依从性　中药资源产业发展与中药生态适应性密切相关。种子植物则多利用种子繁殖，以适应大面积的生产。有少数植物不开花授粉结实，则可用营养繁殖方法繁殖。中药资源生产的生态学依从性是中药生产方式主要的选择依据。不同的生态环境、不同的物种、特定的中药资源是中药资源规划必须考虑的主要条件。由于气候变暖，当归产地有西移趋势；地黄主产地向北（河北）推进；银杏种植在次适宜环境条件下，黄酮类成分有所增长等。如嗜温性木兰科植物五味子 *Schisandra chinensis*（Turcz.）Baill. 虽然在东北许多地区有分布，但在大兴安岭地区长势不佳，花果稀疏，只有在吉林、辽宁南部地区适宜五味子生产基地的发展。又如产在广东化州的化州柚 *Citrus grandis* 'Tomentosa' 由于长期适应该地区自然条件，不仅形态

有变化（果皮有柔毛），成分也有变化（野漆树苷增多），功效及药性也会发生变化。所以在进行中药资源规划时应重视其生产与生态学规律的关联研究，选择适宜的地区生产，选择适宜的时期采收，以达到提高药材品质及增量的目的。

2. 中药资源生产与环境友好　中药资源生产涉及经济管理、行政管理、技术管理，必须应用生态学与系统工程管理的理念去管理资源，因管理的对象是生活的群体，不仅有人为因素，而且有生物之间，生物与环境之间的复杂关系，要努力实现中药资源生产与生态环境、地方经济产业结构的协调。

开展积极的资源保护和发展种质资源。资源保护的目的说到底是为了永续利用。中药资源保护要在资源发展中进行，既要保护物种资源，又要获取应有的利益。成功的例证有天麻实施人工栽培，人工养殖活体取麝香等。在保护动、植物资源的同时要保护其赖以生存的环境，以维持生物的多样性，促进物种繁荣，以获取最大的生态效益、社会效益和经济效益。在人类社会与自然环境的系统中，人类是主体，环境是客体，要发挥人的主观能动性。要不断加强保护环境意识教育并制定法规，以保护资源。

自然资源是一切财富的基础，离开自然资源，现代人类文明就失去了存在的条件，没有人类对自然资源的不断认识和开发利用，就不会有今天的繁荣和富裕。应该看到人类必定是具有无穷智慧的高级动物，开发、利用资源是文明社会的永恒主题和人类的自觉意识，保护资源和环境是为了发展资源，是为了永续利用。只有当人们认识到自然资源的价值，保护资源的积极性才会随之上升。只有从保护资源的行动中受益，才能更加激发人们保护自然资源的信心与行动。

为了保证中药资源的可持续利用，中药制药企业、药材商品供应企业应根据需求，在适宜地区建立农民中药产业合作社为基础的药材生产基地，实现工业、商业反哺农业，改善农民生活，保障中药材资源安全。同时，各地应特别注意避免规划对中药资源生产的过度刺激，保持适度生产规模，以避免因政策原因导致"供过于求"，对中药资源产业造成重大损失。

（二）中药资源规划经济学基础

1. 产业经济理论基础　中药资源规划中主要涉及的产业经济理论有产业组织、产业结构、产业布局、产业关联、产业发展与产业政策研究等理论。

产业组织理论是研究产业组织中的产业内部企业之间的关系，解决所谓的"马歇尔冲突"的难题，即产业内企业的规模经济效应与企业之间的竞争活力的冲突。该理论主要强调产业内不同企业之间的市场结构对市场行为、市场绩效的决定性作用。

产业结构理论是研究产业结构的演变及其对经济发展的影响，即产业与产业之间的关系。先后诞生了佩蒂－克拉克定律、库兹涅兹人均收入影响论、钱纳里工业化阶段理论、霍夫曼理论、产业立体分类理论等一系列对产业分类、产业发展比重和产业资源配置具有指导意义的理论。

产业布局理论是研究一国或地区的产业布局对整个国民经济的影响。产业布局理论主要研究影响产业布局的因素（如原材料、市场、运输、劳动力等）、产业布局与经济发展的关系、产业布局的基本原则、产业布局的基本原理、产业布局的一般规律、产业布局的指向性以及产业布局政策等。

产业关联理论（又称产业联系理论）是广泛细致地用精确的量化方法来研究产业之间质的联系和量的关系，属于产业经济学的"中观"范畴。其侧重于研究产业之间的中间投入和中间产出之间的关系。

产业发展理论是研究产业发展过程中的发展规律、发展周期、影响因素、产业转移、资源配置、发展政策等问题。产业发展规律主要是指一个产业的诞生、成长、扩张、衰退、淘汰的各个发展阶段需要具备一些怎样的条件和环境，从而应该采取怎样的政策措施。

产业政策研究从纵向来看包括产业政策调查、制定、实施方法、效果评估、效果反馈和修正等；从横向来看包括产业发展政策、产业组织政策、产业结构政策、产业布局政策和产业技术政策等；从其作用特征来看包括秩序型（或称制度型）产业政策以及过程型（或称行为型）产业政策。

进行产业规划时需要以一定经济理论为基础，针对特定中药资源产业进行详尽分析，这是制定中药资源产业发展规划的关键环节。在这个详尽的产业分析过程中，产业经济学领域的各种传统及新兴理论都能从不同程度上作为制定产业发展规划的理论基础。通过综合运用这些产业经济学领域的各种理论，能够对产业的发展现状、发展规律、发展趋势等做出全面、客观的分析和预测，所得分析和预测结果将是最后进行产业发展规划决策的重要依据。

依据产业发展的生命周期理论明确界定产业所处的具体发展阶段，并针对具体发展阶段制定出相应规划，是科学制定产业发展规划的必要环节。产业发展的生命周期理论借用了产品生命周期的阶段划分方法，将产业的生命周期也划分为四个阶段——形成期、成长期、成熟期和衰退期，通过划分产业生命周期的不同阶段对单个产业的产生、成长和进化过程进行描述。产业生命周期的划分主要是按照该产业在全部产业中所占比重的大小及其增长速度的变化而进行，而所占比重的大小及其增长速度的变化同样也体现着产业结构的变化过程，产业结构的变化过程所涉及的理论自然是产业结构理论。狭义的产业结构理论研究产业之间的关系结构，即产业间的比例关系、投入产出关系，它通过对产业结构的历史、现状及未来的研究，寻找产业结构发展变化的一般趋势，为规划未来的产业结构提供理论依据。依据产业结构理论，选择一个地区的主导产业、支柱产业或基础产业，并对这些产业的前后向关联产业进行分析和策划，是传统产业发展规划的重要内容。而广义的产业结构理论还包括了产业组织理论，产业组织理论的研究对象是产业内部企业之间的关系，产业内部企业之间的关系决定着市场结构，市场结构决定企业行为，从而决定产业组织的竞争性质及产业绩效的基本因素。因此，在制定产业发展规划时，运用"市场结构－行为－绩效"这一较稳定的分析体系可以考察某一具体产业的经济效果，在保护市场竞争活力的同时，充分利用"规模经济"提高产业的经济效果，为政府制定产业组织政策服务。

此外，国内的产业经济学属于20世纪80年代才开始发展的新兴学科，所以在选择产业发展规划的理论基础时还需不断关注理论的发展、完善和更新，适时地将各种新兴理论，比如产业集群理论、产业竞争力理论、可持续发展理论等与传统理论相融合，融入乡村振兴、产业高质量发展等国家战略，以使中药资源产业发展规划能够真正顺应时代的发展，发挥出它的战略性、指导性及前瞻性作用。

2. 经济投入、产出、成本收益核算　制定规划过程中，需要关注经济投入、产出、成本收益核算。资源经济问题是指人类在资源的开发利用过程中产生的一系列问题，涉及环境问题、人口问题。中药资源作为稀缺性资源，同样面临经济学需要解决的如何取舍的基本事实。中药资源规划与经济，为了保证公平与效率，在承认自愿交换对双方有利的前提下，讨论中药资源市场和中药资源贸易的产生。通过运用经济学思维框架和研究方法，引入经济学的方法、原理进行宏观与微观的经济学分析，来指导中药资源的科学保护、合理配置、可持续开发。随着世界人口增长、技术进步，中药资源的需求越来越多，而现有的资源量有限且存在地域差异，如何合理规划利用中药资源已成为人类必须面对的问题。

3. 中药资源规划所涉及的经济学问题

（1）中药资源市场供给与需求、质量与价格　中药资源市场问题需要从市场的供给、市场需求以及供需均衡三方面入手，分析诸如市场如何决定中药资源供应量、价格怎样形成、市场安排如何影响中药资源质量等关键问题。

1）中药资源短缺问题与供求问题　资源短缺是中药资源面临的主要问题之一，无序开采已经导致许多资源不能支撑中医药的发展。随着人类对自然的超负荷索取，处于濒危状态的生物资源数量不断上升。长期无序开发和利用已导致常用中药材中20%以上的野生中药资源濒危，如重楼、麝香、沉香、甘草等常用中药材出现紧缺，中医药发展面临着无药可用的困局。

中药资源供应量受到中药资源供应能力与中药资源供应意愿两个因素的影响。中药资源供应能力与中药资源的生物属性有关，野生药材的供应能力受到资源最大可持续允收量（开采量）的限制，允收量又受到生态环境的限制。栽培中药材的供应能力受到种子、种苗、栽培技术、生长周期等因素的影响。中药资源供应的意愿主要受到生产者可获得收益的影响，中药资源供应量问题是中药资源经济学解决的关键问题之一。

2）中药资源质量的经济问题　中药资源在栽培过程中化肥、农药、植物生长调节剂等的过量使用，导致药材增肥迅速、农药残留、药效显著降低。在流通过程人为地添加染色、增重等现象，以次充好、以假乱真等不良行为，给人们的健康带来了极大的危害。

除药物疗效之外，制度、市场以及其他任何因素对中药材质量的影响都是不确定的。市场对中药材质量的影响主要通过价格产生，价格影响着生产者和消费者的行为。市场严重的信息不对称容易引起中药资源质量"劣币驱良币"效应，导致中药资源质量下降。

3）中药资源价格扭曲与价格机制问题　中药价格的形成机制，影响中药价格的因素，中药价格波动的规律，中药价格的预测和预警，中药资源价格指数等是中药资源市场研究的核心问题。中药资源经济并不孤立地看待价格问题，而是将价格与产量和质量密切关联。价格是市场竞争和均衡的结果，并决定着市场的走向，是多方博弈的结果。

（2）中药资源生产要素的配置问题　中药资源生产要素包括土地、资本、劳动与技术。高效配置中药资源生产的相关要素是中药资源规划制定的主要任务。中药资源配置是多种生产要素综合作用的结果，当这些要素以一定比例配置时才能达到最高的生产效率。因此在中药资源规划中，需借助经济学相关理论方法，实现资源合理有效配置。

1）自然要素　中药资源生产与自然要素密切相关，中药资源规划要从自然要素对中药资源生产的作用和自然要素的价格等入手，合理配置土地等自然资源。

2）劳动力要素　中药资源生产的各个环节都离不开劳动力要素的参与，中药资源规划要从劳动力要素在中药资源生产中的作用和价格等优化配置，以提高劳动生产的效率。

3）技术要素　中药资源产业离不开科技的进步对于中药资源技术革新、产业结构调整、转型升级、资源优化配置等的推动；进行中药资源规划时需要考虑科学技术对中药资源产业发展的引擎作用。

4）资本要素　资本要素通过影响劳动就业、技术进步、产业结构调整、资源配置等对经济发展产生不同作用。在中药资源规划中，通过投资乘数、加速数理论等计算资本在经济增长中的效应，更好地发挥资本在产业发展中的作用。

（3）中药资源可持续发展的经济问题　可持续发展的核心是经济发展、保护资源与生态环境协调一致，中药资源产业规划必须重视经济活动的生态合理性。

1）中药资源保护与经济发展的关系　中药资源具有重要的经济、社会与生态价值。近年来，在中药资源产业快速发展的同时，亦出现了中药资源储备量急剧减少、资源枯竭、物种濒危等多种问题，对中药资源进行保护迫在眉睫。在规划中加强对中药资源的有效保护是实现经济发展、保护资源与生态环境协调的重要任务。

2）中药资源生态环境保护的价值评估　生态系统及生物多样性价值评估是一种以经济价值评估为核心，融合生态学、经济学、社会学的一种综合评估方法。利用生态系统服务价值评估法对中药资源保护进行动态评估，有助于对中药资源进行保护，促进社会的可持续发展。因此，如何有效配置和利用、如何更好地保护环境，准确进行环境价值的核算和评估，都是中药资源规划中应该明确提出和解决的问题。

（三）中药农业环境工程、环境科学基础

农业环境工程、环境科学是中药资源产业规划的理论基础，规划中应用农业节水工程、土地工程、环境保护工程的技术与方法更有助于科学规划布局、有效开发利用并合理长效保护中药资源。

1. 中药农业环境工程　中药农业生产中应注意农业技术措施、技术政策与产区环境相适应，应用现代农业环境工程技术优势提升中药农业经济效果，将现代农业环境工程技术、方法与中药农业生产实践紧密结合，以帮助中药农业生产经营单位提高经济效益。走资源节约型、环境友好型农业可持续发展之路。

（1）中药农业节水工程　水是药用植物赖以生存的极重要的生态因子，在药用植物生命活动的各个环节中起着极大的作用。水分的供应状况在一定程度上影响着药用植物的代谢。如金鸡纳树在雨季并不能形成奎宁；薄荷从苗期至成长期都需要一定的水分，但到开花期，则要求较干燥的气候。实施中药农业节水工程是取得中药材生产的最佳经济效益、社会效益、生态环境效益的有效手段之一。

节水灌溉是以节约农业用水为中心的高效技术措施。在中药材种植上，目前我国运用喷灌、微灌和管道输水等先进节水灌溉技术的普及率较差，配套水平相对较低，技术创新与推广体系仍不健全。随着中药农业环境工程的推行，我国需重点推广应用雨水积蓄利用技术、田间工程技术、节水灌溉技术、机械化保护性耕作技术、耕作与保墒技术、节水抗旱品种和高效栽培技术、土壤地力墒情监测与信息管理技术等技术措施。充分提高农业生产中水的利用率、水的生产效率及效益，保证农业持续稳定发展。因此，节水型中药农业是中药资源未来的发展方向。

（2）中药农业土地工程　土壤是药材生长的基本条件，也是药材生长水分和所需营养的主要来源，与药材的生长和发育有着密切的联系。土壤酸碱性对土壤的肥力性质有较大的影响，土壤的酸碱度不同，适于生长的药用植物种类亦异。酸性土壤适宜种植肉桂、黄连、槟榔等，碱性土壤适宜种植甘草、枸杞、罗布麻、白蒺藜、麻黄、银柴胡、苦豆子等。

土地是中药农业生产的基本要素。随着中药资源需求量的增加，人们为提高药材产量，在种植时大量使用化肥和农药、过分开垦、过分农耕、滥砍滥伐等现象日益严重。虽然药材产量暂时得以提高，但药材质量下降了，而且导致了土壤肥力下降、土壤板结、微生物菌群失调、农药残留量增加、森林和湿地锐减、水土流失等问题，污染土壤的同时更破坏了中药材赖以生存的、良好的土地资源。因此，只有实施中药农业土地工程，运用合理有益的干预手段维护药用植物的生长，中药资源才能实现可持续发展。

2. 环境科学基础　环境是以人类为主体的外部世界，即人类赖以生存和发展的物质条件的综合体，包括自然环境和社会环境；中药资源产业的发展与环境科学密不可分，环境科学是研究中

药资源可持续发展的重要理论基础。

（1）野生中药资源源于自然且是环境的组成部分 自然状态下，野生药用植物、野生药用动物和矿物药融入自然环境中，每种药用资源与其他环境生物一样在各自的生态位上发挥着重要作用，野生药用资源与其他环境生物相互竞争、相互制约，共同维持自然生态系统的稳定。当然，生长在自然生态系统中的野生药用资源无力与大自然抗衡，它们会随着地球上大气候的变化接受优胜劣汰的自然选择。

随着人类活动范围的扩大和对药用资源的不断开发，野生资源与自然环境骨肉相连、唇齿相依的关系更加突出。人类对野生药用资源掠夺式的开发，使得野生资源的生长环境受到严重破坏，环境的破坏反过来抑制野生资源的生长繁殖。比如，甘草作为干旱地区的自然资源之一，是一种良好的牧草资源，是国家重点保护、管理的野生固沙植物，在保护生态环境和草原资源、防止沙漠化方面起着重要作用。同理，人类通过立法等途径对自然环境的保护，有意或无意地保护了该生态环境中的野生药用资源。人类活动造成的各种环境危害，也会反作用于野生药用资源，影响野生中药资源的可再生能力。因此，保护野生资源与保护自然环境具有同质性。

（2）栽培资源依赖于自然环境 栽培资源是野生资源的重要补充，栽培资源在很大程度上缓解了野生药材供给压力，减少了野生资源的采挖（捕获），间接保护了自然环境。

不同栽培方法下中药资源对环境的影响不同。仿野生栽培、野生抚育等栽培方法人为增加了药用资源的种群数量，改变了原来生态环境中种群的构成比例，从而在一定程度上改变了生态系统中各物种之间的关系，生态环境的稳定性也会受到一定干扰。但这种干扰会在一段时间内达到新的平衡，各种群在新的生态位上发挥作用。农田式集约化种植将药用资源从自然环境中隔离出来，这使得中药资源物种之间的竞争与制约作用几乎消失，转而变成种群内部为了争夺自然要素的竞争关系。农田集约化栽培对自然要素的依赖性强，在维持生态系统稳定等方面的作用降低。

另外，不同地区的栽培资源与环境的关系表现不同。比如，在西北干旱地区，肉苁蓉、锁阳等荒漠植物的大面积栽培，不仅满足市场对中药资源的需求，还起到了防风固沙、保护生态环境的作用。不同类型药用资源的栽培与环境的关系不同。木本类药用资源的大面积栽培能起到美化、净化环境，保持水土等作用，相对而言草本类中药资源栽培在这方面的作用较弱。栽培资源与环境关系复杂，应该充分考虑不同种类资源的优势，科学合理栽培，在取得栽培资源经济效益的同时进一步发掘其环境效益。

（3）社会环境与中药资源惠益共享 中药资源由于具有医疗保健等作用，是全人类共有的财富。社会环境是影响资源配置的重要因素，尤其是国际贸易环境对中药资源的全球共享有诸多条件的制约，我国已签订《生物多样性公约》《生物多样性公约关于获取遗传资源和公正和公平分享其利用所产生惠益的名古屋议定书》（简称《议定书》）。《议定书》规定，生物遗传资源的使用者须在事先通知资源提供国政府并取得同意的前提下，商定协议，并与生物遗传资源持有者分享使用和研发带来的各种利益。"一带一路"倡议是我国实现中药资源全球共享的重要途径。在中药资源产业规划中应当充分利用良好的社会环境实现中药资源惠益共享。

第二节　中药资源规划的编制

一、编制的依据与原则

（一）编制的依据

我国的各类规划都应根据《中共中央关于制定国民经济和社会发展第十四个五年规划和二〇三五年远景目标的建议》的精神，再依据国家、省、市、县各级法律法规、纲要进行编制。中药资源规划编制的依据是同时期各级行业部门发布的规划及纲要等，如国家中医药管理局编制的《"十四五"中医药发展规划》以及《上海市中医药发展"十四五"规划》《湖南省"十四五"中医药发展规划》《山东省中医药发展"十四五"规划》《世界中医药之都（安徽亳州）建设发展规划（2020—2030年）》等。

（二）编制的原则

根据历史和现实经验的总结，编制中药资源规划需要遵循一些基本原则。

1. 目标导向和问题导向统一原则　编制应当以科学发展观为指导，以构建社会主义和谐社会为基本目标，坚持五个统筹，坚持中国特色的城镇化道路，坚持节约和集约利用资源，保护生态环境，保护人文资源，尊重历史文化，坚持以发展促保护、以保护谋发展，依靠科技支撑，科学发展中药材种植养殖，保护野生中药材资源，推动生产流通现代化和信息化，努力实现中药材优质安全、供应充足、价格平稳，促进中药产业持续健康发展，满足人民群众日益增长的健康需求。

2. 全面规划与突出重点相协调原则　编制规划应全面规划，突出重点；必须从全局和整体上加以考虑，实施富有前瞻性、全局性、基础性、针对性的重大举措，综合考虑自然、经济、历史等因素，突出现状与未来相结合，因地制宜、突出重点、全面规划、分步实施，要正确处理好全面安排和突出重点的辩证关系。突出重点与优先发展是统一的。突出重点就是要抓住有产业基础和优势、市场前景好、具有方向性、关键性的问题，重点支持，优先发展，取得重要进展和突破，以带动中药资源产业稳定、持续发展。

3. 战略性与操作性相结合原则　编制既要强调宏观性、战略性、指导性，重在明确中药资源领域发展大方向、大原则，又突出规划的约束力和可操作性，把各级政府决策部署进行细化、实化。充分考虑地域、条件、行业、技术差异，坚持实事求是，因地制宜、体现特色、分类施策、有序推进，符合行业发展的趋势，坚持以近为主，近远结合，中长期中药资源发展规划和近期（3～5年、年度）工作计划相结合。符合编制的技术规范，做到可操作、易评估、能落实。

4. 立足国内与面向全球相统筹原则　编制中药资源规划，应立足国内资源供需平衡，面向全球自然资源合理利用和保护，全面提升自然资源对国民经济和社会发展的保障能力。当前我国处于由全面建成小康社会向基本实现社会主义现代化迈进的关键时期，是积极应对国内社会主要矛盾转变和国际经济政治格局深刻变化的战略机遇期，也是加快推进生态文明建设和经济高质量发展的攻坚期。要结合国情，加快转变农业发展方式、优化调整农业结构、促进乡村振兴、推进农业现代化，要更多地依靠科技进步和创新，突出优势和特色，提高药材产量和品质，加强生产优质药材能力建设。着力完善现代中药资源产业体系，提高产业融合水平，为全面实现乡村振兴提供技术支撑。

二、中药资源规划的任务与内容

（一）中药资源规划的任务

规划主要任务是明确在一定时期内中药资源发展的目标，提出规划实施的保障措施。不同层次、不同类型、不同性质的中药资源规划有一定的差异，但其基本任务的属性是一致的，其任务的框架体系包括以下三个方面：

1. 明确规划期的指导思想及发展目标 分析特定时期经济社会发展环境和面临的形势，紧密结合国家总体经济发展目标及中药资源产业的发展方向，提出指导思想、发展理念、奋斗目标。

2. 部署规划期的主要任务 围绕中药资源可持续发展战略、规划区域中药资源具体任务，解决科技、产业等发展中重大关键问题，保障人们健康事业的可持续发展。

3. 把握根本核心和发展要求 针对中药资源的特点，以生态与中药资源的协调发展为根本，以促进中药资源综合开发利用为核心，引领区域中药资源产业的高质量发展。

（二）中药资源规划的内容

不同层次、不同类型、不同性质的中药资源规划在内容上存在差异。

国家级中药资源规划是从宏观上解决中药资源开发中有关全局和长远性的重大问题，因此它具有纲领性特点。

国家总体规划通常包括国情分析、资源规划目标与指标体系的确定、生产力总体布局、资源开发和重点建设的专项规划、综合开发规划的编制等方面的内容。

地区性中药资源规划在内容安排上要从特定区域的特点出发，对该区域的自然资源进行充分的评价，着重分析区域自然资源的特点、优势和问题。阐明自然资源的区域特点，不仅要分析每一种资源的数量、质量和分布，更重要的是从资源的整体性和区域性出发，研究区域的资源结构，将资源和人口、环境、社会经济条件联系起来进行综合评价，指出其开发的特点、优势和需要整治的重大问题。与此同时，还应结合科学技术的进步，研究资源价值和使用价值的新变化以及相互代替的可能性。

区域性规划在内容上要与全国总体规划保持一致性，但由于区域性规划是对国家整体规划的补充，是针对具体的区域特征所进行的规划，因此，在规划内容上它的针对性和操作性更强。

（三）中药资源规划的框架体系

规划的框架主要包括：

1. 规划总则 包括规划范围、规划期限。

2. 现状分析 从调查研究入手，对中药资源规划的立项背景，包括自然、经济、社会，即有利条件和不利条件做出客观分析，目的是肯定规划基础和有利因素，提出矛盾和问题；同时，要找出差距和不足；最后，对产业发展条件及生产潜力和发展前景，做出全面、客观的分析与评价。

3. 产业发展战略

（1）战略思想 规划具有时效性。在一定的历史时间内，要依据当时国家和地区的方针、政策，提出规划的指导思想和基本思路。国家和地区的方针、政策也是有时效性的。党和政府根据不同历史时期的客观实际和总体发展战略，制定相应的方针、政策，规划的指导思想和基本思路也应随之有所变化。

在此基础上，充分利用已有研究成果和数据信息，采用差距比较和历史比较方法，结合农业规划实际，寻求失衡发展的解决思路，使理论研究与实际相结合、定性分析与定量分析相结合，正确确定规划的指导思想和基本思路。

（2）发展目标　可有总体目标、阶段目标。中药资源规划的发展目标，包括规划期间内的总目标和阶段目标。作为未来一段时期产业发展规划，一般是提出 5～15 年的总目标，同时，还要提出"两步走"，即阶段发展目标。总的发展目标，是整个规划的纲领，是规划的灵魂，分阶段目标是总目标在不同时段的具体体现。

4. 区域布局　指空间布局理念、空间总体布局、各主要产业区域间相互关系等；中药资源总体规划、专项规划、专业园区规划要根据各自的功能和特点，统筹考虑，合理布局。中药资源总体规划要安排好种植业、养殖业、加工业综合发展的分区布局，也可以突出主业，辅以其他行业，做到有主有从；中药资源专项规划要安排好行业、产品的分区布局，也可以突出优势行业和特色产业、产品的重点发展。专业园区规划既要体现以中药资源生产、药材加工、中药工业生产为基本功能，又要兼顾具有休闲观光、教育培训、产品展示、辐射带动等综合性、多功能的示范作用。不同类型的中药资源规划都要以市场为导向，以效益为中心，从实际出发，因地制宜，合理布局，综合发展。

5. 重点项目　指产业链各个环节的重点任务与计划。中药资源规划的中心内容是确定优先领域和重点项目。优先发展领域和重点项目，是在全面分析国内外、区内外中药资源产业发展动向基础上，根据国家和地区中药资源及经济社会发展需要，发挥中医药的比较优势，提出优先支持、重点发展的领域和重点项目。

确定优先支持、重点发展的领域，这是一个比较复杂的问题，需要从生产、经济、科技和市场等诸多方面的作用和影响力以及具备的条件和基础来全面考虑，在编制规划过程中提出优先支持、重点发展领域和重点项目。要根据规划时段的长短和以上诸多因素综合考虑，才能提高择优的水平。

6. 产业保障体系　主要指政府、机制、政策、人才、资金等保障措施；保障体系是实现中药资源规划的重要保证。俗语说"十分目标，十二分措施"，因此，在编制规划时，要研究提出实现规划的支撑条件和强有力的重大措施。主要包括基础设施建设，生产条件和试验手段改善，加大中药资源相关科研和技术推广的支持力度，提高对外开放政策和水平，建立投入稳定增长机制，强化中医药相关法制保障和加强组织领导等，要求明确具体，能够落到实处。各种类型中药资源规划还要加强田间土地整治、灌排系统、道路交通、供电供气供暖、排污环保、景观绿化等基础设施建设，还要做好住宿、停车、运动、野营用地等服务配套设施建设，提供试验示范、企业入住和休闲观光等服务。

7. 风险识别与应对　风险的类型包括政策延续性风险、经济环境风险、社会稳定风险、生态风险、市场风险、人力资源供需风险、融资风险、技术环境风险及环境风险识别。不同规划风险类型及侧重点不同。

针对不同风险的类型，采用相应的应对措施，如积极摸清有关产业的政策导向，及时识别并抵御政策风险；动态监控市场环境，积极进行产业创新，科学应对市场风险；统筹兼顾，优势发展与自然生态相结合；优化人力资源管理，提升组织能力，确保战略实施；加强产业宣传力度，与民众积极联系沟通；拓宽融资渠道，积极引进风险投资并合理使用资金；稳定技术人才及技术能力，不断争取产业发展与技术进步的匹配；加强环境监测应对环境风险等。

三、中药资源规划编制的工作程序

编制中药资源规划是一项综合性、政策性很强的工作，也是一项复杂的系统工程，既要组织专家分工协作，又要根据规划客观实际，寻求符合逻辑的思维过程，还要按照时间要求分成若干阶段，分步骤开展规划的编制工作。

（一）规划方案制定的工作流程

根据 A. D Hall 系统论，采用专业维、逻辑维、时间维的三维结构，安排规划的程序（图6-1）。

1.专业维　编制规划不仅需要多专业、多学科的专家，还需要有关工程技术人员、管理人员和领导参加。

2.逻辑维　编制规划时应用系统分析的方法，通过调查研究，找准问题、明确目标、系统综合、系统分析、优化方案、决策与实施规划。

3.时间维　编制规划的过程，可划分为 3 个阶段，即组织专家深入调研预测阶段、编制规划阶段、论证审批阶段。

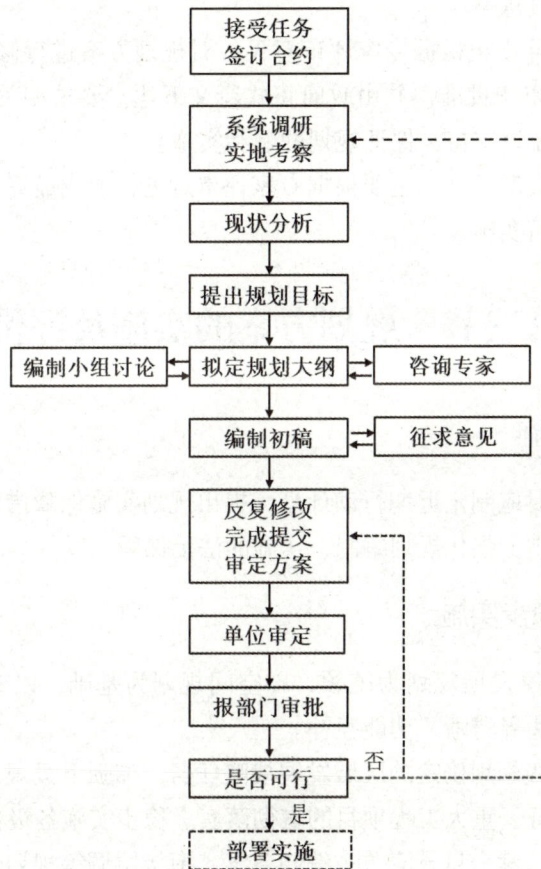

图 6-1　中药资源规划编制的过程示意图

（二）规划方案制定的具体工作步骤

1. 组建机构 在规划承担单位与项目委托方充分交换意见并签订协议（或合同）基础上，规划单位组织以专家为主体的编制小组，设组长 1～2 名，成员 6～10 名，由不同专业、不同学科具有技术职称的专家组成。规划委托方也应成立以部门领导为主体，并吸收编制小组组长参加的规划领导小组以便于领导、协调和配合规划编制小组的工作。

2. 调查研究 调研是获取规划区域信息的一个重要步骤。编制小组在调研前，应研究制定调研大纲，包括图件、调研表格等。调研可分为室内资料收集和野外实地踏勘两个部分。资料收集可采取到相关部门收集和会议座谈相结合的形式；野外实地踏勘可采取走访调查和典型调查的方法。调研收集的数据资料要分门别类进行整理、统计、计算，为规划设计提供基础资料。

3. 编制规划 在深入调研的基础上，着手规划设计，主要包括总体设计、目标制订、项目设置等部分。总体设计可按照产业设计、功能分区、分区设计逐步展开，并提出规划的总体布局方案。目标制订通常采用多目标规划灰色模型预测、生态环境承载等方法，要求定性和定量相结合。项目设置一般以地区的主导产业为基础，提升技术与装备的水平，加大开发力度。同时，项目布局要考虑中药材生长区域的气候、土壤和水环境以及当地的种养习惯和区位优势。

规划初步方案形成之后，首先在编制小组内部讨论与论证，然后，由委托方邀请有关专家对规划进行评审，并提出修改意见。

4. 审核批准 规划领导小组根据专家评审意见，对规划方案进行修订，形成最终规划方案。然后，报请政府主管部门审查批准，并由政府正式行文下达，要求相关部门密切配合，从农业、财物、科技、法律等方面予以支持，保证规划的顺利实施。

以企业为主体的中药资源规划，也要根据专家评审意见，形成最终规划方案，报请董事会或企业管理层审核，经批准后实施。

第三节　规划方案的实施及评价

一、规划方案的实施

规划在颁布实施的同时应制定近期行动计划，提出规划实施保障措施和机制，坚持依法制定规划、依法实施规划的原则，强化规划编制、实施的法治保障。

（一）精准定位，稳步实施

中药资源规划应以国家发展规划为统领，以空间规划为基础，以专项规划、区域规划为支撑。各级规划定位准确、边界清晰、功能互补。

1. 根据中药资源国家级规划确定的区域发展战略任务 加强下级规划对上级规划提出的发展战略、主要目标、重点任务、重大工程项目的贯彻落实。稳步实施各级各类区域规划实施方案。

2. 加强规划衔接协调 健全目录清单、编制备案、衔接协调等规划管理制度，建立健全规划衔接协调机制；精准定位本级规划的主要目标、发展方向、总体布局、重大政策、重大工程、风险防控等方面与各级各类规划协调一致。

（二）完善规划实施机制

加强对规划实施的组织、协调和督导，建立健全规划实施监测评估、政策保障、考核监督机制。

1.落实规划实施责任　规划实施方案中凡规划确定的约束性指标、重点项目和任务，要明确责任主体和进度要求，合理配置公共资源，确保如期完成。年度计划要贯彻本规划提出的发展目标和重点任务，将规划确定的主要指标分解纳入年度计划指标体系，设置年度目标并做好年度间综合平衡，合理确定年度工作重点。

2.强化政策协同保障　坚持规划定方向、资金作保障、金融为支撑、其他政策相协调，着力构建规划与宏观政策协调联动机制。落实和细化政策，提出有针对性、可操作的财政、投资、产业、环境、生态、人口、土地等规划实施政策措施，保障规划目标的实现。坚持项目跟着规划走、资金和要素跟着项目走，依据本规划制定重点项目清单，优先保障规划选址、土地供应和资金需求。

二、规划方案的评价

规划方案的科学性和有效性是通过规划方案的实施效果来判别的；同时在实施过程中加以修正和完善。因此，规划方案实施效果评价不仅是结果，也涉及规划实施过程的其他阶段。

（一）规划执行主、客体是否明确

在规划方案中涉及规划的执行主体，以明确规划责任。在规划实施中，往往存在政出多门、责任不清的情况，甚至会出现一项规划由原本未规定责任的行政部门插手和介入的情况，而一出现问题，又无人负责。因此，要注意规划方案实施中责任主体是否执行有力、完成效果是否到达规划的要求；在规划客体方面，规划方案应尽可能地明确调整对象的范围，即规划所要处理和解决的各种社会问题及所要发生作用的目标群体（社会成员）的行业、部门和地域分布，明确规划效果所要达到的程度。

（二）规划目标设定是否合理

规划目标在规划实施的过程中是否能实现取决于规划目标的设定是否合理。因此，应加强对规划目标的针对性、具体性、可行性、协调性和规范性的评估。

（三）规划实施战略是否得当

对规划战略的评估包括该规划是做局部小幅度的调整还是做整体深层次的变动；该规划的作用范围如何，即该规划的作用面有多宽、影响力应深入哪些社会阶层；该规划是着眼于长远目标还是近期目标，是希望速见成效还是希望在较长远的未来发生影响等。

（四）规划措施是否健全、完备

规划措施评估包括分析规划执行所必要的措施是否具备和是否充足，各项措施是否能对规划对象发挥作用，规划对象对措施的反应等。

（五）规划损益范围是否公平合理

规划方案的损益评估，是对规划可能产生的损益范围、损益程度，以及损益群体和个体状况进行分析。评估规划损益范围和程度的合理性，关系整个规划的合理性、公众对规划的接受程度、规划目标的实现程度，甚至整个规划的成败。

因此，在地区产业发展规划编制、实施过程中，应强调公共政策过程和周期的概念，将产业发展规划的评估、反馈、滚动调整、修正等环节纳入产业发展规划编制、实施的流程中，以保证产业发展规划流程的完整性和决策的科学性。

第四节　中药资源区划

中药资源区划以中药资源与重要生产地域系统为研究对象，通过分析中药资源区域分布与中药资源生产特征，根据区域的自然环境、经济环境、社会条件相似性与差异性等进行不同区域功能的划分，因地制宜地指导和规划中药材生产。

一、中药资源区划概述

（一）中药资源区划的含义

区划（Division）即区域划分；因划分的对象不同有行政区划、地理区划、农业区划等类型。中药资源区划是以中药为对象、以产业发展为目标的一类专业规划。中药资源具有区域之间的资源禀赋，中药资源区划是中药资源产业发展的经济单元的结构特征，是不同区域中药资源的地域分异规律、中药产业发展地域分工在地图上的反映，也是中药生产历史演进过程在空间上的表现形式。因此，中药资源区划是以中药资源及其所在的自然环境为研究对象，以"地域分异规律""区位理论""投入产出理论"、道地药材和生态学的相关理论研究中药及其地域系统的空间分异规律，并按空间差异性和规律性对其进行区域划分，用以指导和发展中药资源的生产为目的的专项规划。

（二）中药资源区划的目的意义

中药资源区划的目的在于揭示中药资源生产的地域分异规律，因地制宜，合理规划和进行中药材生产基地布局，正确选建优质药材商品生产基地，实现资源的合理配置，充分发挥区域性药用生物资源优势，为我国区域性中药资源保护与开发利用提供科学依据。

研究中药的空间变化规律，强化因地制宜，适地适种；了解各区域，依据中药的空间差异性和规律性，对其进行区域划分。即中药资源区划的目的是明确空间差异性，并进行区域划分，为中药相关生产实践活动提供依据和服务。因此，中药资源区划在提供优质药材和发展区域经济方面具有重要的意义：

1. 发挥区域优势　依据中药资源分布的区域性特点，评价不同地区中药资源的种类、数量（蕴藏量）和质量，以及资源分布与消长规律；研究道地药材的成因，探讨优质药材与产地环境、人为因素之间的关系。

2. 为生产提供科学依据　开展适宜生产区分析，为野生药用生物资源品种的人工繁育和驯化提供科学依据。选择各区域有代表性的中药资源种类，研究其生长的环境条件和适宜的生长区域，为中药资源区划提供依据，科学地指导引种和野生变家种、家养，根据各地的自然、社会经济状况及生产力水平，选建中药材生产基地。

3. 为指导生产服务　揭示各地中药资源与药材生产的地域性特点，为调整药材生产结构和合理规划与生产基地布局提供科学依据。中药资源区划在综合评价各地自然经济条件的基础上，研究主要品种适宜区域，在分析药材生产现状和区域性特点的基础上划分不同级别的中药区，为研究药材生产布局提供了系统资料和科学依据。推动中药材生产专业化、布局区域化，充分发挥各地的自然条件和资源优势，避免盲目引种及扩大种植区域。

（三）中药资源区划的原则

不同类型的区划在编制时遵循的原则有所差异。

1. 依据自然因素区划　药用生物变化受到气候、地貌、土壤等其他环境因素的制约。因此，气候、地貌、土壤等因素直接或间接地影响着中药资源的形成和分布，应作为区域划分的重要依据。

（1）气候条件相似性原则　不同气候带（温带、亚热带和热带），以及同一气候带中不同气候特点，应作为区划的重要依据。气候因素中，温度和水分是区划气候条件相似性的重要指标。

（2）地形、地貌的一致性原则　地貌影响水分、热量在地球表面的再分配和地表物质的迁移，因而间接地影响着土壤和植被构成和演替。地貌还制约着农、林、牧业用地的分布及土地利用方式和生产水平，直接影响到药材的生产。因此，在气候条件相似的区域内，地形、地貌条件也应作为区划的重要依据，特别是划分二级区域的主要依据。

（3）地带性土壤类型相同的原则　土壤是陆生药用植物生长的基本条件。不同土壤种类肥力特征不同，适宜生长的药用植物各异。土壤结构和酸碱度常常直接影响药材的生长和分布，不同药用植物对土壤质地的要求不同，因此，在划分的同一个区域内，地带性土壤应尽量保持基本相同。

2. 依据社会经济因素区划　中药资源是一种自然资源，但当人们种植、养殖、采集、捕猎、收购、加工以及用于防病治病时，它们也就进入了社会经济范畴。因此，社会经济因素也应作为区域划分的重要依据。

（1）生产力水平一致性原则　一个地区的生产力，包括该地区土地、劳动力、资金、交通运输、科学技术等。生产力水平高的地区，一般中药资源开发的力度较大，野生资源破坏严重，需要对野生资源加强保护并投资培育人工资源；在生产力水平低的地区，一般资源的开发利用程度较小，野生资源保存较好，需要在加强资源保护的同时适度开发利用野生资源。不同生产力水平的地区，一般划分为不同的区域。

（2）中药生产特点相对一致性原则　中药资源区划的目的之一就是有利于进行中药材生产，人工生产状况可作为中药资源区划的重要原则。可以选择在药材生产中占有重要地位又具有地区特色的大宗药材作为中药区的标志种，研究其资源现状和发展趋势。按中药生产区域差异，确定不同等级的地域单元。如第三次全国中药资源普查时，制定的中国中药资源区划中，作为标志种的主要代表药材种类的产量、蕴藏量，一级区可占全国75%以上，二级区可占全国50%以上。

（3）中药生产发展方向相对一致性原则　中药生产发展方向是指一定时期内各中药区药材生产专业化发展的趋势，如中国东北部湿润和半湿润地区，以家种家养药材为主；而西北部干旱和半干旱地区多数则以野生中药资源的保护和可持续利用为主。因此，区划时应注意与生产方向的相对一致性。

（4）与农业区划相协调的原则　中药资源区划是农业区划的组成部分。某些在农业上具有重要价值的气候因素，如≥10℃的积温、最冷月和最热月气温值、有无霜降、年降水量等，均作为中药资源区划的主要参考依据。药材生产，特别是药材种植业、饲养业要同农业、林业、牧业、渔业相结合。有些地区实行粮药、林药、果药间作、套种，实际上就是把药材生产和农业各部门生产融为一体。

（5）不同等级的中药资源区划相互衔接的原则　由于中药生产的地域范围不同，中药资源区划有等级之分。按行政区域范围大小，中药资源区划分为全国中药资源区划、省（区）级中药资源区划、地（市、盟）级中药资源区划和县（旗）级中药资源区划。不同级别的区划自下而上，自上而下，相互结合，相互衔接，构成完整的体系。全国中药资源区划在依据全国中药生产地域分异规律和参照农业区划，确定中药区界线时，尽量考虑与省级区划界线相衔接。

中药资源区划虽然不是单纯的部门经济区划，但含有社会经济的属性。因此，在确定中药资源区划分区边界时，应尽量保持一定行政区界的完整性，便于以基层为单位取得经济统计资料加以研究分析，也有利于对中药资源区划所提出的发展方向、途径和措施的组织实施。不同等级的中药资源区划，所要保持的行政区界应有所不同。县级区划到村，省级区划到乡，而全国中药资源区划将保持县（旗、州、区）级行政区划的完整性。

3. 依据中药资源类别区划　中药资源分为动物、植物和矿物资源。矿物资源的形成主要受地质作用影响，受气候土壤等自然条件的影响极小。从中药材生产角度看，药用动物养殖和药用植物的种植以及野生资源的保护主要与动、植物药资源相关。因此，在进行区划时，应以动物药和植物药资源作为区划的主体予以考虑。

（四）中药资源区划的类型

1. 区域地理型区划　中药资源区划是以特定区域内所有中药资源为研究对象，依据中药资源的地域分异规律，以中药资源所在地的自然和社会经济条件地域分异规律为参考，对中药资源进行区域划分。中药资源区划按照地域大小，可分为全国、省域、县域和跨区域的中药资源区划。

2. 资源品种型区划　中药资源品种分布区划是研究一种（或多种）中药材的分异规律，并按照这种空间分布规律对其进行区域划分，以特定区域内一种（或多种）中药材为研究对象，在调查的基础上依据中药材的地域分异规律对其进行区域划分，明确区域之间资源的有无、多少等空间差异，以及重要分布特征。

3. 生态型区划　研究中药资源所在地的自然条件的空间分异规律，并按照自然条件的空间分异规律对其进行区域划分，一般主要以药用动物、植物所在的自然生态系统作为研究对象，以药用动植物的生态特征、药用动植物与自然条件之间的关系作为依据，对其生存适宜性及有效活性物质累积影响的自然条件进行区域划分。

二、中药资源区划的理论基础

1. 中药资源分布的地域分异基础　中药资源的突出特点是具有明显的地域性。我国地域辽阔，得天独厚的地理、气候条件为各种中药资源的生长繁衍提供了适宜的环境条件。我国从北到南横跨8个气候带，由于各气候带的光、热、水、气等物候条件不同，分布的药用植物和动物种类也有很大差异，反映了中药资源的纬向地带性分布规律。我国从东到西，由于距海远近而出现的干湿条件差异，可分为湿润、半湿润、干旱等不同地区，各地分布的中药资源种类有明显不同，反映了经向地带性分布规律。不同海拔高度分布的中药资源种类也有不同，又反映了中药资源垂直分布的差异。

中药资源的地域性是进行种群繁殖、扩大分布区和提高品种质量的主要因素，也是做好中药生产区划和生产布局的重要依据。只有根据中药资源的地域分布差异，才能做到因地制宜、合理布局，在不同地域内发展优势品种。

2. 品种选择的生态基础　按照遗传学观点，每种生物都有其本身的遗传特征，不同的遗传特征即为不同的种质。数以万计的物种经过漫长岁月的自然演化生存下来，是因为本身具备了适应生存环境的能力，如有些种类具有抗病、抗虫及抗逆的能力。这些固有的种质特性对于培育优良品种是极为重要的。中药资源的分布具有生态的规律性，中药的生产具有生态的依从性。在区划品种选择时首先需要研究拟选择的一种（或几种）中药资源的空间分异规律，明确区域内拟选择资源的有无、多少、空间差异性及分布特征。再按照这种空间分异规律对其进行区块划分，确定不同区块品种的选择。

3. 品质保障的道地性基础　中药资源的品质直接影响中药的临床疗效，由于我国地域广袤，同种中药多地分布，但品质各异。中药历来讲求道地性，道地性的体现是同一品种在不同的生态空间分布形成的结果。因此，进行中药资源区划时应遵循中药的道地性原则。根据拟选择品种的一个或多个品质指标在其分布区的空间分异规律，明确其质量的空间差异性和空间分布特征，根据药材工业生产和需求，对其进行区域划分，确定拟选择品种。

中药资源的地理分布不是单一种群或优势种群的集中分布，而是分布在不同的植物或动物群落中。从整体看，中药资源有较强的地域性；从局部看，则又有广泛的散生性，很少见有集中、成片的大面积分布。虽然有些药用生物具有集群性，但作为资源来分析，还是比较分散的。由于不同地域的社会经济条件和技术水平有较大的差别，中药资源开发利用的广度和深度也存在着相应的地区差异。中药资源的不少种类在生长过程中为适应当地的自然环境，逐渐形成了对当地气候和地理条件的特殊要求。由于环境的影响，某些药用种类的内在质量发生了变化。所谓"道地药材"就是在一定地域内形成的品质佳、疗效高的药用种类，如川黄连、岷当归、云木香、广藿香等都是显示出地域特点的道地药材。

4. 经济空间区位发展基础　我国地域辽阔，各地的自然、经济、社会条件和生产力发展水平差异很大，形成了不同的特色道地药材和不同层次的产业基础。因此，各地一定要从实际出发，要立足区位优势，突出类型、区域特点，按照各自的内容、结构和功能，依托资源和科技优势，发展优势产业和道地药材。按照经济发展一致性进行区划。按一定时期内各中药区药材生产专业发展趋势，在国家主体功能区背景下，按经济空间区位战略进行区划。

三、中药资源区划的方法与技术

（一）区划的方法

由于区划类型、研究目的和研究对象各异，需要用不同的方法进行区划研究。近年来，随着中药普查工作的不断开展，中药资源区划方法逐步由定性分析向定量分析，以及定向、定量相结合，专家集成与模型相结合的方向发展。特别是新技术、新方法的不断创新发展，为中药资源区划提供了技术支撑；在传统方法的基础之上，采用空间统计分析、地理信息系统、遥感分析等现代技术和手段相结合的中药资源区划方法，将成为今后一段时期中药资源区划研究采用的主要方法。

1. 定性描述法　是根据调查研究和专家经验，以药材的分布、数量和质量等依据进行区划的方法。区划方案多采取集成专家经验和意见，根据药材基原的生物特性与生态环境的吻合程度，以及各区域内药物的数量和质量，对中药资源的地理分布进行定性描述。

定性描述是在对中药资源分布情况进行实地调查研究的基础上进行的，在对于所研究药材及其生境特点、生态条件等方面的辅助资料有限的情况下，该方法比较适用。用定性描述方法形成的区划结果，一般建立在概念空间上，区划结果没有明显空间界限，区划方案图较粗糙，所以在较大比例尺上较实用。如黑龙江省，包括大小兴安岭，养鹿业有一定基础，是鹿茸的产区之一，又是人参、细辛、黄柏、刺五加、哈蟆油集中产区。生产药材多冠以"北""关"字头，如北五味子、关防风、关龙胆。

2. 构建模板法 以我国固有的道地产区（或最优区域）为最优模板，采用简单的空间渐变模型完成整个区划，区划过程简单明了。本方法主要适用在具有明确的道地产区或药材生境特征已经明确的情况下，主要对区域内自然环境的分布情况进行区划。

3. 构建模型法

（1）质量关系模型 质量关系模型是基于中药材指标成分与环境因子之间的关系，利用面状生态环境数据反映区域内中药材指标成分的方法。主要适用药材质量评价标准明确的中药资源区划，收集产量和有效成分的累积状况等相关数据并在相同时期观测生态环境条件数据，其次通过对两种资料的统计分析，分析中药质量和数量与不同生态要素间的关系模型后，应用 GIS 技术进行空间计算，获得最终区划结果并以地图形式输出。

（2）空间插值法 空间插值法是将点状数据转换为曲面数据的一种方法。其理论基础是，空间上距离较近的点比距离较远的点其特征值具有很大的相似性及空间数据相关性。根据空间数据的自相关性，可以利用已知样点的数据对任意未知样点数据进行预测，并将离散点的测量数据转换为连续的数据曲面。

（3）投入产出法 投入产出法是分析特定的经济系统中，投入与产出数量关系的原理和方法，反映经济系统中各个部门之间的关系。投入产出法可以较好地了解国民经济的全面和局部的关系，确定每个具体的部门产品的生产和分配。本法自 20 世纪 60 年代广泛地用于资源利用和环境保护的研究等方面。

（二）区划的技术

在以地理信息技术为基础的区划分析中，地理信息技术可以通过空间分析的方法实现对区划模型的建立、基础数据和分析结果的处理。为了更好地对药材生态适宜性进行分析，可以从生态学角度，利用生态位模型对分布区域进行预测。

1. 地理信息技术 地理信息技术是在计算机硬件和软件支持下，运用系统工程和信息科学的理论，科学管理和综合分析具有空间内涵的地理数据，以提供规划、管理、决策和研究所需信息的空间信息技术。其特点是：数据借助于图形图像来描述，属性数据和空间数据联合管理，具有空间分析功能、提炼挖掘数据成果。地理信息技术已经成为空间数据处理与集成和可视化最成功的技术之一，并作为空间信息技术处理的有效工具，极大地推动了空间信息技术在各个领域的应用。

从数据库系统这个层面上来说，根据应用目的可以采用普通管理信息系统和地理信息管理系统。普通的管理信息系统可以包含事物的属性数据、图形数据等，描述结论的机制是以文字的形式表达出来，相对于空间信息，这种数据库存储的是二维数据，即不具有空间信息。中药资源区划分析研究恰恰要表现数据的三维信息，即空间信息和属性信息的集合。地理信息技术在中药资源区划分析研究上很好地诠释了空间数据与属性数据之间的关系，以地理信息技术为依托，中药资源及生态适宜性以属性的方式录入系统，结合复杂的空间分析，使隐藏在普通管理信息系统背后的空间信息完整地呈现出来。复杂的空间数据以简洁的图表、可视化图形的形式呈现，再配以生动的文字说明，给中药资源生态适宜性研究带来了新的活力。当前，地理信息技术快速发展，为具有空间属性的动、植物和环境因子等数据的获取提供了技术的支持；在中药资源的生态学研究中，发挥了不可替代的作用，使抽象的生态学的空间研究不仅从定性走向定量，并且向着图形和图像可视化的方向发展，大大地推进了空间生态学的发展。

地理信息技术在资源区划、气候区划、农业区划、灾害区划等诸多方面显示出巨大的优势。当前，地理信息技术也被引入中药资源的区划分析研究中，在中药资源区划研究过程中，向多因子指标化、定量化、分析综合化、多学科、现代技术集成方向发展，为中药资源区划分析提供了广阔的前景。利用地理信息技术将目标物种发生区域内的生物学特性和自然地理特征结合起来，在中药资源适宜产区预测研究中起到了重要作用。

2. 最大熵（Maximum Entropy，Maxent）模型 基于生态位模型分析中药材适宜产区是目前较为主流的方法。生态位（Ecological Niche）是指一个种群在生态系统中，在时间空间上所占据的位置及其与相关种群之间的功能关系与作用。每个物种都有自己独特的生态位，借以与其他物种区别。生态位模型是利用数学模型描述物种的生态位需求，用数学方法拟合或模拟物种的潜在地理分布，并根据目标地区的各种环境条件进行生态位空间投影，进而分析物种的生态适宜性。以物种已知分布点生态特征为基础，通过比较物种存在地的生态地理变量来确定该物种所占有的生态位，在此基础上建立一个模型，利用该模型对预测区域其他栅格点的环境数据进行计算，得出该栅格点的概率值，并用该值判断所预测物种是否有分布。再投影到地理空间中，预测物种在该地理空间中的分布情况，最后建立适宜产区的分布图。

Garp模型、Maxent模型、Bioclim模型和Domain模型为当前较为主流的生态位模型。其中应用于中药资源区划分析研究最为广泛的是Maxent模型，而其余三种模型运用较少。Maxent模型是一个密度估计和物种分布预测模型，是以最大熵理论为基础的一种选择型方法。Maxent模型从符合条件的分布中选择熵最大的分布作为最优分布，首先确定特征空间，即物种已知分布区域，接着寻找限制物种分布的约束条件环境变量，构筑约束集合，最后建立二者之间的相互关系。

（三）区划的步骤

中药资源区划的主要流程有：

1. 数据准备 根据药材的原产地或主产区的调查结果进行实地采样，记录位点数据，或从文献等方面获取点位信息，形成药材点位数据集。

2. 环境因子数据选择 利用相关平台，从建立的中药资源区划分析空间数据库中提取采集主要产区药材位点、气候、地形、土壤或水系等数据，形成环境因子数据集。

3. 模型分析 分布区域分析主要是依据中药材分布区域分析中的Maxent模型，计算结果即为该药材的适宜分布区。在计算过程中，涉及地形、气候、土壤等众多数据的转换、裁剪、分类等操作，完成对数据的预处理之后，基于中药资源区划分析数据库和药材的采样点的数据，完成分布结果的预测。

4. 结果分类及处理 将预测结果按照一定的空间分析方式进行分类，形成分类结果。将分类的栅格数据转换成面的矢量数据文件，利用基础地理信息数据及水系数据等空间数据，对计算结果进行矢量空间分析，对区划结果进行进一步优化。

5. 结果输出　在优化完成后，可以将分类结果与基础地理信息数据叠加，经过编辑、美化等处理生成专题地图，或者图片等格式，实现区划结果的可视化。同时，区划结果还可以进一步通过空间分析功能，根据需要完成相关统计，输出统计图表等。

四、中药资源区划系统

全国中药资源区划采用二级分区系统，一级区主要反映各中药资源区不同的自然、经济条件和中药资源开发利用与中药生产的地域差异；在一级区内根据中药资源优势种类、组合特征以及生产发展方向与途径的不同划分二级区。一级区、二级区均采用三段命名法命名：一级区为地理方位＋热量带＋药材发展方向；二级区为地理位置＋地貌类型＋优势中药资源名称。

第三次全国中药资源普查将中国中药资源区划划分为9个一级区和28个二级区（图6-2）。

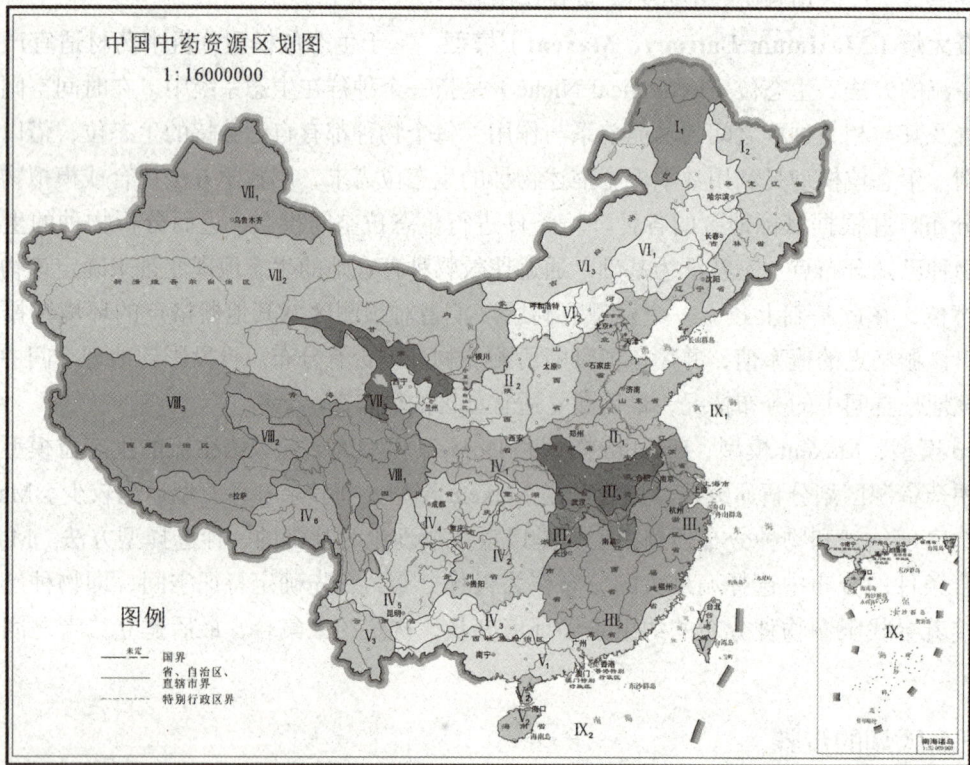

图6-2　中国中药资源区划图（根据《中国药材资源地图集》修改）

各级区划的组成为：

Ⅰ 东北寒温带、中温带野生、家生中药区

Ⅰ₁大兴安岭山地：赤芍、防风、满山红、熊胆区。

Ⅰ₂小兴安岭与长白山山地：人参、五味子、细辛、鹿茸、哈蟆油区。

Ⅱ 华北暖温带野生、家生中药区

Ⅱ₁黄淮海辽平原：金银花、地黄、白芍、牛膝、酸枣仁、槐米、北沙参、板蓝根、全蝎区。

Ⅱ₂黄土高原：党参、连翘、大黄、沙棘、龙骨区。

Ⅲ 华东北亚热带、中亚热带野生、家生中药区

Ⅲ₁钱塘江、长江下游山地平原：浙贝母、延胡索、菊花、白术、西红花、蟾酥、珍珠、蕲蛇区。

III₂ 江南低山丘陵：厚朴、辛夷、郁金、玄参、泽泻、莲子、金钱白花蛇区。

III₃ 江淮丘陵山地：茯苓、辛夷、山茱萸、猫爪草、蜈蚣区。

III₄ 长江中游丘陵平原及湖泊：牡丹皮、枳壳、龟甲、鳖甲区。

IV 西南北亚热带、中亚热带野生、家生中药区

IV₁ 秦巴山地、汉中盆地：当归、天麻、杜仲、独活区。

IV₂ 川黔湘鄂山原山地：黄连、杜仲、黄柏、厚朴、吴茱萸、茯苓、款冬花、木香、朱砂区。

IV₃ 滇黔桂山原丘陵：三七、石斛、木蝴蝶、穿山甲区。

IV₄ 四川盆地：川芎、麦冬、附子、郁金、白芷、白芍、枳壳、泽泻、红花区。

IV₅ 云贵高原：黄连、木香、茯苓、天麻、半夏、川牛膝、续断、龙胆区。

IV₆ 横断山、东喜马拉雅山南麓：川贝母、当归、大黄、羌活、重楼、麝香区。

V 华南南亚热带、北亚热带野生、家生中药区

V₁ 岭南沿海、台湾北部山地丘陵：砂仁、巴戟天、化橘红、广藿香、安息香、血竭、蛤蚧、穿山甲区。

V₂ 雷州半岛、海南岛、台湾南部山地丘陵：槟榔、益智、高良姜、白豆蔻、樟脑区。

V₃ 滇西南山原：砂仁、苏木、儿茶、千年健区。

VI 内蒙古中温带野生中药区

VI₁ 松嫩及西辽河平原：防风、桔梗、黄芩、麻黄、甘草、龙胆区。

VI₂ 阴山山地及坝上高原：黄芪、黄芩、远志、知母、郁李仁区。

VI₃ 内蒙古高原：赤芍、黄芪、地榆、草乌区。

VII 西北中温带、暖温带野生中药区

VII₁ 阿尔泰、天山山地及准噶尔盆地：伊贝母、红花、阿魏、雪莲花、马鹿茸区。

VII₂ 塔里木、柴达木盆地及阿拉善、西鄂尔多斯高原：甘草、麻黄、枸杞子、肉苁蓉、锁阳、紫草区。

VII₃ 祁连山山地：秦艽、羌活、麝香、鹿茸区。

VIII 青藏高原野生中药区

VIII₁ 川青藏高山峡谷：冬虫夏草、川贝母、大黄、羌活、甘松、藏茵陈、麝香区。

VIII₂ 雅鲁藏布江中游山原坡地：胡黄连、山莨菪、绿绒蒿、角蒿区。

VIII₃ 羌塘高原：马勃、冬虫夏草、雪莲花、熊胆、鹿角区。

IX 海洋中药区

IX₁ 渤海、黄海、东海：昆布、海藻、石决明、海螵蛸、牡蛎区。

IX₂ 南海：海马、珍珠母、浮海石、贝齿、玳瑁区。

复习思考题

1. 论述中药资源区划的意义和原则。

2. 简述中药资源规划的内容。

3. 简述中药资源规划的工作流程。

4. 论述中药资源规划与区划的关系。

5. 简述中药资源区划的方法与技术。

第七章
中药资源产业化开发与利用

中药资源开发利用是指对中药资源进行充分、合理、科学且高效地开发和利用。中药资源产业化可持续发展不仅有利于优化中药资源产业链中各个领域的结构，提升资源利用率，保障医疗卫生体制改革和提高民众生活质量及健康水平，也是中药资源领域实现经济效益、社会效益与生态效益协调发展的根本保障。

第一节 中药资源开发利用面临的问题

中药资源开发利用的目的在于合理、充分地利用和发展中药资源，使之更有利于防病、治病、康复、保健等，并加强其在农业、畜牧业、食品化工等各方面的综合利用。中药资源的合理开发利用对中药行业的发展、自然资源的保护、社会经济的发展起到至关重要的作用，但不合理的开发和利用对中药资源储量、生态环境平衡及社会经济的发展则会带来不良的影响。

一、开发利用对中药资源储量的影响

（一）过度开发利用导致中药资源减少、部分野生资源枯竭

近年来，中医药产业快速发展导致我国中药资源的需求量、蕴藏量及主要分布区域等均发生了重大变化。由于人们对中药资源的需求量不断增加，且资源的可持续利用的认识不完善，故对药用植物和动物进行了掠夺式的采挖和捕杀，致使中药资源的蕴藏量迅速减少，过度的开发利用导致部分中药资源枯竭。

1. 人口激增，刚性需求快速增长导致人均中药资源占有量锐减 尤其对野生药用资源带来了巨大压力；自然资源是有限的，最终必然导致中药野生资源的大幅减少，甚至濒临灭绝。

2. 长期无计划开发，过度开采导致部分野生资源枯竭 在中药资源开发过程中，保护与利用的关系未能平衡。在经济利益的驱动下，重眼前利益而忽略长远的生态、社会效益，导致野生药材资源乱采滥猎等严重问题，部分品种出现衰退甚至灭绝现象，资源的再生能力被严重破坏。据不完全统计，2018年消耗药材约 4.20×10^9 kg，大部分需要靠野生药材资源供给。如20世纪90年代以来，大量药用植物提取物出口呈上升趋势，对我国野生中药材资源造成了更大的破坏，如红豆杉、甘草、草麻黄、肉苁蓉等。据报道，甘草现有储藏量较1950年下降40%以上。

（二）盲目、不合理开发利用造成中药资源浪费

开发利用对中药资源储量的影响还表现在对中药资源的浪费上。中药资源产业仍处于大量生

产、大量消耗、大量浪费的粗放式线性经济发展模式，中药资源产业循环经济滞后于国家整体布局。限于目前非药用部位及中药渣的回收处理成本较高，其处置方式仍以掩埋、焚烧等为主，对环境已造成较大影响，其妥善处置已成为大型中药生产企业面临的迫切问题。

1. 大量非药用部位未利用而浪费 中药非药用部位中也存在药用部位的有效成分，可作为替代药品、食品、化妆品、兽用药品应用。研究中药非药用部位在发展新药物、扩大药用部位、综合利用药材资源上占据重要地位，应加强对中药非药用部位的应用与开发，减少非药用部位的资源浪费。

现阶段使用的中药往往是取自植物或动物体的某一部分，如仅用植物的根、根茎、叶、花或果实等，或仅用动物的角、壳、甲（壳）等，非药用部位常被作为废料丢弃。药用植物非药用部位往往比药用部位的生物量更大，且产量稳定，对于多年生的药用植物更是如此。如厚朴一般要求生长15年以上才能砍树剥皮，而厚朴叶则每年都可以进行采收。若对非药用部位进行充分利用，并进行精细加工，其产值以目前中药产业产值的10%计算，也至少可达800亿元。但多年来其一直不受重视，不仅未产生应有的价值，反而为种植户带来了处理负担。研究者赵晖将2015年版《中国药典》中618味中药进行分析，筛查后发现其中有209味药物的非药用部位具有应用功效。非药用部位的合理开发利用，不仅能避免资源的浪费，还可以增加种植户的收益，同时也促进了中药产业的良性发展。

2. 药渣等废弃物及副产物中可利用物质及有效成分浪费 在药厂单一提取法如水提法情况下，中药材经提取后药渣中还留下丰富的营养物质及部分的活性物质。一般植物药渣中富含纤维素，蛋白质，糖类，以及钙、镁、铁、磷等多种元素，药用成分在药渣中的残留量也大，例如淫羊藿药渣中的黄酮类物质剩余量大于40%。如果处理不当，不仅造成资源浪费，还对环境产生很大的压力。经提取得到的剩余药渣或活性物质可以作为养殖用的饲料添加剂，不但可以提供多种营养成分，还可以防病治病，提高禽畜类的免疫水平，起到一般饲料添加剂不具备的综合功效。据初步统计，2020年我国依靠人工生产供给的中药材种植面积近 $5.96 \times 10^6 \mathrm{hm}^2$，每年产生非药用部位及加工下脚料总量逾亿吨。以中药制药为代表的深加工产业化过程每年产生药渣等固体废弃物及副产物高达 $5.50 \times 10^7 \mathrm{kg}$，液态废弃物达数亿吨。如此巨量的废弃物及副产物除少量用作堆肥等低值应用外，大多未实现资源化利用而废弃，造成极大的资源浪费。

二、中药资源开发利用对环境的影响

中药资源开发利用对环境的影响主要是环境承载力的影响；中药资源中药用植物与药用动物占99%以上且具有自然更新和可人为栽培的特性，多属于可再生资源。中药资源再生环境承载力是指可再生的中药资源在人类活动和自然条件的综合作用下，在不破坏生态环境的条件下对水、土等生态环境要素的可承受能力。

我国复杂的地形形成了生长在不同生态环境下丰富的中药资源。我国年均中药材消耗量极大。在被开发利用的药用植物资源中，70%以上为野生药材，只有不到30%的药材被人工栽培。从20世纪90年代至2010年，不到20年的时间里中药资源锐减至6000余种，常用中药材有20%以上已经处于短缺状态，许多贵重药材由于过度采挖，已变成珍稀濒危物种，甚至绝种。这些物种的消失，必然会破坏生物圈的平衡，在新疆、内蒙古等地，滥采滥挖甘草、麻黄、黄芪等固沙植物，导致土地沙化，直接破坏了中药的生长环境，使此地区对中药资源再生环境承载力直线下降。

中药资源再生环境承载力直接影响中药资源的再生性，过度地开发和利用中药资源会导致中药资源的生态环境遭受破坏，难以恢复。因此合理开发利用中药资源，可以维持或提升中药资源再生环境承载力，为中药资源的可持续利用打下坚实基础。

三、中药资源开发利用对社会经济的影响

我国中药产业不断发展壮大，中药相关产品的销售额也在逐年增长，其可持续利用能提高社会经济效益。据报道，2018 年我国医药工业规模以上的企业实现了主营业务收入为 25840.0 亿元，同比增长 12.7%；中成药生产的主营业务收入为 4655.2 亿元，同比增长 6.2%；中药饮片加工主营业务收入 1714.9 亿元，同比增长 11.2%，增速超过其他医药工业子行业，显示出良好的发展势头，具有较高的市场竞争力。

社会主义新农村建设的大力开展，为特色农业的发展提供了良好的环境，很多地区都以此为契机发展当地的特色农产品。因此，发展相关特色中药产业，例如中药材种植、生产，中药饮片加工，生产中成药等，均可提供很多就业机会，提高当地农民的纯收入，并带动地方经济发展。如黑龙江多地进行了北五味子、防风、人参、龙胆等多种中药材的人工栽培，较好地带动了黑龙江省中草药加工业的发展；四川省、山西省等部分地区把中药材产业作为扶贫主导产业并开展中药材规模化种植，促进农民脱贫。

目前很多地区正在推行中药生态农业，其根据中药材分布区域，发挥地域优势，因地制宜地开展中药材种植。如浙贝母 - 水稻轮作栽培模式、广藿香 - 何首乌间作种植模式、甘草野生抚育种植模式等可以很好解决种植效益低的问题，对于各地中药生态农业发展和推广具有重要指导意义。

中药产业的发展不仅能创造经济收益，还具有巨大的社会价值，对于医药卫生体系的发展必不可少。由于国家对于中医药产业的大力支持以及人民对于健康的重视，中医药在我国医疗卫生保健体系中发挥着更加重要的作用。中医药不仅在满足人们健康需求方面发挥着重要作用，还在重大的疫情防控和突发公共卫生事件中显示出极其重要的医疗价值。在 COVID-19 疫情中，中药得到了广泛运用，显示出良好的治疗效果，为我国抗击疫情做出了重要的贡献。

第二节　中药资源的开发与利用

中药资源开发与利用的目的是满足人们不断增长的健康需求和国家经济发展的需要，开发与利用必须做到"物尽其用"，而不是"用尽其物"。

一、中药资源开发利用的原则

（一）在保护中药资源的基础上，维持最大量产

大多数中药资源是可再生的，需要利用其自身的繁殖和生长能力，在维持生态效益、经济效益和社会效益平衡的基础上有序开发。中药资源保护的手段和措施通常包括以下几个方面：①通过开发与再生、利用与补给的方式保障中药资源储量；②合理均衡中药利用量和再生量，兼顾远期和短期效益，保护和管理野生中药资源；③全面推广种植和养殖资源，加强种养管理技术和优良种质资源研发，防止品种退化，培育抗病、抗虫及抗逆能力强，且高产、优质、高效、安全的中药品种；④通过野生变家种、引种栽培、人工抚育、扩大分布区、再生技术和提高品种质量等方法，依靠中药动态监测优化中药资源产量；⑤探索与"一带一路"相关国家共享药用植物

资源，在海外建立中药材规范化种植基地和中药生产基地，有效扩大已有中药资源规模；⑥对于资源面临枯竭的品种，可以选择分布区域或生态环境相似区域开展异地种养，补充资源储量。最终，通过多种方式有效扩大中药资源的数量，保障永续被人类利用。

（二）综合开发利用资源，提高资源效益

我国每年药材产量可达 $5.40 \times 10^9 \text{kg}$，非药用部位生物量高达 $1.1 \times 10^7 \sim 1.6 \times 10^{10} \text{kg}$，迫切需要通过多途径、多层次利用的方式对中药资源进行综合开发，以期提升中药资源利用效率和效益，最终实现物尽其用与资源保护。目前，综合开发利用的方式包括药用部位的综合利用、有效成分的综合利用和同一有效成分的多产品综合开发利用。在植物类中药资源中，它们的根、茎、叶、花、果、种子等往往具有相似的化学成分和疗效，但由于以往用药习惯、现行药典规定或缺乏科学认识，造成了多数非药用部位的浪费。此外，可有目的地开发生产过程中产生的下脚料、废渣、废液和废气等资源，尤其可对纤维素类物质、多糖类物质、蛋白质类物质和次生小分子物质等形成多种资源化产品和再生产品，用于兽用、食用及日化等。我国在"十三五"期间布局了"中药材综合利用技术研究"，重点开发一批可用于医药、畜禽养殖、生物农药、生物肥料、生物材料等的原料或再生资源性产品，以提升中药资源的利用效率和效益，解决中药资源利用不充分和环境污染等问题。其中以"中药资源产业化过程循环利用模式与适宜技术体系创建及其推广应用"为首的一批项目取得了重大进展，先后荣获国家级和省部级等奖励，推动了这一领域跨越式发展。

（三）继续开发新资源，扩展资源种类

中药资源是中医药创新发展的物质基础，新的药用资源更是中药新药开发和利用的基础。深入开展中药资源普查，在野外和标本等原始第一手资料中发现药用植物新种。通过严谨的科学研究，明确其药用价值、临床功效及其安全性，将其逐步转化为可用于疾病预防和治疗的中药新资源。大力推进中药和民族药资源产业的交融发展，积极遴选民族、民间长期使用、确有疗效的药用植物，根据传统用药习惯，明确临床定位，将民族民间药用植物转化为中药新资源。在新药申报法规的指导下，一系列新药材或新药用部位被获批上市，有效缓解了贵重药材紧缺及濒危品种缺乏的压力。针对我国珍稀濒危中药材，加强珍稀濒危中药材的替代品和人工繁育品或类同品研究，开发新药材或新药用部位，为中药资源的研究和开发利用提供新的视野和材料。如：①开发人工麝香、人工熊胆、人工虎骨、人工牛黄等人工制品；②开发紧缺药材的代用品，使用黄羊角、山羊角、鹅喉羚羊角代替高鼻羚羊角，水牛角代替犀牛角等；③开发药材新的药用部位，如银杏叶、三七叶等；④采用组织细胞培养与药用植物快速繁殖或细胞工程、基因工程、发酵工程等现代生物技术手段补充珍稀濒危中药材。扩大中药资源种类，不但需要立足国内，也需要面向国外。从印度医学、希腊—阿拉伯医学等其他传统医学理论或实践中发现新资源，调查世界药用资源分布、开发和应用情况，制定合理的开发对策，"洋为中用"，扩展中药资源的种类。

（四）摸清资源底细，立足本地优势

全面摸清我国中药资源底细和市场需求。当前正在开展第四次全国中药资源普查，目的就是要掌握我国中药资源的现状及动态变化规律并建立相应的预警机制。在资源开发时，立足本地优势品种，注重保护性开发利用，产销对接、以需定产，促进本地中药一产、二产和三产的融合，显著提高资源效益，全面提升地区竞争力。重点关注本地区主产药材，有效控制农残和重金属超

标，注重道地药材认证和地理标志产品保护，充分发挥本地资源优势。目前，我国各省已经根据本地资源优势，主推四大怀药、十大晋药、桂十味、福九味、赣十味、赣食十味、十大名药材、湘九味、十大秦药、十大皖药、浙八味、辽药六宝、荆楚药材、十大陇药和吉林、宁夏、山东、贵州等省区道地药材或优势品种。此外，我国针对在"十三五"期间的 14 个贫困连片区也制定了当地种植的优势品种。随着第四次全国中药资源普查即将全面完成，全国及各区域的中药资源的分布信息、蕴藏量、实际生产量、实际需求量等将进一步明确，确定合理开发规模，制定因地制宜、立足当前、兼顾长远的地区中药资源保护与合理开发利用方案，推动本地优势中药资源的保护和利用。

（五）统筹规划，保护和利用并举

建立完善的中药资源保护和发展规划，践行合理的中药资源评价体系，统筹经济、社会和生态效益，科学保护并利用野生和种养中药资源，满足人民医疗保健用药的基本需求。在国家层面制订中药材主产区种植区域规划，制订国家道地药材目录，加强道地药材良种繁育基地和规范化种植养殖基地建设，建立完善中药材原产地标记制度。夯实中药资源普查数据库、国家中药种质资源库、中药种质与基因资源库、中药种苗繁育基地和中药资源动态监测库的建设，指导国家、地方科学决策，保障市场健康发展。需要建立中药资源区划管理，按照不同地域气候、地貌特点、生态环境、中药材生长特性以及中药资源与中药生产的地域分布规律，统一布局，突出强调中药资源道地性，避免盲目引种，保障中药质量与安全性。正确引导中药资源生产，科学管理种养、加工、炮制与下游产品开发，综合利用资源，避免浪费；严谨制定中药相关的质量标准，引导中药资源提质增效。提高中药资源保护意识，健全和修订中药资源保护和利用相关的法律、法规，动态调整濒危中药资源保护名录或提高保护级别，规划建立中药资源保护区，保障中药资源可持续发展。加强药政管理，强化新药中药资源评估，严格管理药用濒危资源的生产经营；鼓励开展珍稀濒危中药资源人工合成或代用品开发。最终，从开发利用、保护更新、经营管理等多维度进行规划和管理，保障中药资源可持续发展。

二、中药资源开发的产品类型

中药资源具有功能多样性，可对新药材、新部位、非药用部位、副产物及中药废弃物等进行多方位、多目标的立体开发。目前，按照粗放低值资源化模式 – 转化增效资源化模式 – 精细高值增值资源化模式，主要用于以下六大类产品的开发。

（一）新药

尊重中医药特点，遵循中药研制规律，将"安全、有效、质量可控"的药品基本要求与中医药传承创新发展独特的理论体系和实践特点有机结合，按照新的《中药注册分类及申报资料要求》《中药新药研究各阶段药学研究技术指导原则（试行）》，对从单一植物、动物、矿物等物质中得到的提取物和新药材及药用部位开展系统的药学研究，药理、毒理研究和临床研究，明确临床疗效，阐明作用机理，将之转化为中药新药。药学研究包括药材资源的评估，处方，药材的质量、剂型、生产工艺、质量研究及质量标准、稳定性等；药理、毒理研究包括药理学、药代动力学、毒理学研究；临床研究包括中医药理论或研究背景、人用经验、临床试验资料综述和临床价值评估等；并且按照新版《中华人民共和国药品管理法》要求，强调药品全生命周期管理。此外，需要按照中医药理论进行推导，并结合长期临床实践验证其药性、确定其功效，科学阐释其四气、五味、归经及临床功能定位，最终将其纳入"中药"的范畴。重视人用经验对中药开发的价值，合理减免研究资料，突出临床价值导向，以"人"的总体改善为目标。中药新药临床试验选择科学、客观、合适的有效性指标，如疾病临床终点、重要临床事件、反映患者社会参与能力等，也可采用中医证候疗效评价指标，充分与其临床定位相适应，体现中药的治疗特点和优势，包括对疾病痊愈或延缓发展、病情或症状改善、患者生活质量提高、与化学药品合用增效减毒或减少化学药品使用剂量等。

（二）功能性食品

功能性食品（包括保健品）是指调节人体生理功能，适宜特定人群食用，不以治疗疾病为目的的一类食品。相比于一般食品，功能性食品兼具营养功能、感官功能和调节人体生理活动等功能。如氨基酸、核苷酸、维生素、黄酮类、多糖类和皂苷类物质等主要以天然活性物质作为功能因子增强人体体质、减少疾病、恢复健康等。中药源的功能性食品主要来源于药食同源品种或经获批的中药类保健食品新原料。到目前为止，既是食品又是中药材的品种已经达到 110 种。此外，国家在《保健食品注册审评审批工作细则（2016 年版）》中提出了保健食品新原料的概念。至此，可用于开发为保健食品的原料主要来源于"按照传统既是食品又是中药材的物质"和新食品原料。其中，针对新食品原料，需要提供保健食品新原料的研制报告、国内外的研究利用情况等安全性评估材料和毒理学试验报告、生产工艺、质量要求、检验报告；后经技术审评部门审评，符合保健食品安全性、功效性和质量可控性要求的，可予以批准注册，纳入保健食品原料目录，并且需要提供原料名称、用量、对应的功效以及生产工艺等技术要求相关信息的列表；待纳入目录后，方可用于保健食品开发。

（三）日用品

按照国家的相应法律法规，中药资源可用于开发成为多种日用品，主要包括洗漱用品（药皂、洗手液、爽肤水、牙膏、洁面护肤产品、洗发护发产品、足浴粉等）、化妆用品、床上用品、部分装饰品及空气清新剂等。按照中药资源功效或功能分类，常见的清热类中药可缓解口腔溃疡、牙龈肿痛等，故可开发为牙膏或漱口水；富含淡雅香气的挥发油类成分中药资源，可以用于开发为化妆品、空气清新剂；具有显著抗菌、消炎、抗氧化活性中药资源往往开发为化妆品等；如无毒、安全性高的色素类品种，往往开发为工业和食品行业的天然色素。针对开发化妆品，应当按照《化妆品行政许可申报受理规定》和《化妆品新原料申报与审评指南》等相关要求，申报植物类化妆品新原料，明确中文名称、拉丁学名及其使用部位，提供完备的毒理学安全性评价资料。针对不同品种开发，毒理学实验要求不同，其中具有安全食用历史或使用历史的品种可免除部分毒理学试验项目。

（四）生物农药与生物有机肥料

生物农药（又称天然农药）是指利用生物活体或其代谢产物针对农业有害生物进行杀灭或抑制的制剂，具有低残留、可降解、低毒安全等优点。生物农药主要来源于植物源农药，其活性成分包括苦参碱、烟碱、鱼藤酮、闹羊花毒素–Ⅲ、血根碱等。随着研究深入，更多的中药资源可以被开发为除草剂、杀虫剂、抑菌剂、土壤改良剂和生长调节剂等。

生物有机肥兼具微生物肥料和有机肥的功效，是通过特定功能微生物与动植物残体经无害化处理、腐熟而成的一类肥料。与其他肥料相比，生物有机肥营养成分含量低、施用量大，但其营养元素齐全，还富含特定功能微生物（如固氮菌、解磷菌和解钾菌等），可有效改良土壤、提高土壤肥力、调控土壤及根际微生态平衡和增加抗病虫能力，提高作物产品质量。在中药工业生产过程中产生了大量的中药药渣，它们残留大量纤维素、蛋白质、脂质及多种微量元素，可通过生物技术将中药药渣转化为安全、无公害的生物有机肥料。对不同种类药渣需采用不同的方法进行处理，如堆肥处理、外源添加功能微生物菌群或药渣发酵微生物菌群等方式，才可生产高附加值的生物肥料。目前，中药药渣作为有机肥料的利用模式主要包括熟化利用模式、生产基质与肥料利用模式和基于有机生态无土栽培模式等。

（五）兽药及饲料添加剂

我国已形成了独具特色的中药兽药研发模式，通过挖掘传统中医药用药经验，利用单一活性部位、成分或组分协同增效配伍等方式开发用于促进禽畜生长和疾病预防的兽药和饲料添加剂。《中华人民共和国兽药典（2020 年版）》收录中兽药药材、饮片、提取物、成方制剂等达 1370 种，主要来源于清热解毒、抗菌消炎等中药，如黄连、黄柏、黄芩、丹参、苦参、苦豆子等，用于预防与治疗禽畜因病菌引发的乳房炎、腹泻、痢疾、生长抑制等。例如我国从中药中自主开发的二类新兽药及药物饲料添加剂"博落回散"具有抗菌及促生长等功效，产品销往国际市场。

中药源的饲料添加剂主要来源于"药食两用"中药原料，也来源于中药副产物和微生物酵解复合物的饲料添加剂，其中"药食同源中药"预混料产值接近中国饲料工业年产值的 1/5，市场前景广阔。抗菌饲料添加剂优势明显；"药食两用"的中药饲食安全、风险低，如山药、薯蓣、黄芪、人参等可在系统研究的基础上发展饲料添加剂甚或饲料原料；非药用部分黄连须、忍冬茎叶等作为饲料添加剂遵循"适时、适量"的使用原则可用于动物的防病治病；中药资源副产物中的粗纤维、粗蛋白、粗脂肪、矿物质以及生理活性物质经与益生菌共同发酵后可促进禽畜对营养成分的消化吸收，提高饲料转化率。

（六）其他生物质（包括废弃物）

为实现绿色、有效、最大化地利用药用资源，还可通过以下途径进行开发：①通过技术革新和技术集成，多层次、多环节富集中药固废物中可利用的化学成分；②中药药渣符合国家绿色食品生产控制标准，可用以开发菌菇、作物、中药材种植基质；③在中药能源领域，以中药固废物为原料，采用厌氧消化技术，生产沼气等能源；或采用纤维素高效降解和微生物油脂、乙醇、糖类等制备新技术，或热解裂化生产生物柴油等能源原料；或利用缺氧高温裂解炭化的方式，生产生物炭；④中药固废物还可用于制造包装纸，节约资源。

第三节　中药资源开发利用的新技术

药用植物是中药资源的重要组成部分，其自然生长发育受环境因素影响较大。许多珍稀濒危药用植物生长周期长，产量低，其药效成分含量低，结构复杂多样，化学合成困难或产率较低，而直接提取又面临成本较高、资源浪费等问题。近年来，随着科学技术的发展，学科间的相互交叉，合成生物学和多组学技术在中药资源开发中取得了长足进展。利用生物技术手段合成有效活性成分，不受环境、病虫害、地理和季节等各种生态因素的影响，产品具有生产周期短、质量和产量更加稳定的特点。

一、合成生物学

（一）合成生物学的概念

合成生物学（Science of Synthetic Biology）是一门通过合成生物功能元件、装置和系统，对细胞或生命体进行遗传学设计、改造，使其拥有满足人类需求的生物功能，甚至创造新的生物系统的学科。它是由分子生物学、基因组学、信息技术和工程学交叉融合而产生的一门新的学科，探究范围包括三个方面：①利用已知功能的天然生物模块构建新型的代谢调控网络使其拥有特定的新功能；②基因组 DNA 的从头合成以及生命体的重新构建；③完整的生命系统以及全新的人造生命体。合成生物学作为一门典型的"汇聚"型新兴学科，引起了科学界的高度重视。它的崛起突破了生物学以发现描述与定性分析为主的"格物致知"的传统研究方式，提出了"建物致知"的全新理念，通过生物体的模拟、合成、简化和再设计，使得人类更加深刻地理解生命的本质。

（二）合成生物学在中药资源开发中的应用

近年来，长期无计划和非科学地采收中药资源，导致野生中药资源濒临枯竭、濒危药用物种数目增加、人均占有量与利用率低下等问题日趋严重，中药资源现状不容乐观，中药资源可持续利用成为解决中药资源问题的必要途径，而合成生物学是解决这一问题的主要手段之一。有学者在酿酒酵母中进行高效半合成抗疟疾药物青蒿素，结果表明青蒿素前体物质青蒿酸的产量达到了25g/L，经过 4 步化学反应合成了青蒿素，此项研究结果为青蒿素的产业化生产奠定理论技术基础。Engels 等将紫杉烯合酶转入酿酒酵母细胞中，利用牻牛儿基牻牛儿基焦磷酸（Geranylgeranyl pyrophosphate，GGPP）合酶的同工酶（3–hydroxy–3–methylglutaryl coenzyme A reductase，HMG–CoA 还原酶）来提高酵母中紫杉二烯前体 GGPP 的合成量，同时抑制宿主酵母中的类固醇竞争途径，研究获得的工程菌 CEN10 紫杉烯的产量达 8.7mg/L。麻省理工学院的科研项目组通过在大肠杆菌中重建紫杉二烯的合成途径，成功获得了这一紫杉醇中间体，以紫杉醇药物中间体紫杉烯生物合成的中间体 IPP 为节点分成 2 个模块：宿主菌自身 MEP 途径合成 IPP 的上游功能模块和异源萜类合成的下游功能模块。通过调控上游和下游模块转化大肠杆菌构建成生物合成紫杉烯的工程菌，紫杉烯的产量提高到 1020mg/L。黄璐琦团队运用功能基因组学的方法首次克隆并鉴定到丹参酮合成前体次丹参酮二烯的丹参柯巴基焦磷酸合酶调控基因 *SmCPS* 和丹参类贝壳杉烯合酶调控基因 *SmKSL*，并构建了相应的代谢途径，其产量达到了 2.5mg/L。人参皂苷生物合成途径中编码合成途径关键酶的相关基因大部分被克隆和功能验证，我国学者在酿酒酵母中成功构建原人参二醇的生物合成途径，通过提高鲨烯环氧酶、3–羟基 –3– 甲基戊二酰辅酶 A 还原酶、法呢基焦磷酸合酶、鲨烯合酶的活性，将原人参二醇的产量提高了近 262 倍；通过双相发酵工艺优化，最终将原人参二醇的产量提高至 1189mg/L。合成生物学通过对中药资源中药效成分的合成途径解析，人为提高合成途径中的关键酶基因的表达，进而提高药效成分的含量。前期学者的研究结果和方法为中药资源药效成分合成生物学的研究奠定理论基础，为中药资源开发提供了重要的技术支撑。

二、多组学技术

（一）多组学的概念

多组学（Multi-omics）技术指现代生物学研究体系中一系列基于高通量分析检测技术的研究方法，主要包括基因组学（Genomics）、转录组学（Transcriptomics）、蛋白质组学（Proteomics）、代谢组学（Metabolomics）、免疫组学（Immunomics）、糖组学（Glycomics）、脂类组学（Lipidomics）等。多组学研究策略可从整体出发，认识组织结构、功能、生物大分子和内源性小分子等之间的内在联系。其中，基因组学、转录组学、蛋白质组学、代谢组学被称为四大组学技术，被广泛地应用于中医药领域的研究与开发。

（二）多组学在中药资源开发中的应用

1. 基因组学 是对已有参考基因组的物种进行个体或群体的基因组测序，利用高性能的测序计算平台和生物信息学分析方法，检测单核苷酸多态性（SNP）位点、插入缺失（InDel）、结构变异（SV）以及拷贝数变异（CNV），获得生物遗传特征信息，具有重大的科研和产业应用价值，可用于药用植物分子育种来提高中药材质量，实现优良育种。目前，在黄花蒿、芝麻、人参、丹参、黄芩等药用植物中有所报道。利用系统基因组学方法分析猕猴桃属植物鉴别了10个左右的关键进化物种。利用基因组学方法对民间药用植物水柏枝属进行保育遗传学、系统发育与亲缘地理学的深入分析，确定了关键的进化保护单元，为该属濒危物种类群就地与迁地保护策略的制定做出了突出贡献。

2. 转录组学 是功能基因组学的重要组成部分，是在整体水平上研究药用生物某一生长阶段特定组织或细胞中全部转录本的种类、结构和功能，以及基因转录调控规律的科学。转录组测序得到的是经基因组转录的 RNA 的总和，相较基因组，转录组以少量基因组的 DNA 为模板，将合成的 RNA 作为来源，受生长周期、生理条件和外界环境调控，信息量较基因组缩小。目前，在多数药用生物无法进行全基因组测序的情况下，转录组研究成为获取基因序列和分析基因表达水平的一种相对经济快捷的方法。已经进行过转录组测序的药用植物有人参、黄芩、西洋参、丹参、柴胡、甘草、长春花、天麻、铁皮石斛、刺五加、苍耳等。转录组测序在药用植物新基因挖掘、功能预测、代谢通路等方面进行深入研究，并取得重要进展。进而为阐释药用植物药效成分合成提供重要的理论支持，为中药资源开发与利用提供充足的理论支持。

3. 蛋白质组学 是以生物体的蛋白质组为研究对象，研究细胞、组织或生物体蛋白质组成及其变化规律的重要科学。有研究者利用 LC-MS/MS 对不同诱导子组合诱导下的丹参毛状根差异蛋白变化情况进行研究，共鉴定出 2650 个差异蛋白，其中 893 个的相对丰度与对照相比有显著变化（$P<0.05$）。在上调的蛋白中，主要功能类别为代谢（47%）、应激防御（18%）和氧化还原稳态（10%）。而利用同位素相对标记与绝对定量技术对雄性不育突变型和野生型进行蛋白质组学分析，共发现 639 个差异蛋白，其中与雄性不育相关的差异蛋白主要参与碳水化合物和能量代谢以及蛋白质的合成与降解。中药蛋白质组学研究包含两方面目标：一方面是寻找中药作用于机体靶点的相关蛋白质，从而阐明其作用机制，为中药临床应用提供科学依据；另一方面，通过比较中药不同植株或同一植株不同组织器官中蛋白质组的差异，用以评价中草药活性成分与蛋白组变化的相关性，进而揭示中草药活性成分形成的分子机制，为中药资源开发提供技术支持。

4. 代谢组学 是对某一生物或细胞在特定生理时期内所有低分子量代谢产物同时进行定性和

定量分析的一门新学科。中药代谢组学旨在采用各种分析化学手段，定性或定量分析中药小分子代谢产物，从而研究基因或环境对植物代谢物的影响，揭示药物在机体内作用的代谢机制。研究基于 RRLC–Q–TOF/MS，PCA 和 PLS–DA 方法分析建立皂苷成分代谢指纹图谱，发现不同产地种植方式对人参皂苷代谢具有重要影响；基于 GC–MS 研究人参不同年限主根、侧根、茎、叶的人参皂苷积累规律，发现醇类物质在人参皂苷积累中的重要作用，阐明了主根与侧根皂苷积累机制。

5. 多组学联合应用　基因组学、转录组学、代谢组学和蛋白质组学等组学检测技术可基于不同层次描述细胞内的生命活动。多组学整合是将上述各不同层面组学数据全方位整合，实现疾病或药物对基因、蛋白、转录因子、代谢物的全谱分析，阐述分子调控 – 表型间的关联，全面解析机制。利用蛋白质组学与代谢组学相结合的方法研究盐胁迫影响甘草 *Glycyrrhiza uralensis* Fisch. 活性成分积累的作用机制，发现盐胁迫下甘草中黄酮类化合物合成关键酶基因（*PAL*，*C4H*，*4CL*，*CHS*，*CHI* 和 *FLS*）及甘草酸合成关键酶基因（*bAS*，*CYP88D6* 和 *CYP72A154*）会显著上调，且甘草酸等三萜皂苷类成分及多种黄酮类活性成分的含量在盐胁迫下也会增加，该研究为揭示甘草中黄酮类和甘草酸代谢的分子机制提供了有价值的蛋白质组学信息。类似研究策略还用于揭示大豆 *Glycine max*（L.）Merr. 耐盐机制、紫草 *Lithospermum erythrorhizon* Sieb. et Zucc. 中紫草素的合成途径的调控机制等。通过 MeJA 处理后丹参全株植物的代谢组与转录组分析，联合锁定茉莉酸信号通路中 JAZs 抑制因子进行新功能验证，揭示了 *JAZ* 基因在次生代谢物积累中的作用，并确认了 *SmJAZ8* 是丹参 JA 信号通路中的转录调节因子。

多组学技术的研究为宏观分析，具有整体性和全局性的特点，这与中药资源开发和利用思路相契合。利用多组学整合策略获得更为丰富、精确的中药化学成分，将成为中药资源开发研究的新趋势。

第四节　中药资源的产业化发展

我国中药资源产业基础较为薄弱，各行业各环节基本都存在技术占比低、生产规模小而散、缺乏品牌效应等问题。因此，大力发展中药资源产业化，可以促进中药资源产业做强、做大、服务国民经济，同时也可为其下游产业和中医药事业提供物质保障。

一、中药资源的产业化内涵

1. 产业与产业化　产业是指由人类社会的分工而形成的、能够生产或提供相同性质产品或服务的经济、社会行业，其微观组成要素是各行业内的生产经营服务单位。泛指从事生产或作业的各行业、各部门以及各经济组织的集合，也就是国民经济运行过程中为社会提供产品或服务的经济组织的总称。根据所提供产品和服务性质的同一性，国民经济产业一般分为三个部分，即以农业为主的第一产业，以工业为主的第二产业，以服务业为主的第三产业。目前，虽然理论界从不同角度对产业有多种定义，但在强调产业的生产性即价值增值内涵，在强调同类生产者和生产过程聚合的系统功能内涵，这些方面是一致的。

产业化是指一定条件下，提供某种劳动或产品的非国民经济部门（或行业），通过商品货币关系的变换，对自身运作、规模进行调整变化，实现由非产业部门（行业）向产业部门（行业）的转化，成为国民经济一个部门或者有机组织部分的过程。可见，产业化包含着两个要素，一是由非产业到产业的转变，属于质变，二是质变的过程包含着规模的扩大和自身组织结构的相应改变。

2. 中药资源的产业化 是指一定条件或历史时期提供中药资源相关劳动或产品的非国民经济部门或行业，通过商品货币关系的变换，对自身规模、组织和活动目标进行调整改造，实现由非产业部门向产业部门的转化，成为国民经济一个部门的过程。

二、中药资源的产业化特征

1. 经济效益与社会效益、生态效益相结合 产业化的特征表现之一，就是实现经济效益，通过获取合理的经济效益，维持和促进产业的扩大再生产，增加对社会需求相关中药资源产品的供给，促进社会就业，体现其社会效益。同时，中药资源本身就是生态系统不可分割的一部分，在其产业化的同时，保护资源和环境，保护生物多样性和生态平衡，必须坚持可持续利用的原则，保持生态系统的平衡、稳定。

2. 面向市场 "产业化"本身就是一个经济学概念，具有鲜明的市场色彩。中药资源相关企业或其他运营主体，根据市场的需求和发展，制定和调整自身的运作方式，满足市场需求，实现自身目标。判断某个中药资源相关机构活动，如生产、科研、技术服务等，是否实现了产业化，要把它放在国民经济体系中，看其是否已经成为一个为市场或为社会提供产品或服务的产业部门；只有其产品或服务成为商品，这些相关机构的集合才能被认为已成为国民经济的组成部分，才算完成了非产业向产业的转化，才算实现了产业化。

3. 规模经营 中药资源产业化，就是各种相关运营主体以一定的方式聚合成系统，其过程就包含了规模的扩大。规模经营是产业化的内容，也是产业化的必要条件。要成为向社会提供产品或服务的国民经济的一部分，中药资源运作的相关主体必须具备一定的规模。同时，规模经营也是集中资金、人力、物力以及其他要素进行品牌运营、技术攻关、产品生产、物流布局、市场运作等活动的要求。目前，我国中药资源的产业化程度很低，要扭转这种不利的局面首先须实现中药资源产业的规模化，通过政策指引扶持、企业扩大再生产、合理资本运作等多种途径，培育一定数量的规模企业，克服传统分散、小作坊、各自为政的劣势。如中药资源生产中常见的大宗药材生产基地的建设，重点是要加大药材种养技术规范化的推广，实现药材生产集约化、规模化，引导大型企业发挥示范和引领作用，参与药材基地建设和产业化经营，促进中药资源的产业化。

4. 专业分工与产业链并重 学界一般认为，产业链是一种以产业分工为基础，以生产组织为载体，以产业关联为纽带，以价值增值为导向，按特定的逻辑关系形成的，具有网络组织特性的产业组织模式。同时，产业链的含义也有广义和狭义之分。狭义的产业链侧重于强调产品特性和生产技术，通过社会分工将资源进行加工和改造，历经若干生产、流通等阶段，改变其存在形式、功用和附加值，最终为市场消费者提供产品或服务。广义的产业链是产业关联层次的表达，不仅反映了产业内上下游环节之间的纵向联系，也反映了其他链环与产业主体链环之间的关联，还反映了产业横向的拓展关系，是一种网络状的生产组织模式。

中药资源产业位于中药全产业链的上游，从中药材种子种苗开始，涉及中药材种植、采收加工、传统贸易、电子商务等中药上游产业链的各环节；还包括为中药全产业链服务的中药资源相关的第三方平台（机构或产业），如中药追溯系统、中药第三方检验检测平台、中药材仓储物流系统、中药材循环利用产业、中药材信息监测平台、中药代煎服务等非工业制造领域，也一并纳入中药资源产业的投资范围。

中药资源产业涉及：①以中药材生产为主的采猎和种养业，包括对野生药材的引种驯化和抚育管理，利用现代科技对中药资源进行规模化生产（含种苗培育）以及部分药材的产地加工工业，植物药提取物（中间体）生产；②中药商业（流通和服务）以药材的储藏、运输、贸易等服务业；③中药资源知识产业以科研、教育、信息、技术服务、技术转让以及相关的移动端应用软件开发等为主要内容，是中药资源产业的一个新的价值增长点，在当前的相关知识产权产业尚未成型的条件下更应获得重视。

以上与中药资源相关的众多内容，每个方面与其上下游相协同，组成纵向的链接；而每个节点又可以分为若干层、若干个专门行业，各行业密切联系、相互影响构成复杂的中药资源产业网。由此可见，中药资源产业也和其他产业一样，须既有专业分工，又充分重视产业链的纵向、横向协作关系，才能实现高效、集约型的产业化。

5. 以资本为后盾　资本是生产力要素，发展中药资源产业，离不开资本全方位的深度参与。中药资源相关行业涉及野生资源保护与合理利用，人工种养资源的育种、种养、加工、经营等环节，特别是种养环节具有典型的农业特性，产品生产周期长、资金投入多，种养对象自身生长发育风险、自然气候风险和市场风险较大。因此，中药资源的产业化需要以强大的资金作为后盾来抵御风险。吸引社会各种资本对中药资源产业链进行整合，打造集种养、加工、销售、标准制定、研发等于一体的全产业链体系，充分发挥企业规模效应、产业协同效应和集聚效应，形成大型企业的引领和规模化发展，提高产业整体抗风险能力，实现中药资源产业的集约化、规模化发展。

三、中药资源产业链的延伸

1. 基于药材生产延伸产业链　中药资源产业链包含中药材的野生采集、人工种养和产地加工、中药材商品的运输物流、仓储保管和市场营销（对个人和中药生产企业）。选种和研发环节是整条产业链创新的源头，目前我国高校和科研机构是这一环节的主体，部分企业的研发部门也有相关经营。药材种植环节中，农民或农民集体负责药材的种植、养殖，拥有药材初加工设施的集体，对药材进行初步的炮制加工。随着中药资源生产日益受到市场的重视，各种不同规模的相关企业也逐渐加入药材种植行列并发挥出越来越大的作用。中药材加工、储运环节主要由贸易企业（药材商）或饮片生产企业来完成。

野生采集和人工种养处于中药资源产业链的前端，是保证中药资源质量可靠、供应稳定的基础。其主要环节包括种质资源保护、良种繁育、种养生产、采收加工等多方面内容。中药种质资源是中药资源的源头，作为资源，其最终目标在于实现可持续利用，须把保护与开发利用有机地结合起来以促进其保护。因此加强野生药用生物资源采集管理，加强各类中药资源保护区、种质基因库和异地保护基地的建设也是中药资源产业链的重要环节。通过建立中药资源保护区，开展重点保护野生动、植物药材野生变家种、家养的系统研究；对列入国家重点保护名录和资源急剧下降的野生中药材，采取建立资源保护区，开展代用品研究，实现野生变家种、家养等措施，加大资源保护的力度。逐步实现中药材规模化生产，基本解决中药工业原料、饮片配方和出口供应的需求，从另一个角度实现对野生中药资源的保护，实现生态效益、社会效益和经济效益共同提高。

2. 基于药食两用物质和新型食品延伸产业链　药食两用是中药资源产业的特色和重点之一。2013 年国务院发布的《关于促进健康服务业发展的若干意见》也明确提出"加强药食同用中药材的种植及产品研发与应用，开发适合当地环境和生活习惯的保健养生产品"。2016 年 3 月颁布了《中医药发展战略规划纲要（2016—2030 年）》，指出当前我国社会和健康态势"迫切需要继承和发展中医药的绿色健康理念"，大力发展中医养生保健服务，开展药膳食疗，加强保健食品开发等。

药食两用中药资源及新型食品的市场潜力巨大，此类原料的批准颁布，为药食两用中药资源产业研发，满足人民群众多层次、多样化的健康需求，促进相关经济转型升级和形成新的增长点具有重要作用。近年来，随着大健康产业的迅速发展，一大批新食品原料，如人参、辣木叶、菊粉、蛹虫草、牡丹籽油等得到了广大消费者的普遍认可。

3. 基于中药资源循环利用模式延伸产业链　基于资源多宜性基本原理，循环经济减量化、再利用、资源化的核心原则，近年来，我国学者提出，中药资源循环利用的本质是生态经济，其动力是效益最大化，目的是实现中药资源物质循环，其经济学实质是不同主体在市场上寻求最大经济效益，并按照自然生态系统的模式，改变"资源—产品—污染排放"的直线、单向流动的传统经济模式，使整个中药资源产业化过程不产生或尽可能少产生废弃物，从而在经济产业化过程中实现资源的综合利用和废弃物资源化。

针对我国中药资源生产与深加工全产业链存在的资源利用效率低、浪费严重、生态环境压力不断加剧等重大经济、社会和生态问题，我国学者系统创建了五类中药资源循环利用模式：①基于药材生产过程传统非药用部位的新资源药材、医药产品开发模式；②基于中药固废物及副产物的生物酶、低聚糖、生物醇等系列产品开发模式；③基于中药固废物的炭－液－气联产品开发模式；④基于药材生产过程传统非药用部位的功能食品开发模式；⑤基于中药固废物的功能材料制备及产品开发模式。通过产业化示范，服务于我国中药资源全产业链的提质增效与绿色发展。

4. 基于中药资源的地理空间延伸产业链　中药资源不仅具有为医疗保健相关产业提供原材料的作用，还具有独特的文化价值和经济价值。中药资源本身所处的生态环境，特别是中药资源保护区、异地保护区（如药用植物园），往往地处深山林区或园林区，具有较好的旅游观光发展潜力，将中药资源和生态旅游养生融合发展是中药资源产业化的一种新型模式。

中药资源的人工种植或养殖，通过预先的调研和园区设计，可以将种养区与生态旅游融合，既保证了中药原料的生产，又能保护和美化环境，以博大精深的中药文化陶冶民众，在旅游休闲中体验中药资源与自然环境的和谐共生，同时实现中药资源人工种养的经济效益和社会效益。从产业意义上来看，中药材种养业属于第一产业，通过与第三产业的生态旅游服务有机结合，形成第一产业与第三产业的融合发展，扩展了中药资源的产业化网络。

5. 基于互联网延伸产业链　当今社会已发展到了互联网时代，"万物互联"，网络对生产、生活以至思想的影响是全方位的，几乎是无所不在的，中药资源产业也不例外，须顺应互联网发展的大潮，更好地实现产业化。

与中药资源产业密切相关的互联网，其应用之一便是中药材生产、流通、需求的信息化及传播，生产者可以根据市场需求计划生产，避免盲目生产而浪费资金、人力、物力及时间；物流行业可以及时获取货运供求信息，加快运力周转；需求方则可以有目的地进行质量、规格、价格与服务的目标考察及对比，有的放矢，满足生产、加工等药材需求，从而尽量使各方规避市场供求信息不对称而引起的中药材产量、品质和价格波动，提高中药资源在社会经济活动的运行效率。

充分利用互联网技术和组织方式对中药资源产业各个环节进行跟踪，如药材种植、加工、仓储、质控、流通等服务链达到无缝连接，建立来源可追溯、去向可查，实现从饮片到种植田间皆可明确责任对象的中药生产追溯体系，在为中药资源生产流通服务的同时，实现追溯体系互联网服务产业化。

中药资源产业与互联网的融合，还包含如中药资源知识文化科普与介绍推广、资源环境及户外拓展、中药资源产品展示与营销、相关应用软件的推广及流量的吸引和经济效益的实现等。随着大数据、云计算等互联网技术的不断发展创新，可以预见，中药资源产业与互联网的结合方式将层出不穷，相关从业者应把握潮流，与时俱进，充分发挥互联网的超时空特性，促进中药资源的产业化发展。

复习思考题

1. 试述中药资源藏量的现状及影响其变化的因素。
2. 中药资源开发利用的原则、途径和方法有哪些?
3. 中药资源开发利用的新技术及其应用方式都有哪些?
4. 试述中药资源产业化的特点。

第八章
中药资源的人工培育与新资源

随着中药资源学科的进步与发展，中药资源的获得方式在传统的依靠野生采挖、人工栽培基础上发展形成了利用现代生物或化学等技术获得资源的新途径；中药资源的培育与发掘新资源已成为获得中药资源的重要手段与新的组成形式。

第一节　中药资源的人工培育与新资源概述

一、中药资源人工培育的概念及范围

（一）中药资源人工培育的概念

中药资源人工培育，是指在人工干预条件下进行的中药资源的再生生产方式，主要通过野生资源抚育和人工栽培（饲养）两种措施，利用中药资源再生性与地域性特点，对野生资源采取人工抚育，促进种群恢复和个体生长，对栽培（饲养）中药资源采取生长调控，以达到提高中药资源质量和数量的目的。中药资源人工培育包括药用植物资源的人工培育及药用动物资源的人工养殖。

（二）中药资源人工培育的范围

药用植物资源人工培育主要包括野生抚育、引种驯化、人工栽培等方式。药用植物野生抚育是指根据药用植物生长特性及对生态环境条件的要求，在其原生或相类似的生境中，人为或自然增加种群数量，使其资源量达到能被人们采集利用的程度，并能保持群落结构稳定而实现可持续利用的一种生产方式。药用植物的引种驯化是指通过野生驯化和异地引种使野生药用植物、外来（外地或外国）植物能适应本地的自然环境和栽种条件。药用植物人工栽培是应用作物的栽培技术及方法培育药用植物资源的一种生产方式。由于药用植物种类繁多，不同种质、不同生态环境、不同栽培技术、不同采收加工方法等都会影响药材的产量和质量。因此，加强对药用植物的生产和管理技术体系构建，有利于促进药用植物人工栽培产业化发展，对保证中药安全、有效、稳定及质量可控有着重要的作用。

药用动物资源是可再生中药资源的重要组成部分。入药部位有全体、内脏、肌肉、骨髓、皮毛、鳞甲、贝壳、卵、分泌物及生理和病理产物等类型。药用动物资源的人工养殖主要涉及引种、驯化、育种、饲养等。药用动物资源的人工养殖首先是驯化，驯化是通过给野生药用动物提供新的环境及其他必要的生活条件，饲喂食物、减少患病、增加药物产量，将野生药用动物驯养

成家畜的过程。对野生动物的驯化是人类利用自然资源的一种特殊手段，通过驯化实现对野生动物的全面控制进行再生产。长期以来，人类掌握了对哺乳类、鸟类、鱼类及昆虫等几千个品种的驯化手段，但当前人工饲养的药用动物驯化程度不高、品种不多，主要进行了麝、鹿、熊、乌鸡、家蚕、蜜蜂等药用动物的驯化。引种是指将优良品种从甲地引到乙地进行繁殖和饲养的过程。育种是指改良药用动物的遗传性状，培育出具有更好品质的药用动物高产类群、新品系、新品种的过程，是获得更多、更好的中药资源的首要工作。

二、中药资源人工培育现状

我国药用植物栽培已有悠久的历史，早在两千多年前，张骞出使西域就从国外陆续引进红蓝花、胡荽、安石榴、胡麻、胡桃、大蒜、苜蓿等食药同源植物到国内栽培。司马迁在《史记·货殖列传》中有"千亩栀茜、千畦姜韭，此其人，皆与千户侯等"的记述。到隋代已有中药栽培的专著《种植药法》《种神芝》，但两书均已亡佚。唐孙思邈在其所著《千金翼方》中载有枸杞子、牛膝、合欢、车前子、黄精、牛蒡、商陆、五加、甘菊、地黄等近20种常用中药的种植方法。1949年新中国成立后，国家十分重视中药材的生产发展，编辑出版有《中国药用植物栽培学》《中药材生产技术》等数十部专著。2017年农业农村部和财政部共同支持构建国家中药材产业技术体系，该体系以"有序、安全、有效"为发展目标，在中药材品种选育、栽培，有害生物防治、质量安全和产业发展等方面开展研究和示范推广，创新驱动中药材产业现代化，推动产业取得长足发展。并制定了《2020年全国中药材生产技术指南》《中药材生态种植技术集成与示范推广方案》等中药材生产的一系列方针、政策，使中药材生产得到蓬勃的发展。

（一）药用植物中药资源现状

1. 药用植物资源人工培育发展动态　我国自20世纪50年代始野生变家种的药用植物主要包括防风、龙胆、五味子、细辛、柴胡、丹参、知母、甘草、半夏、天麻、山茱萸、黄芩、何首乌、绞股蓝、钩藤、紫草、猫爪草、雷公藤、罗汉果、麻黄、川贝母等300多种。从国外引进的有西洋参、番红花、颠茄、白豆蔻、儿茶、丁香、檀香、马钱子、古柯、狭叶番泻叶、安息香、大风子、南天仙子、水飞蓟、胖大海等30余种。种植面积不断增加。2020年全国大面积栽培的大宗药材有250多种，面积约 $5.96 \times 10^6 hm^2$，在品种和种植面积上均达到了前所未有的规模。我国中东部地区主要有人参、五味子、党参、浙贝母等大宗药材基地，西部地区则有如甘草、麻黄、黄芪、当归、防风、三七、川白芍、川贝母、枸杞子、新疆紫草、大黄、羌活、红花、胡黄连、黄连、附子、肉苁蓉、黄芩、知母等大宗药材的种植基地。

随着现代生物学、农学和药物学等新技术的广泛融入，药用植物人工培育中遇到的难题以及新出现的问题得到逐步解决。如栽培粗放、品种混杂、农药污染、重金属残留、药材质量不均一等。近年来，酶分析、DNA指纹和PCR等技术以及优良种苗快速繁殖、脱毒苗选育等越来越广泛地应用到药用植物资源人工培育中。在广泛开展药用植物资源无公害培育技术研究的同时，生物防治技术也应用到药材生产中，如利用管氏肿腿蜂防治蛀干害虫，利用木霉防治人参、西洋参等根类药材土传病害等。同时注重综合技术的采用和技术集成，如在人参培育技术研究中总结出一套以施肥改土、集约化育苗、高棚调光、科学灌水、病虫害防治为特点的综合性农田培育技术，人参总皂苷、微量元素、挥发油等含量与伐林栽参基本相同，从而改变了我国长期以来停留在原始伐林栽参的现象，保护了森林资源和生态平衡。

近十年来，中药材品种选育工作在国家大力扶持下已积累了一定基础。目前开展种质选育的中药材物种从 20 世纪 10 余个发展到 80 余个，包括北柴胡、丹参、枸杞、人参、荆芥、桔梗、远志、当归等。人工选育优良新品种约 230 个，推广品种 160 余个，占到良种总数的 70% 左右。

2. 药用植物资源人工培育面临的主要问题

（1）种子种苗质量标准和优良品种选育工作滞后 优良的种子、种苗是中药材优质高产的基础，中药材良种的选育、扩繁、使用是中药材人工培育的"源头工程"，据统计在现有人工栽培的药用植物中培育出优良品种并在生产上推广应用的种类不足 10%。近年来，我国对中药材种质资源的收集评价研究工作日渐增多，但以选育优良品种和推广应用为目标的研究较少，针对性不强。以"选多育少"形式获得的"优良品种"，种质混杂，表现为种内变异的多样性，如栽培的五味子果型有红珍珠、长白红、凤选系列等类型，形态特征的差异带来了产量和质量的不同。由于新品种选育滞后，我国中药材种子种苗的繁育基本还处于农户"自繁自用"阶段，在市场上少量流通的种子，既没有质量标准，也没有规范包装。新品种选育体系、评价体系、繁育体系没有建立，多数药用植物缺乏种子种苗质量标准，导致其出苗、生长、发育参差不齐。

（2）中药材的栽培、加工、管理技术不规范 目前中药材的栽培大多停留在粗放阶段，栽培技术较为落后，生产管理粗放，单产低、质量差的现象较为普遍。有些优良的传统栽培、加工技术措施被抛弃，如党参加工现已很少揉搓。同时，滥用、误用农药问题突出。

（3）缺乏关键技术的突破 在药用植物人工培育过程中，具体培育措施的制定，需要依据药用植物生物学特性、生理特性和生态学原理来开展。生产中存在的连作障碍、质量均一性，尤其是如何确保中药药性等问题的关键技术研究滞后，生产中急需解决的生态问题等都严重影响中药资源人工培育的工作进程。

3. 药用植物资源人工培育的任务与发展策略

（1）推动道地药材、名贵濒危药材基地建设 药用植物资源人工培育的首要任务是满足临床中药资源产业发展的需要，在众多的中药资源品种中重点针对常用大宗药材、道地药材、紧缺濒危品种进行人工培育基地建设。如定制药园、中药生产企业的药材基地等。做好引导规划、合理布局与产地区域化。实施中药材生产组织创新工程，培育现代中药材生产企业，运用企业模式对中药材生产进行组织管理，推进中药材基地共建共享，提高中药材生产组织水平。

（2）强化中药资源全产业链的作用，合理配置中药资源 中药材的生产常常存在盲目扩大和引种等问题，造成了中药资源、土地资源及人力资源的浪费现象。因此，在中药资源的人工培育中必须加强全产业链的融合，做到种植、饮片、成药、临床及相关产品各环节的合理安排，避免在不同阶段出现资源不足或过剩的现象。

（二）药用动物资源人工培育发展现状

1. 药用动物资源人工培育发展动态 近年来我国药用动物的规模化养殖逐渐形成，药用野生动物的驯化养殖和珍稀濒危动物药的人工合成品等替代品的研究取得了显著成果。药用动物的驯化技术、繁育技术、饲料生产技术以及动物药工程化生产等方面也都取得了重大发展，建立了常用稀缺品种的规模化养殖。药用动物品种选育技术亦逐渐成熟，并建立了专门药用动物养殖场及科研中心。如黑龙江建有世界上规模最大的熊科动物饲养繁育及熊胆粉生产科研中心；四川成立养麝研究所；江西养殖药用蛇类的企业已达 38 家，养殖的药用种类达 12 种；福建正在开展穿山甲试养工作等。人工养殖不仅实现了美洲大蠊的养殖、人工培育珍珠，也实现了养殖梅花鹿与马鹿生产鹿茸、培植牛黄、熊的活体取胆、活体取香（麝香）等。在替代品开发方面，实现了以水牛角取代犀角、狗骨取代虎骨、开发山羊角和藏羚羊角以弥补羚羊角资源短缺、培植灵猫香替代麝香等。在人工合成方面，人工麝香的研发成功和产业化有力地保障了市场供给。动物药工程化生产工艺的发展可以大幅度地提高产量，如从珍珠、僵蚕、冬虫夏草的人工培养到蝎、蜈蚣、蛇类的电刺激采毒；从鹿的控光增茸到麝的激素增香，特别是活麝取香和活熊取胆汁及培植牛黄等工艺的发展使产量大幅度提高。鹿茸细胞和麝香腺细胞的组织培养，也使动物药生产进入了生物工程时期。在药用动物新品种选育方面亦取得了较好的成绩，如双阳梅花鹿具有产茸量高、体型较大、外貌秀美等特点，目前全国饲养的东北梅花鹿亚种大多数都与该品种有血缘关系。近20年该品种在全国扩繁的种群，保守估计超过了30万头，其创造的直接经济效益达9亿元人民币。

2015年，国务院转发了《中药材保护和发展规划（2015–2020年）》，提出构建动物药材质量保障体系，提高和完善动物药材标准，完善药用动物养殖、动物药材生产、经营质量管理规范和动物药材质量检验检测体系的要求。2017年中华中医药学会批准《动物药材生产及产地加工技术规程》团体标准立项，推动了药用动物养殖标准化、产业化进程。

2. 药用动物资源人工培育面临的问题　野生药用动物资源，尤其是某些珍稀药用动物资源大幅减少，甚至濒于绝迹。药用动物资源基础研究薄弱，种质资源保护、规范化养殖、野生品种驯化、品种选育等工作进展缓慢。

（1）品种退化现象严重　药用动物品种的保持十分困难，在流出、回流、转流过程中系谱难于管理。

（2）药用动物养殖研究基础不够　如对赛加羚羊的繁殖习性研究基础薄弱，制约了赛加羚羊养殖业的发展。穿山甲的主要食物是白蚁，白蚁繁殖及穿山甲食性的驯化是其养殖业发展的关键。中国林蛙在由野生抚育驯化为圈养的过程中，代替性食物为黄粉虫，由于食性的改变和觅食与运动的相关性规律尚不清楚，造成养殖蛙油与野生蛙油二者脂肪含量相差甚巨。再如蛤蚧口腔炎、林蛙的红爪病、梅花鹿的结核病等问题都严重制约了药用动物产业的发展。

3. 药用动物资源人工培育的任务与发展策略

（1）开展药用动物资源调查及人工培育关键技术的研究　动物药主要来源于野生、养殖及人工合成等，其中野生、养殖是主要途径。掌握准确的药用动物资源品种与数量是药用动物资源可持续利用的前提。药用动物资源是一个变化的动态数据，随着工业化进程加快，动物栖息地正逐渐减少，导致动物迁居、数量减少，甚至濒临灭绝。利用现代科技手段开展野生药用动物资源的动态监测研究，可为药用动物资源开发应用研究提供基础数据。

（2）加强药用动物驯化、规范化养殖技术研究　我国开展药用动物驯化、养殖研究历史悠久，如蜜蜂的驯化与养殖，鹿的驯化和鹿茸的生产，金钱白花蛇、全蝎、土鳖虫的人工养殖，河蚌的人工育珠等已取得成功，并已形成商品药材供应市场。这一切均为我们开展珍稀、濒危、市场需求量大的药用动物驯化、养殖提供了成功的经验。药用动物规范化养殖技术研究重点应放在养殖成功和基本养殖成功的大宗动物品种上。同时对现有大规模养殖的药用动物基地，应按国家或行业标准的要求加快改造，并对其生产的药材商品给予政策扶持和保护。

（3）开展动物药材代用品和人工合成品研究　人工代用品和合成品是缓解珍稀、濒危动物药紧缺的重要材料。在代用品研究方面如水牛角代犀牛角，塞隆骨代虎骨等，再如利用现代技术在牛、羊胆囊中人为培植结石，生产牛黄和羊宝。在人工合成品研究方面，除人工牛黄早已上市外，近来人工麝香、人工虎骨粉也相继上市，这标志着我国在名贵动物药替代品研究中又取得了新的突破。

第二节　中药资源人工培育理论

中药资源的人工培育由于对象不同，应用的理论基础有别，主要涉及药用植物、药用动物两个大类。

一、药用植物资源人工培育的理论

药用植物资源人工培育历史悠久，早在 2600 多年前的《诗经》中就有关于蒿、芩、葛、芍药等药用植物种植的描述，唐代之后逐渐发展繁荣，近代的大规模人工种植始于 20 世纪 80 年代，并在长期的发展过程中不断丰富，形成了较为完善的理论体系。

（一）药用植物野生抚育理论基础

1. 野生抚育的理论依据　药用植物资源野生抚育是一项涉及生物学、生态学、药用植物栽培学、资源学与育种学等学科的原理和方法的多学科交叉的新兴领域。

（1）生物学的基础　充分利用原生环境下药用植物生活史、繁殖特性、种群更新机制、器官生长发育规律及基本特性来选择野生抚育方法，是野生抚育的前提和关键。

（2）生态学的条件　药用植物种群处于复杂生物群落中，其种群的繁殖、生长发育和种群更新受到其他生物种群及各种生态因子的影响。充分利用生态因子（温度、光、水、气、土壤等）与抚育种群关系，群落的组成与结构、群落的动态与控制的规律，种群数量的时空动态、数量调节、生活史对策、种内与种间关系，制定野生抚育具体措施，是野生抚育成功的充分必要条件。

（3）资源学的保障　为药用植物是否适合野生抚育及抚育基地的确定提供依据。药用植物资源储量、产地分布，药用植物品质与种质、产地、气候、土壤、地理地貌等的关系，资源合理采收、质量形成、药材道地性成因等是野生抚育体系的建立与标准的主要内容。

2. 野生抚育的措施　药用植物野生资源抚育的措施主要有封禁、人工管理、人工补种、仿野生栽培等。在生产实践中，因药用植物种类、药用植物所处的环境及技术研究状况不同，可采用其中的一种或多种方式进行。

（1）封禁　以封闭抚育区域、禁止采挖为基本手段，促进目标药用植物种群的扩繁为目的。即把野生目标药用植物分布在较为集中的地域，通过各种措施封禁起来，借助药用植物的天然下种或萌芽增加种群密度。封禁措施可以多种多样，主要以划定区域、采用公示牌标示、人工看护、围封为主，如连翘、甘草、麻黄的围栏养护等。

（2）人工调控　人工管理是指在封禁基础上，在原生地人工栽种种苗或播种，或对野生药用植物种群及其所在的生物群落或生长环境施加人为管理，创造有利条件，促进药用植物种群生长和繁殖。人工管理措施因药用植物不同而异，如五味子的育苗补栽、搭用天然架、修剪、人工辅助授粉及施肥、灌水、松土、防治病虫害等，野生大叶白麻（罗布麻）的管理措施有清除混生植物、灭茬更新等，刺五加采用间伐混交林和带根移栽的方式，冬虫夏草采用寄主昆虫接种，连翘抚育采取人工撒播栽培繁育的种子等。

（3）仿野生栽培　指在基本没有野生目标药用植物分布的原生环境或类似的天然环境中，采用人工种植的方式，培育和繁殖目标药用植物种群。仿野生栽培时，药用植物在近乎野生的环境中生长，尤其是一些高海拔药用植物在异地引种难于成功，其原生长地条件苛刻，更适宜于在特定环境下进行仿野生栽培，如藏药矮紫堇（尼泊尔黄堇 *Corydalis hendersonii* Hemsl.）。

（二）药用植物引种驯化的理论基础

1. 药用植物引种驯化的基本理论依据　植物引种驯化随着农业起源而诞生，栽培植物的出现是千万年来劳动人民引种驯化的结果。在中国现存最早的一部完整的农书《齐民要术》中就有"顺天时，量地利，则用力少而成功多；任情返道，劳而无获"的记载。达尔文在《物种起源》中以进化论阐述了植物的引种驯化，使之上升到了新的高度。后来随着"气候相似论""风土驯化""栽培植物起源中心学说"等理论的产生，植物引种驯化研究进入新的里程碑，为药用植物的引种驯化提供了理论依据。植物在生存环境的作用下产生变异，这种获得性变异能够遗传，这是人工引种驯化的生物学理论基础。

（1）气候相似论　是引种的基本理论之一；是德国林学家迈依尔（Mayr. H.）在 20 世纪初提出的关于森林树种引种的理论，他认为"木本植物引种成功的最大可能性是在于树种原产地和新栽培区气候条件有相似性的地方"。后来在作物的引种中得到了广泛的应用，特别是从远距离引种时应重视原产地与引进地区之间的生态环境差异，特别是气候条件。

（2）风土驯化理论　是由苏联园艺学家米丘林提出关于植物驯化的两条原则。第一，利用遗传不稳定、易动摇的幼龄（实生苗）植物作为风土驯化材料，使其在新的环境影响下，适应新的条件，逐渐改变原来本性，达到驯化效果，尤其在个体发育中的最幼龄阶段，变异性最大，也具有最大的可能性产生新的变异以顺应改变了的新环境。第二，采用逐步迁移播种的方法。由于实生苗对新环境有较大的适应性，但有一定限度；当原产地与引种地条件相差太远而超越了幼苗的适应范围时，驯化难以成功。因此，需要采用逐步迁移法，使药用植物逐渐地移向与引种地相接近的地区，并接近于适应预定的栽培条件。最终达到引种驯化的目的。

（3）栽培植物起源中心学说　是苏联农业植物学家瓦维洛夫对栽培植物起源地点提出的观点。认为世界上某些地区集中表现有一些栽培植物的变异。有些栽培植物起源于几个地区（中心），栽培植物起源中心集中蕴藏着栽培植物的种和品种，栽培植物有它品种多样性的地理分布规律。瓦维洛夫关于栽培植物起源中心的发现，为人们开展栽培植物分类、引种驯化、遗传育种等方面的工作指明了方向。

（4）生态历史分析法　苏联学者库里基阿索夫将植物的驯化分为渐进型和潜在型两种类型。渐进型是指被驯化的植物开始获得对改变了的生态环境的适应性；潜在型是指在改变了的生态环境中发展其祖先长期积累下来的适应性潜力。显然，后者要比前者容易驯化成功。如浙江的银杏能成功引种到世界各地，是因为银杏在冰川时代以前，曾广泛分布于北半球。

另外，进化程度较高的植物较之原始的植物引种可能更易成功，灌木类型较乔木类型、草本较木本、阔叶树较针叶树引种可能更容易成功。这些对药用植物的引种驯化具有重要的参考价值及科学依据。

2. 引种驯化的主要措施

（1）简单引种（直接引种）　对在相同的气候带内，或所处气候条件差异不大的药用植物，开展相互引种，称简单引种。其特点为不需经过驯化阶段，但通常需创造适宜的生长条件。应用于栽培调控的措施有很多，如在生育期、栽培密度的调整、水肥管理、光照处理、土壤 pH 值的调整、防寒防冻、种子处理、株形调整等。很多种药用植物，引种到一个新的地区，植物的变异不仅存在于外部形态，而且在生理上也有显著的变化，这些变化尤以草本植物表现突出。如将青海高原的东莨菪引种到河北后地上部几乎变为匍匐状，欧乌头在寒冷条件下变为无毒，金鸡纳等在高温干燥条件下奎宁含量高。

（2）复杂引种（驯化引种） 对气候差异较大地区的药用植物，在不同气候带之间进行相互引种时需要进行多世代选择，逐步驯化和引种驯化与杂交选择等措施才能成功，称复杂引种。驯化引种比简单引种复杂，常常需要多次、多措施才能达到改变引种植物遗传性的驯化目的。

（三）药用植物的人工栽培理论基础

药用植物的人工栽培是药用植物资源再生最快捷、最有效的方法之一。我国经过多年的实践已形成了世界上独一无二的药用植物栽培体系，尤其是近几年发展起来的生态栽培技术的推广与示范，建立了现代药用植物栽培学科。药用植物的人工栽培的理论基础主要有以下几方面：

1. 药用植物人工栽培的理论依据 药用植物人工栽培在近百年来已有长足的发展，尤其是近二十年有了较大突破。首先是在栽培目标上充分认识到药用植物与农作物应具有本质性的差别，药用植物的栽培过程是植物成药性的初期阶段。其次是认识到栽培技术与药材的品质密切相关，继而出现了独具特色的药用植物栽培体系。

（1）药用植物栽培产量与质量的关系 药用植物栽培应遵循植物的生长平衡学说与植物生长的碳氮平衡学说。利用植物的生长发育特性，在栽培中通过人工调控使之达到人们需要的目标，并总结人工栽培过程中合理的增产与优质的栽培调控措施。

（2）药用植物栽培的品质 在药用植物的人工栽培过程中，人们非常重视栽培品种的品质问题。我国的道地药材中有许多是栽培品，如四大怀药、附子、川芎等品种。因此，在人工栽培中充分利用道地药材形成的原理，发展中药材的生产是人工栽培的特色。如农业农村部会同国家药品监督管理局、国家中医药管理局编制了《全国道地药材生产基地建设规划（2018—2025年）》。

（3）中药的生态种植 生态农业是当代国际上公认的最先进的环境友好型农业模式；中药生态农业是生态农业中的特殊类型，其将中药的品质理论融入了中药种植过程。其核心的思想是逆境效应，是利用植物在逆境条件下受到胁迫时，会提高次生代谢产物的积累，用以抵抗不良环境和增强适应能力生理活动的行为，这是生态种植的生物学理论基础。

2. 药用植物人工栽培的主要措施 药用植物人工栽培是依据所栽培植物的生物学特性，选择或创造与之相适应的栽培环境条件，采取有效的栽培管理措施，使栽培品具有良好药效。人工栽培中主要措施有以下几个方面：

（1）控制外部条件达到人工栽培优产优育 人工栽培药用植物通过条件控制（多使用农学手段），达到产量大、品质好、繁殖优良的目的。主要手段可归结为物理控制与化学控制。物理控制主要通过光、温、土壤等物理因素，影响植物生长，达到预期目的。其栽培技术与农学手段类似，但须在符合中药GAP（良好农业规范）前提下进行。其中光为近年热门控制因素，可通过光强、光质、光照时间，进行不同排列组合影响植物生长。化学控制主要通过肥料配制、引发作用等，对植物的萌发、生长、药用部位积累、繁殖等过程进行人工控制；常用到菌肥、聚乙二醇、赤霉素等，影响植物生长，对生理周期进行人工微调。

（2）打破正常生理优选栽培 通过人工栽培措施打破植物正常生理周期。如太子参栽培打破生理周期，扩种至南方各省；忍冬栽培可使用春化作用控制花期满足各地栽培要求。药用植物栽培通过打破正常生理周期可扩大栽培区域，满足更多需求。

（3）栽培新兴措施 是对名贵中药、栽培困难中药，近些年发展起来的设施农业的种植措施，如气培、水培、基质培养的应用。如气雾培养石斛，水培三七、石斛，基质培养重楼等。离土培养可以精细控制营养供给，控制植物生长条件，达到土壤栽培难以完成的栽培预期；但成本高，病虫害严重等问题有待解决。

（4）生态调控措施　利用药用植物与生态环境的关系及相互作用，采用林下种植、生态种植的措施，解决中药种植中出现的相关问题。如林下参和黄连的种植模式。

二、药用动物资源人工培育的理论

野生药用动物都是生活在特定生态系统之中，要对某种药用动物进行人工饲养，首先必须了解动物所生存的生态系统的特点，以便指导人工环境的建设。野生动物的驯养可根据不同的目的和要求，通过逐代的人工选育，不断地改造动物的形态构造、生理机能和生活习性，使动物产品逐步满足人类的需求。

（一）药用动物的生存环境

由于药用动物生存环境的破坏，一些物种处于资源枯竭，甚至濒临绝种的边缘，而随着我国中医药事业的发展，动物药材用量不断增加，供求矛盾更为突出。人工培育药用动物资源对药用动物的生存与发展具有重要意义。药用动物的生存与发展离不开适宜的生存环境，光、温度、空气、水、盐水、湿度等非生物因子及植物对动物、动物对动物、微生物对动物等生物因子都是药用动物资源生存环境的重要部分。

1. 光　对动物繁殖生长、发育、生存有直接影响，不同季节光照时间长短对动物脱毛、换羽、繁殖周期、迁徙等皆有影响。由此，光是影响动物的重要的环境因子。例如，改变梅花鹿生长期间的光照强度，可以促进鹿茸的生长；在春季将光照逐渐缩短和秋季相同，可使本来在秋季发情的绵羊等动物在春季配种，秋季产羔。

2. 温度　是药用动物生存环境的重要组成部分，它会影响药用动物生长、繁殖等，而温度变化亦影响药用动物新陈代谢。动物的生长发育要求在一定的温度范围内，低于某一临界温度，动物会停止生长发育，在一定的温度范围内，动物的生长发育速度与温度成正比。如低温会延长蝎子孕期，而降低其繁殖速度。

3. 水和湿度　水是动物起源环境，又是组成动物体的重要部分。水对有机体的生命活动及生理机能尤为重要，失水10%生命活动会严重失调，失水20%则导致死亡。湿度对药用动物繁殖发育有重要影响，部分药用动物喜湿，如蚯蚓、蟾蜍、水蛭等；部分药用动物喜干，如大多爬行动物、哺乳类动物等。

4. 无机盐　对药用动物的生存十分重要，若缺少无机盐，会使药用动物代谢紊乱，甚至死亡。食物中缺少钴，会影响肠道内微生物合成维生素 B_{12}，而使药用动物患维生素 B_{12} 缺乏症等。此外，研究表明 Mg、Ca、P、K、Fe、Mn、Zn 是家蚕的必需营养元素，家蚕食用缺磷桑叶，易致软化病，增加不结茧蚕的概率。

5. 动物栖息基底　动物栖息基底对动物繁殖、发育有重要影响，有学者在30%、40%、50%、60%和70%土壤湿度条件下观察宽体金线蛭亲本存活率、产茧数、卵茧孵化率及孵化量情况，发现在58.80%土壤湿度时，卵茧孵化率最高达95.56%；湿度为57.61%时，卵茧孵化量最高，并得出土壤湿度对其繁殖性能和卵茧孵化效果影响显著的结论。

6. 植物与动物　植物是药用动物生存环境中重要的生物因子。植物是动物的主要食物，一切动物都直接或间接以植物为食，其可以调节动物生存环境，并满足动物生活习性和繁殖需求。在我国已知的400多种兽类和1100多种鸟类中，有60%的兽类和70%的鸟类常年或季节性在森林中生活。

（二）药用动物人工养殖生物学基础

近40年来，药用野生动物的人工养殖和珍稀濒危动物药的替代品与人工合成品研究开发，取得了显著成果。

1. 药用动物的引种、驯化 药用动物引种驯化以进化论、遗传学、生态学为基础理论。通常将外地或野生优良的珍稀药用动物引入当地养殖，直接推广或作为育种材料的试验研究工作称之为药用动物的引种，包括生活习性调查、捕捉、检疫和运输等。药用动物的驯化是通过对各种野生动物创造新的环境，并对动物的行为加以控制和管理，从而满足它们必要的生活条件，达到人工饲养目的。在遗传学方面，将优良物种引入新的适应性环境中，可以保留优良的遗传特征，形成药效良好的药用动物生存地。若引入原本不适宜的环境，会使动物在形态、生理及行为学上都产生很强的特化，造成引种失败，甚至长此以往在遗传学上会形成新的品种。在生态学方面，要考虑到新引入物种的生态地位，是否会直接破坏引入地自身的生态循环，造成生态系统紊乱。

因此引种驯化药用动物，一定要遵守引种的原则，即环境条件相似原则、物种优势原则、产品品质和质量重现性好的原则、生物学特性与经济价值一致的原则。即要在与药用动物原生地生存环境相似的地方，引入优良品种，驯化出具有稳定生物学特性、产品质量上乘的药用动物。在掌握了引种驯化原则之后，对药用动物的成功驯化才能事半功倍。

2. 药用动物的育种、繁殖 药用动物育种是利用生物学的基本原理与方法，特别是遗传学、繁殖学等理论与方法来改良药用动物的遗传性状，培育出更能适应于人类各方面要求的高产的新品系或新品种。科学的育种工作应是有目标、有计划、有组织、有步骤地进行，从工作内容上应包括遗传性状分析、选择（选种和选配）、交配产仔、培育（驯化与饲养等）等步骤。药用动物的繁殖与其他动物一样，受到环境因素和其生活条件的影响，除与内分泌机制、营养状况（肥满度）和新陈代谢水平等内部因素有关外，还受到外界环境条件和季节性变化的直接影响。药用动物在繁殖期到来时，在食性、行为等方面都会表现出异常，此时需要饲养员将其特殊对待，以免发生相互斗争。药用动物繁殖期一般可分为配种前期、配种期和配种后期三个阶段，在不同的时期，应该制定不同的管理制度。为了有效地提高药用动物的繁殖率和繁殖质量，必须加强对药用动物的繁殖规律和繁殖技术的研究，从科学的生态规律角度上繁殖优良药用动物。

3. 药用动物的饲养 药用动物的饲养，不能生搬硬套家畜、家禽等的动物饲养方式方法，必须走出一条适应药用动物生物学规律的新道路。动物饲养原理就是要研究动物体生理机能与饲料养分的依附关系，测定饲料养分含量与所含能量，了解养分和能量在动物体内参与消化、代谢的转化过程。药用动物的饲养方式大体上分为散放饲养和控制饲养。散放饲养又分为全散放饲养和半散放饲养，全散放饲养药用动物基本处于野生状态，多为本地固有的或从外地引入的重要药用动物；半散放型饲养在自然基础上配合人工隔离等方式改善药用动物的生存环境。控制饲养是将药用动物基本完全置于人工环境下，如圈养（鹿）、池养（龟）、箱养（蜜蜂）等，人工改善药用动物对自然的适应性。生态学研究在药用动物饲养上十分重要，想要获得数量更多的药用动物，必须实行密集生产。在饲养药用动物时，要充分考虑到种群的组成和结构，年龄比例和性别比例等。此外，药用动物的生存环境，如气候、食物供应、场舍布局、生存环境等都需要在人为控制下进行调节。在确定了饲养方式和恰当的饲养制度之后，要根据具体物种制定细节管理制度，解决饲养药用动物存在的一些问题，例如逃跑、患病等。

第三节　中药资源的人工培育技术

近几十年来，中药资源人工培育事业迅速发展，特别是我国中药材优良品种选育技术与成效有了长足进步。

一、中药资源的良种选育技术

（一）种质创新与育种技术

种质创新（Germplasm Innovation）泛指人们利用自然或人工的各种变异，通过人工选择新植物、新品种、新类型和新材料的方法，是连接种质资源和育种的关键环节。种质创新技术包括自然基因突变技术创新、各种育种技术创新（种内杂交、远缘杂交、组织培养、无性系变异、人工诱变等手段），以及基因工程技术创新等，创制新的优良种质。优良种质是指具有优良的遗传物质，且能表达出种子种苗质量高、有效成分含量高、病虫害抗逆性强等优良性状的种质。

中药资源良种选育特指在中药种质资源的遗传基础上，发现和利用变异，选育出优良中药品种。"遗传"保证了中药资源种性稳定延续，而"变异"则造成了种质的差异。为获得新品种，可在原有种质资源基础上通过诱导遗传物质改变产生新的种质资源。所以，进行良种选育，就是利用遗传和变异原理的过程。人为创造变异来源，累积变异，让其能稳定遗传并保留下来，从而筛选培育新品种。但在中药资源品种产生过程中，必须以疗效保证作为前提。

1. 选择育种（Selection Breeding）　是根据不同药材所预定的育种目标，利用现有遗传群体选择有益的变异个体，每个个体的后代形成一个系统（株系或穗系）或由相对一致的个体分别组成多个群体，通过试验比较鉴定，选优去劣，培育新品种的方法。在现有的品种或天然群体内，由于内因或外因的作用，常有某些个体出现一些变异性状，有些性状可以遗传，并具有优良的经济价值，这为选择育种创造了前提，也为优良类型的选育提供了物质基础，在此基础上按一定的育种目标选留合适的个体繁殖成株系，使变异方向固定、积累和强化，形成一个优良的新种质类型。

选择育种是最基本的育种方法，其育种安全性高，应符合药材的道地性，因此被药用植物育种工作者广泛利用。通过近30年的选育，经选择、纯化、淘汰和品系比较等过程，培育出了边条人参新品种"新开河1号"，其形态优美，抗逆性、产量和总皂苷含量均比对照有大幅度的提高。目前大多数的药用植物品种（系）都是通过选择育种法培养的。该方法又分为系统选育、混合选育、集团选育等，分别占总比例的73.8%、2.2%、2.4%。四川省三个五年计划中选育的46个中药材品种中，除2个采用引种驯化外，其余均为系统选育获得。利用集团选育方法从野生柴胡种质中选育出种子萌发率高、生长快、产量高、药材根形好的品种"中柴1号"，并在此基础上通过系统选育的方法以形态性状、农艺性状和品质性状为指标筛选优良种质，选育柴胡新品种"中柴2号"和"中柴3号"。

2. 杂交育种（Hybrid Breeding）　是指通过杂交，把两个或多个不同遗传型亲本的优良性状结合在一个杂种个体中，其后代再经过选择、鉴定、繁殖而育成新品种的一种育种方法。当前杂交育种已广泛应用于有性繁殖类药用植物的育种中，通常采用有性杂交、优选单株、无性扩繁、固定优势性状的方法。根据参与杂交亲本的亲缘关系，杂交育种可分为品种间杂交育种和远缘杂交育种两大类。杂种后代的遗传则会由于在有性繁殖过程中其内部遗传物质的重新组合和配置，而表现出分离现象，群体不稳定，因此杂交后代必须通过多世代的培育和选择，定向选择符合育种目标的个体，繁殖成株系，直到杂种后代的群体能稳定遗传，达到杂交育种的目的，得到具有两亲本优良性状的新的种质类型。

通过杂交获得的杂种一代具有杂种优势。杂种优势是指杂交子代在某些性状上会优于父母双亲，如抗逆性、适应性增强，产量、品质提高等。中药对杂种优势的利用，是将杂种一代植株进行营养繁殖（如扦插繁殖、分株繁殖、嫁接繁殖），使其后代不经过有性繁殖中遗传物质重新组合和配置的过程，从而直接保留其母体的生物学特性，即保留杂种一代的杂种优势。

3. 多倍体与单倍体育种　多倍体育种（Polyploid Breeding）是指利用人工诱变或自然变异等，通过细胞染色体组加倍获得多倍体育种材料，用以选育符合需要的优良品种的方法。自然界普遍存在着多倍体物种，最常见的是四倍体和六倍体。多倍体育种采用的加倍试剂主要为秋水仙素，加倍用的器官与组织主要为分生组织、愈伤组织和种子等，获得的多倍体大多数为四倍体，个别为八倍体。目前，多倍体诱导技术已经在伞形科、菊科、唇形科、百合科等 13 个科 20 多个属的药用植物中成功应用，包括黄花蒿、菊花脑、黄芩、丹参、桔梗、川贝母、生姜、黄芪、枸杞、菘蓝等 40 多种植物。药用植物多倍体植株与普通植株相比，通常具有生物产量提高、某些药用活性成分增加、抗逆性增强等特点。利用该选育方法已选育出 5 种药材共 14 个新品种，包括太子参"柘参 3 号"（四倍体）、紫苏"多紫 1、2、3 号"系列品种等。

单倍体育种（Haploid Breeding）是利用植物组织培养技术（如花药离体培养等）诱导产生单倍体植株，再通过某种手段使染色体组加倍（如用秋水仙素处理），从而使植物恢复正常染色体数的方法。单倍体的获得通常采用花药培养技术，诱导花粉粒形成愈伤组织，进而诱导分化成单倍体植株。其具有人工诱变率高、变异多、成效大等优点。对单倍体植株进行染色体加倍，可快速稳定杂种性状，避免杂种后代的性状分离，缩短育种年限，从而得到新的种质或者品种。

4. 诱变育种（Mutation Breeding）　是指利用物理、化学和生物等因素诱导遗传物质发生各种变异，并从变异群体中选择符合育种目标的个体，育成新品种的方法。诱变育种能够在较短时间内获得有利用价值的突变体，提高变异频率，加速育种进程，大幅度地改良某些性状，但是难以控制突变方向，无法将多个优良性状组合。凡是能引起生物体遗传物质发生突然或根本改变，使其基因突变或染色体畸变达到自然水平以上的物质称为诱变剂。诱变剂主要可以分为物理、化学两类，其中物理诱变剂包括紫外线、γ 射线、粒子辐射、X 射线、中子束、激光等；化学诱变剂包括烷化剂、重氮化钠、碱基类似物、亚硝酸等。通过辐照诱变、化学诱变等选育了当归、党参、黄芪、枸杞子、青蒿等 13 种药材 17 个新品种，如当归新品种"岷归 3 号"是通过采用重离子束辐照干种子选育而成，产量较对照品种增加 15%。中药资源的诱变育种具有其特殊的育种目标，在注重农业性状的同时，还应加强对药用性状的选择。

5. 基因工程育种（Genetic Engineering Breeding）　是将外源目的基因导入宿主植物细胞，使其获得新的遗传基因，表现出新的性状并以此培育新品种的育种方法。它是现代生物技术在育种领域的应用，有广阔的发展前景。基因工程是在分子水平上对基因进行体外操作的一项专门技术。植物基因工程是应用基因工程的普遍原理和通用技术，以植物细胞为对象，通过外源目的基因转移、整合和表达，对植物的遗传物质进行更新和改造进而改良植物的遗传性状或获得新的基因。现阶段基因工程育种是常规育种方法的重要补充。分子设计与基因工程成为提高育种效率、拓展遗传背景、导入外源基因的重要手段之一。但转基因品种带来的安全性问题对中药材而言更应高度重视，必须进行系统的评价，特别是作为饮片供中医药临床应用的中药材更应慎重对待。基因工程育种要应用于生产并作为药材使用时，出于对中医药临床用药安全的考虑，必须要经过严格的质量和安全性评价，在获得相关的许可后，明确作为药材使用的途径和种植范围等才可以在药材生产上应用。

（二）中药资源优良品种选育的程序

所谓优良品种是指能够比较充分地利用自然、栽培环境中的有利条件，避免或减少不利因素的影响，并能有效解决生产中的一些特殊问题，表现为优质、高产、稳产、低消耗、抗逆性强、适应性好，在生产上有其推广利用价值，能获得较好经济效益的品种。中药资源优良品种还需要特别强调这些品种的安全性、有效性和质量可控性，以保证药效为基础。据统计，截至2019年我国报告选育出地黄、枸杞、北柴胡、青蒿、薏苡等药材537个新品种。无性繁殖选育成功枸杞、地黄、杜仲新品种；雄性不育系选育出丹参高整齐度和高含量新品种；采用集团选育、系统选育方法成功选育并推广瓜蒌、青蒿、柴胡、荆芥、人参新品种；采用组培育苗繁育罗汉果。

1. 确定良种选育的目标　优质、高产、稳产、熟期适当、抗性强、适应性广，是各种中药材优良品种选育的共同目标，但因不同的药用植物品种的侧重点和具体内容有所变化。品种选育目标应根据药材生产需要来确定其侧重点，以提取药用成分为目标的，如穿心莲、青蒿等，应以药用成分含量高、稳产作为育种的首要目标；作为常用的重要药材，如根茎类的巴戟天、黄连、白术等，应以优质高产为其主要目标；作为饮片入药配伍的药用植物，不提倡高含量育种，重在稳定质量，因为中医处方中每味药的用量已形成经验，不稳定的质量会导致方剂的疗效改变；花类药材，如款冬花、金银花等，应使用药用部位集中、便于人工采收的品种；种子、果实类药材，如砂仁、广佛手等，应以果大粒重、高产稳产为首要育种目标；生长周期长的药材，如人参、三七、西洋参等，应在保证药用成分含量高的前提下，以适当早熟为育种主要目标；对于抗逆性差的中药材，应重视选择抗逆性强（如抗病虫害、抗寒、抗涝等）的品种。

2. 种质资源的收集、评价和筛选　通过对种质资源进行搜集、鉴定和评价，掌握其生物学特性与遗传特性，与现有的栽培群体进行比较试验，通过大田栽培、观察和性状调查，分析药用成分含量，依据不同的育种目标，筛选出优良生物学性状的种质资源。种质资源是育种的"芯片"，育种上突破性的成果往往取决于关键性遗传资源和有利基因的发现与利用。任何一个新品种的培育都是在原有种质资源的基础上，通过选择、杂交、回交、诱变等方法修饰、加工和改良后，才能符合育种目标。由此可见，种质资源是中药材遗传育种工作的物质基础，是选种育种能否取得突破的关键。实践证明，种质资源越丰富，育种的预见性就越强，就越有可能培育出优良的新品种。

3. 开展品系筛选与品种测试研究　在加强药用植物选育的前期研究的基础上，根据不同药用植物品种本身特点及育种目标，采用不同的育种方式，如系统选育、杂交选育等。经过品系筛选，初步获得具有新变异的优良品系。随后，对这些品系进行比较试验，采用随机排列方式，全面比较入选品系与对照品系的性状差异，并进行统计分析和综合评价，形成品种比较试验报告。品系比较试验是关键的试验阶段，一般需要2～3个生长周期。对于大部分中药材还需要进一步开展区域试验和生产试验。区域试验包括对品种丰产性、适应性、抗病性、抗逆性和品质等性状进行鉴定。生产试验是指在接近大田生产的条件下，对品种的丰产性、稳定性、适应性、抗病性、抗逆性等进一步验证，同时总结配套栽培技术。

4. 品种审定或登记，进行良种繁育推广　中药材育种单位向种子管理机构提出申请，填报品种来源，育成或引入年月、地点，主要性状，与其他品种的明显区别点，适宜种植地区，以及有关数据、实物和图片等。经审查认可，依据其适宜种植地区，在指定的场所进行种植试验，以考察其遗传稳定性和群体一致性。如表现优良的，可予登记，发放证书，供种植生产单位使用。品种审定是法律规定的，新品种育成或新品种引进在推广之前，由政府主管部门对作物品种管理的一项规范措施，以审查其能否推广及其推广范围。选育出的新品种，必须尽快繁育投产，建立良种繁育基地。在繁育过程中，不仅要保持品种的纯度，还要不断提高品种的种性，以保证生产上获得高额的产量和优质的产品，这是育种工作的继续和保证育种成果并长期发挥品种作用的重要措施。

5. 新品种选育的要求 特异性、一致性和稳定性是品种的基本属性。新品种的登记必须提供品种的种类、名称、来源、特性、育种过程以及特异性、一致性、稳定性测试报告等。一般而言，新品种应当具备下列条件：①人工选育或发现并经过改良；②与现有品种有明显区别；③形态特征和生物学特性一致；④遗传性状稳定；⑤具有符合命名规定的品种名称；⑥完成规定的生产周期、区域点的品种比较试验。

6. 新品种性状调查鉴定 自林奈提出"自然系统"的思想以来，全世界的分类学家已给200万种生物进行了命名，这是我们今天利用生物资源分类的基础。传统上中药的物种分类鉴定和亲缘关系的确认，一直运用经典的形态分类学，这种分类方法是建立在个体性状描绘和宏观观测水平上的，易受环境影响，其总体可靠性也存在一些争议，但这种方法至今仍作为药用植物分类和中药品种鉴定的重要手段。随着科学的发展，人们发现许多"种"只是"形态学种"，实际并不是全面意义上的"生物学种"。因而认识到划分生物种的形态学依据是重要的，但不应该是唯一的，于是开始引入现代新技术、新方法，探试分类鉴定的新依据，包括细胞学依据、分子生物学依据、化学依据、超微结构和微形态学方面的依据等。

（1）分子生物学依据 分子生物技术与植物学、动物学研究的结合，应用于中药品种鉴定领域，不仅有传统的分子标记方法，如血清学特征、蛋白质谱和同工酶谱，而且20世纪90年代开始，DNA分子标记技术也迅速发展起来。

中药材（不含矿物药）所依赖的生物资源"物种"的多样性是其基因的多态性的结果，而基因多态性可在分子水平上检测，它是比在形态、组织、化学水平上的检测，更能代表其变异类型的遗传标记。DNA分子标记，直接分析的是生物的基因型而非表现型，鉴别结果不受环境因素、样品形态（原品、粉末或片状）和材料来源的影响，且具有重复性好、灵敏度高的优点，可成为中药品种鉴别更加准确可靠的依据和手段。目前应用的主要有限制性内切酶、酶切片段长度多态性（RELP）、聚合酶链式反应（PCR）和随机扩增的多态性DNA（RAPD）3种技术。这些新技术用于中药亲缘关系、系统分类、品种鉴定的研究，已取得较为理想的结果。尤其是RAPD方法，它以PCR为基础，但无须预先了解DAN序列的信息，检测DNA的多态性，在目前绝大多数动植物中药材DNA序列尚不清楚的情况下，比其他分子标记更有广阔的前景。DNA分子标记已经有许多应用，如对木兰属、铁线莲属、姜属、当归属等属的原植物或药材的鉴别。

目前一般采用凝胶电泳技术进行蛋白质谱分析，可达到中药品种鉴别的目的。如通过聚丙烯酰胺凝胶电泳图谱鉴别国产槭属7种植物。近年迅速发展的新型分离分析技术毛细管电泳法用于鉴别中药材，如狗脊及其混淆品的鉴别，弥补了荧光分析和理化鉴别专属性不强的不足；将该方法用于菟丝子的蛋白指纹图谱，9min内可区别出北方菟丝子、南方菟丝子和日本菟丝子，其鉴定结果与扫描电镜及显微鉴定所得结果一致。但是，蛋白质电泳图谱类型主要是依靠肉眼直观比较，人为区分，在一定程度上影响了结果的准确性。

另外，同工酶电泳图谱比蛋白质电泳图谱更为简洁、清晰。但是该方法必须取材于新陈代谢活跃的部位，限制了在干燥药材鉴别上的应用。中药有许多具有抗原决定簇结构的大分子如多糖、蛋白质等，用它们制成特异性抗体（抗血清）进行中药定性分析是一种高度选择性的血清学鉴定方法，血清学特征对中药乃至复方中特定的药材（尤其是动物药）在鉴定上具有极大的开发利用价值。如采用免疫化学方法鉴别了虎骨、豹骨。

（2）超微结构和微形态学依据　自1932年扫描电镜诞生，微形态学的建立，生药学已经历了从靠肉眼观察的形状描绘水平、借助光学显微镜观察的显微鉴别水平到应用电子显微镜观察分析微观形态或结构的亚显微水平。现已证明植物的一些微细形态结构特征，以其高度的品种专属性和稳定的遗传性，而成为植物药分类鉴定的依据。目前电镜主要用于植物药的种子、花粉和叶表面构造的研究和蛇类药的研究，在九里香属、地榆属、乌梢蛇等类药材鉴别中得到了不少有意义的结果和数据。扫描电镜的优点是无须经过复杂的预处理，尤其是处于干燥状态的中药材，就能观察并获得样品表面或断面的亚显微特征。

（3）光谱学方法　紫外光谱（UV）、红外图谱（IR）、质谱（MS）、核磁共振谱（NMR）四大光谱法用于品种鉴定研究日益受到重视，过去只有UV和IR作为药材鉴定的辅助手段，有的还采用导数光谱法来进一步提高分辨率。有学者开展了核磁共振氢谱鉴别中药的研究。通过中药的特征总提取物和特征单体成分的 ^{1}HNMR 指纹图谱分析，发现所研究的各种中药的 ^{1}HNMR 指纹图均有高度的特征性和重现性，同一品种不同产地的样品的 ^{1}HNMR 指纹图也有很好的一致性；人参、天麻、唐古特大黄、掌叶大黄等多种药用植物的特征总提取物的 ^{1}HNMR 指纹图主要显示了其活性成分的特征共振峰；蓼属、大黄属植物的 ^{1}HNMR 指纹图既存在相同的部分，又有本质的区别。说明核磁共振氢谱能够作为中药种间、属间的鉴别参照，但该方法还有待进一步的探索。

（4）X射线衍射法　由于粉末衍射图谱与晶体具有一一对应的专属性，对于含多组分的样品（如中药材或中成药），其粉末衍射图谱相当于样品内各组分粉末衍射图的叠加，这是应用X射线衍射对中药分析鉴定的理论基础。由于各种中药的组成成分不同，每种中药都有反映其各组分特征的X射线衍射图谱，由此可实现对中药进行鉴别的目的。动物结石药材具有良好的结晶度，图谱中衍射峰尖锐，易于识别，运用该法对国产天然牛黄以及人工牛黄、马宝等药材进行分析研究，结果各种结石的X射线图谱有明显的特征性；该法同样也用于植物类药，如对10种淫羊藿药材的鉴别。X射线衍射法既能反映中药材整体特征又能提供中药质量评价标准的有效分析方法，具有实验操作快速、简单，图谱指纹专属性强、信息量大，所需样品量小且被测样品无损伤等诸多优点。

（5）差热分析法　差热分析法是对中药材进行热谱扫描，以热熔值的大小作为定性指标鉴别。近年有对木属药材、琥珀和松香等的鉴别报道。该法具有准确度高、精密度好等优点。

（6）其他方法　20世纪90年代开始，薄层色谱法（TLC）、高效液相色谱法（HPLC）、气相色谱法（GC）等色谱技术大量用于中药品种研究中，特别是三维高效液相色谱法的应用，更把中药材鉴定提高到一个新水平。在无损鉴别新方法研究中，还采用红外拉曼光谱来直接进行无损药材鉴别，快速简便，有一定发展前景。中药品种分类鉴定的技术和方法正在发展之中，为中药品种的鉴别和亲缘关系的确定提供了新的依据。

二、中药资源的离体培育技术

离体培育技术，即是植物组织培养（Plant Tissue Culture）技术，是指在无菌条件下，将离体的植物器官、组织、细胞或原生质体，培养在人工配制的培养基上，人为控制适宜的培养条件，使其生长、分化、增殖，发育成完整植株或生产次生代谢物质的过程和技术。凡是用于组织培养的材料（器官、组织、细胞、原生质体等）统称为外植体。根据培养对象的不同，植物组织培养可以分为胚胎培养、茎尖培养、花药和花粉培养、组织培养（狭义）、器官培养、细胞培养、原生质体培养等。

离体培育技术的优点有生长周期短，繁殖率高；培养条件可以人为控制；管理方便，有利于工厂化生产和自动化控制等。因此，离体培育技术已被广泛应用于植物的组织脱毒、快速繁殖、次生代谢物质的生产、工厂化育苗等多个方面，在珍稀、濒危药用植物资源保护和开发方面具有广阔的应用前景。

（一）药用植物组织培养的应用

1. 利用组织培养技术保存种质资源   利用组织培养技术获得特定培养材料进行种质保存，进而构建种质资源库。组织培养技术是中期保存种质的重要手段，对于顽拗型种子来说，它甚至是一种占主导地位的种质保存方法。目前主要应用于稀有、濒危植物的种质繁殖与种质保存。植物细胞和培养体在适宜条件下存在着一种典型的生长模式，即首先进入称为延滞期的慢生长阶段；随后是快生长阶段，细胞呈指数状态增生；最后，培养体进入生长静止期，细胞数量保持恒定。从延滞期到生长静止期的时间长度受多种因素的影响，通过调节和改变与培养体生长有关的某些条件，则可能延长继代培养所需时间。种质离体培养保存就是通过改变培养物生长的外界环境条件，使细胞生长降至最小限度，但不死亡，从而达到保存种质的目的。这种保存方法最大的优点是使保存材料维持缓慢而不断的生长，因而又称作缓慢生长种质保存方法。

种质材料在离体培养保存时的生长速度可用多种方法控制，最常用的方法是降低温度。多数植物的培养体最佳生长温度为 20 ~ 25℃，当降至 0 ~ 12℃时生长速度明显下降；少数热带种类最佳生长温度为 30℃，一般在 15 ~ 20℃时可降低生长速度。降低培养基中的营养元素或在培养基中加入生长延缓剂使培养物生长速度减慢，也是离体培养保存常用的方法。在培养基中添加渗透剂或天然激素，如甘露醇、山梨醇、蔗糖、脱落酸（ABA）、矮壮素（CCC）、多效唑等，均能起到抑制细胞生长、延长保存时间的效果。此外，降低培养环境中氧含量、减少光照等技术均能延长继代间隔时间，将上述几种技术进行组合，则能够更长时间地保存种质材料。

2. 利用组织培养技术进行种苗的繁育   在人工栽培的药用植物中，有不少名贵药材生产周期较长，如人参、黄连等，如果以常规方法育种或育苗，需要花费较长时间。另外一些药用植物如川贝母、西红花等，因为繁殖系数小、消耗种量较大，导致发展速度慢且生产成本增加。还有一些药用植物，如地黄、太子参等，则因病虫害导致品种退化，严重影响其产量和品质。这些均可利用植物组织培养技术解决植物再生产与繁殖问题。利用茎、叶、花等进行器官培养的试管苗，可在短时间内提高繁殖率，对珍稀、濒危药用植物资源保护和可持续利用具有重要意义。

3. 利用组织或细胞培养技术生产药用成分   利用药用植物组织或细胞培养的方法进行药用植物活性成分提取原料的生产，可以做到不使用野生或栽培药材资源，就能够实现活性成分提取工业化生产的目的。植物组织培养技术的发展，使规模化生产愈伤组织与培养细胞成为现实。许多重要的药用植物，如紫草、人参、黄连、毛地黄、长春花、西洋参等植物的细胞培养都已获得成功，采用此法进行药用活性成分的生产多数集中在价格高、需求量大的化合物上，如紫杉醇、长春碱、人参皂苷等。

（二）离体培育分类及重要技术

1. 组织培养的分类   比较常用的分类方法是根据培养材料将植物组织培养分为以下 6 个培养

类型：

（1）植株培养（Plant Culture）　是对完整植株材料的无菌培养。植株培养一般多以种子为材料，如春兰诱导种子萌发成苗。

（2）胚胎培养（Embryo Culture）　指从胚珠中分离出来的成熟或未成熟胚为外植体的离体无菌培养。

（3）器官培养（Organ Culture）　指以植物的根（根尖、根段）、茎（茎尖、茎段）、叶（叶原基、叶片、叶柄）、花器（花瓣、雄蕊）、果实、种子为外植体的离体无菌培养。

（4）组织培养（Tissue Culture）　指以分离出植物各部位的组织（如分生组织、形成层、表皮、皮层、薄壁组织等）或已诱导的愈伤组织为外植体的离体无菌培养，也是狭义的组织培养。

（5）细胞培养（Cell Culture）　指对植物体的单个细胞或较小细胞团的离体无菌培养，获得单细胞无性繁殖系。

（6）原生质体培养（Protoplast Culture）　指以除去细胞壁的原生质体为外植体的离体无菌培养。通过原生质体融合即体细胞杂交，能够获得种间杂种或新品种。

2. 愈伤组织及其培养技术　愈伤组织是指原植物体的局部受到创伤刺激后，在伤口表面新生的组织；由活的薄壁细胞组成，可起源于植物体任何器官内各种组织的活细胞。在植物器官、组织、细胞离体培养时，条件适宜也可以长出愈伤组织。其发生过程是：外植体中的活细胞经诱导，恢复其潜在的全能性，转变为分生细胞，继而其衍生的细胞分化为薄壁组织而形成愈伤组织。愈伤组织培养具有多种用途。一方面可研究植物生长发育及分化的机制、遗传变异规律，对植物遗传育种具有特殊意义；另一方面可用于大规模工厂化生产有用化合物，或用于细胞培养筛选工业、农业、医药生产上有用的无性系等。实践证明，愈伤组织培养不仅是一种植物快速繁殖的新手段，同时也是种质保存、品种改良和药用成分生产的理想途径。

3. 原生质体游离、培养与融合技术　脱壁后的植物细胞称为原生质体，其特点是：①比较容易摄取外来的遗传物质，如DNA；②便于进行细胞融合，形成杂交细胞；③与完整细胞一样具有全能性，仍可产生细胞壁，经诱导分化成完整植株。原生质体融合就是用物理或化学方法诱导遗传特性不同的两亲本原生质体融合，经染色体交换、重组而达到杂交的目的，经筛选获得集双亲优良性状于一体的稳定融合子。

4. 花药培养技术　花药培养（Anther Culture）是指把发育到一定阶段的花药通过无菌操作，接种到人工培养基上，通过培养，改变花粉粒的正常发育途径，诱导其分化形成愈伤组织或胚状体，进而获得完整的植株。花药培养是获得单倍体植株的主要组织培养技术。花药培养技术主要过程是：①把花粉发育到一定阶段的花药，通过无菌操作技术，接种在人工培养基上进行离体培养；②花粉在培养基所提供的特定条件下可以发生多次分裂，形成类似胚胎的构造（胚状体）或愈伤组织；③诱导愈伤组织分化出芽和根，最后长成植株。

5. 毛状根培养技术　毛状根（Hairy Root）是发根农杆菌侵染植物后产生的一种病理状态。植物受伤后，伤口会被发根农杆菌感染，在伤口处形成有多个分支的不定根，因为看起来呈毛发状，所以这些不定根又被称为毛状根。一般来说，来源于植物次生代谢物的活性化合物，是在具有一定分化程度的组织器官中合成的，而根是高度分化的器官，也是近三分之一传统药材的药用部位，因此毛状根培养技术是获得植物次生代谢产物的好材料。毛状根来源于单个细胞，具有生长迅速、不需添加外源激素、合成次生代谢产物能力强且稳定、遗传性状稳定、产物产量较悬浮培养细胞高等特点而被广泛应用。目前，该技术已经应用到人参、何首乌、丹参、甘草、冬凌草、黄芪、南方红豆杉、菘蓝、三叶鬼针草、虎杖等药用植物，实现有效成分资源的人工培育。

6. 组织（细胞）悬浮培养技术　植物细胞悬浮培养（Plant Cell Suspension Culture）是指将游离的植物细胞或小的细胞团置于液体培养基中进行培养和生长的一种技术。它是从愈伤组织的液体培养基上发展起来的一种新的培养技术。它为研究植物细胞的生理、生化、遗传和分化的机理提供实验材料，也为利用细胞进行次生代谢产物的工业生产提供技术基础，还在品种选育、快速繁殖、原生质体培养、体细胞杂交以及作为基因转化的受体等方面得到了广泛的应用。

三、中药资源的引种驯化技术

（一）引种驯化的步骤

引种驯化通常需要一个经过多年逐渐使这些物种适应本地的自然环境和栽培、饲养条件的过程。

1. 准备阶段

（1）详细的调查和研究　在引种前必须根据国家中药材生产计划和当地药材生产与供求的关系，确定需要引种的种类，并加以准确鉴定。掌握引种所需的有关资料，包括引种中药原产地的海拔、地形、气候和土壤等自然条件，该植物的生物学和生态学特征，以及生长发育的相应阶段所要求的生态条件；对于栽培品种，还要详细了解该植物的选育历史、栽培技术、品种的主要性状、生长发育特征以及引种成败的经验教训等。

（2）制定引种计划　基于调查研究掌握的资料结合本地区实际情况进行分析比较，并注意在引种过程中存在的主要问题，如南药北移的越冬问题、北药南植的过夏问题、野生变家种的性状变异问题等，经全面分析考虑后，制定引种计划，提出引种的目的、要求、具体步骤、途径和措施等。

（3）材料与技术准备　根据预定计划做好繁殖材料、技术方面和必要物质的准备。在搜集材料时，应选择优良品种和优良种子，并进行检疫、发芽试验、品质检查和种子处理等工作，还应注意种子、种苗的运输和保管。

2. 试验阶段引种驯化的田间试验　一般应先采用小区试验，然后大区试验，在多方面的反复试验中观察比较，将研究所得的良好结果应用于生产实践。在进行田间试验时，目的要明确，抓住生产上存在的关键问题进行试验，并注意田间试验的代表性、一致性和重复性。

（1）田间试验前　必须制定试验计划，其主要内容包括名称，项目，供试材料，方法，试验地点和基本情况（包括地势、土壤、水利及前作等），试验的设计，耕作、播种及田间管理措施，观察记录，试验年限和预期效果等。

（2）田间试验过程中　要详细观察记载，了解环境条件对植物生长发育的影响。田间试验完成后，对观察记载的资料要认真分析总结，进行引种评价，提出初步结论和讨论。评价内容包括：①在新的引种环境下植物的生物学特征的适应性和抗逆性的表现，分析其重要的生物因子；②对新产地，通过获得的各种数据如产量、品质等分析，确定有无推广价值；③综合各地的生态环境测试结果，画出该植物的最适宜、中间适宜、不适宜区；④反映出的生物学特点，及总结运用到的生物栽培技术，归纳出更好的栽培技术；⑤对引种植物进行新的变异的筛选和利用。

3. 向主管部门完成引种登记程序，进行繁殖推广　根据当地主管部门对于引种的管理要求，提供详实的引种调查材料和试验报告，进行登记。获得引种登记许可之后，进行试点推广。在试点栽培中要继续观察，反复试验，通过实践证明这种中药引种后已能适应本地区的自然条件，在当地生产确能起增产作用，即可扩大生产，进行推广。

（二）引种驯化的技术方法

1. 引种材料的处理与繁殖 从外地引进的中药资源繁殖材料，都必须记载登记，经过检疫、消毒等处理，然后进行育苗繁殖。按它们的习性与引种要求及时处理，如消毒、贮藏、催芽、播种等处理时应充分了解各类种子的生理特性，避免在处理过程中由于技术不当造成损失。

播种育苗是引种驯化的重要手段，从种子引进后，经处理到播种育苗、幼苗管理都要随时考虑如何提高种子的发芽出苗率、如何能安全渡过逆境、如何培育壮苗等问题，以使多出苗、出壮苗，使引种试验有足够的种苗数量。

扦插繁殖是植物引种驯化过程中普遍采用的方法。通过扦插，可以保持植物个体的原来性状，也能提早开花结果；并且扦插繁殖时发生的变异（一般属芽变）只要符合人们需要，可以成为独立品系，即无性系。引种繁殖时采取促进愈伤组织形成与分化生根的方法，综合分析植物的生理生态条件，运用各项促进生根的技术措施可以有效地提高插穗的成活率。

嫁接在药用植物引种中也是常用的方法。嫁接可归纳为营养器官嫁接与繁殖器官嫁接。在常规引种中，以前者为主，它又分为枝接与芽接两大类。

2. 幼苗锻炼与培育 播种育苗、幼苗锻炼、定向培育是引种驯化的重要技术措施。幼苗，尤其是实生苗，容易适应新环境。当原分布地与引种地的生态环境差异较大时，苗木一时难以适应，必须给以锻炼，使其逐步适应。锻炼的方法随植物种类、迁移方向、引种目的不同而有差异。常见的方法有萌动种子与幼苗的低温处理。在南种北移时，主要的限制条件是冬季低温，如通过萌芽种子的低温处理可提高植株耐寒力。处理时应注意，在种子萌动刚开始时进行处理效果较佳。假如移栽苗木时尽量保持根系完整，栽后加以管理，保持土壤水肥充足，促进早发根、多发根，寒冷时加强保护，使早日恢复生机，亦能达到同样目的。幼苗在新的环境中，会顽强地竞争生存下去。如在土壤干燥的条件，植物将生长强大的根系，或枝条上的叶片卷缩以减少蒸腾，进而脱落一些叶片来保证植物体内水分和养分；在严峻不良的条件下，会以加速发育、提早开花结实来延续种的存在。多数药用植物种类都具有一定的潜在适应能力，当引出分布地之外，若各种生态因子差异不悬殊时，一般均能适应；假如差距很大，需在苗期给以必要条件，适当地满足生长要求，植物本身能逐渐地增强适应能力；随着植物年龄的递增，就能不断地同化新环境而生存下来。除此之外也可用波浪式锻炼，如变温处理；有的以间断式，如光、暗间隔处理；有的是突变式，如同位素处理。对植物生长发育节律的调节与控制，可采用逐步迁移与多代连续培育的方法及其他的农业技术等措施来实现。

3. 小环境小气候的选择与建造 植物引种驯化过程中，小环境、小气候的作用是不可低估的，许多植物引入新地区后在一般大环境条件下不易成功，而选择了适宜的小环境、小气候，却取得了明显效果。例如，华南一带成功引种许多热带植物，其中有一个重要原因就是根据植物习性，选择了适宜的小环境、小气候。

4. 种质选择 选择可以分为不同地理种源的选择和变异类型的选择两个方面。在引种试验时就应注意不同种源的适应性观察，通过培育、观察，找出各个种源的差异及优良性状的植物，从而进行综合或单项选择。通过地理种源的比较试验，进行选优。另外，引入的植物经驯化后所产生的性状变化是多方面的，需要经过人为的单项或综合选择，把那些符合生产、生活需要的变化保留下来。性状变化的选择项目应包括生长发育的节律与抗性，以及经济性状等。对少数表现优良的单株，可采用单株选择法，以培育新的类型。

5. 设施栽培和无土栽培及生物工程在植物引种中的应用 植物引种工作者为了使新引入的植

物能逐步适应于新环境，先给其创造一些保护性设施，然后慢慢锻炼，使植物在顺应与改造的驯化过程中发挥良好作用。目前普遍应用的保护性设施栽培有温床与温室栽培、塑料棚栽培及荫棚栽培。此外，还有喷雾的插床设施等。无土栽培在植物引种驯化中的应用，主要在于：对新引入植物在无土栽培条件下，进行生长发育与生物学特性观察；研究新引种植物在各个生长发育阶段所必需的营养元素等，以提出植物在不同生长时期的最佳营养液配制方案，为大田栽培施肥技术提供依据；生物工程是近代的新兴技术，包括组织培养、试管苗的培育与基因工程等。

四、中药产地适宜性技术

（一）影响中药资源产地适宜性的因素

随着医疗事业的发展，中药材需求日益增加，再加上很多药材的生产周期较长，产量有限，单靠强调道地药材产区扩大生产，已经无法满足药材需求。在这种情况下，加强中药资源人工培育，进行药材的引种栽培以及药用动物的驯养，成为解决道地药材不足的重要途径。在现代技术条件下，我国已能对不少名贵和短缺药材进行异地引种以及药用动物的驯养，并不断取得成效。如依靠进口的西洋参在国内引种成功，天麻原产贵州而今在陕西大面积引种，人工培育牛黄，人工养鹿取茸，人工养麝及活麝取香，人工虫草菌的培养等。但是，必须认识到产地适宜性可能导致中药资源质量、疗效的变化，需充分考虑产地气候、土壤、地形地貌和群落生态等方面对中药资源人工培育的影响。

1. 气候因子　道地药材是物种受特定生境的影响，在长期生态适应过程中所形成的具有稳定遗传特征的个体群。因此植物生态型，即同种植物长期生长在不同的生长环境中，因区域适应而形成在生态学上有差别的同种异地个体群，是道地药材形成的生物学实质。国内外学者已相继开展了关于各种气候因子与药材道地性的研究。在 19 世纪，达尔文就发现乌头生长在寒冷环境下无毒，而生长在温暖气候条件下就有毒。通过对吉林省西洋参栽培产地生态环境的分析，确立了以 1 月份平均气温、年空气相对湿度、无霜期为栽培西洋参气候生态因子数字模型，根据分析结果分为最适宜区、适宜区、尚适宜区和可试种区。在全日照条件下穿心莲花蕾期内总内酯含量较遮荫条件下要高 10% ～ 20%，说明光照条件的强弱对药用植物的药效会产生影响。对苍术的研究表明，降雨量是影响苍术挥发油量的生态主导因子，高温则是影响苍术生长发育的生态限制因子。由此可见，气候因子对药材品质的影响是多角度、多层次的。

2. 土壤土质　土壤因素与中药资源生态适应性方面的研究主要集中在土壤组分、微量元素、结构、酸碱度、微生物等方面。研究表明，由于土壤微量元素差异，不同产地的同种药用植物，其药材有效成分含量有明显差异。如产于湖北蕲春的艾叶挥发油含量为 0.83%，产于河南和四川的只有前者的一半；蕲艾中 Ca、Mg、Al、Ni 含量较高，川艾中 Co、Cr、Se、Fe、Zn 含量较高，而豫艾中除 Cu 含量较高外，其余元素含量均较低。对不同土壤类型和三七皂苷含量的相关性研究发现，不同土壤类型对三七皂苷含量影响显著，但土壤微量元素对三七皂苷含量无直接影响。对野马追的生态适应性研究表明，野马追适宜在微酸环境中生长。道地金银花的分布受地质背景系统制约，主要分布于大陆性暖温带季风性半干旱气候区内，由于受土质影响，金银花最适合的土壤类型是中性或稍偏碱性的砂质壤土。

3. 地形地貌　中药资源具有明显的空间分布地域规律，不同产区间不仅存在地理位置差异，而且在地形地貌方面也有很大差异。海拔的变化会引起气候微环境的改变，不同坡向和坡度的太阳辐射量、土壤水分和地面无霜期不同，因此对中药资源品质会产生一定的影响。如黄连同一时期生长在低海拔处的根状茎重量和小檗碱含量大于高海拔处，而短葶飞蓬在同一地区总黄酮含量有随海拔升高而上升的趋势。

4. 群落因素　群落环境（包括群落组成和群落结构）是植物生长的关键因素，关系到物种的生存、多样性、演替和变异等方面。研究中药生长的最适群落环境是开展中药资源培育的重要内容。研究报道以数值分类方法，初步确定了暗紫贝母分布的植物群落类型及其群落特征，并研究了其群落类型与松贝（川贝母）品质之间的相关性，指出绣线菊＋金露梅＋珠芽蓼群落、窄叶鲜卑花＋环腺柳＋毛蕊杜鹃群落、委陵菜＋条叶银莲花群落所产松贝为品质最优；并运用相关系数法对暗紫贝母和川贝母分布的群落类型进行了数值分类。对适于黄芪生长的群落类型的调查结果表明榛灌丛是最佳群落。

（二）中药材产地适宜性分析地理信息系统

长期以来，中药材产地适宜性分析停留在依靠传统经验和单个气候因子、单个产地的基础上，效率低、准确性差。信息技术的推广使中药材产地适宜性的定址研究和多因子综合分析得以实现。中药材产地适宜性分析地理信息系统是基于地理信息系统（GIS）技术的药用植物产地适宜性分析地理信息系统，将地理信息系统的空间聚类分析应用于药材数值区划中，能科学、准确、快速地分析出与药材主产区生态环境（比如气候、土壤等）最为相近的区域。

地理信息系统技术的发展及气候资料数据库的完善，为中药材产地适宜性的深入研究提供了基础。基于地理信息系统，选择农业生产常用的 ≥ 10℃积温、年平均气温、七月最高气温、七月平均气温、一月最低气温、一月平均气温、年平均相对湿度、年平均降水量、年平均日照时数以及土壤类型等 10 个生态指标作为中药材产地适宜性分析的评价指标，创建了中药材产地适宜性分析地理信息系统。该系统通过对中药资源产地适宜性进行多生态因子、多统计方法的定量化与空间化分析，得出特定中药种类在全国范围内不同生态相似度等级的区域，并将其图形化。

这一系统着力解决的是"药材在哪里种"的难题，可有效指导中药资源引种和扩种，使之更加科学地开展人工培育，并合理规划生产布局。本系统的研发，摆脱了过去依靠传统经验和单因素分析的落后方法，为我国中药材引种栽培和中药产业的合理布局提供了科学、可靠、直观而快捷的决策分析方法。目前这套系统已在全国 32 个贫困县开展了无公害中药材种植规划，完成了260 个中药材产地生态适宜性区划。

第四节　中药新资源

中药新资源是指新发现的具有药用价值的新物种，或以前未作药物使用的物种、新的药用部位、新的临床用途等能满足中医治疗、预防疾病的新药用物质。广义"新资源"还包括提取物、化学组分及单体，以及采用生物技术获得的药用动植物新品种、组织培养物及其提取物等。2020年版的《中药注册分类及申报资料要求》规定"新药材及其制剂，即未被国家药品标准、药品注册标准以及省、自治区、直辖市药材标准收载的药材及其制剂，以及具有上述标准药材的原动、植物新的药用部位及其制剂"。简而言之，中药新资源包括中药材（制剂）的替代品、新发现的药材和已有药材新的药用部位。

从法规的角度来界定，中药新资源即是我国各级药品标准未收载的、但可进行研究并通过一定程序而作为中药使用的物质。

一、中药新资源的类型

（一）新的药用物种

人类认识和发现药物是一个不断丰富与完善的过程，过去没有药用的品种随着研究的深入发现具有特定的临床价值与功能主治，变成了新的药用资源；尤其是亲缘关系较近的资源往往是新药用物种的来源。有的甚至是发现的新物种在民间早已被使用。据报道，截至 2019 年底，第四次全国中药资源普查已发现 100 余个新物种中有近 60% 的物种具有潜在药用价值。

（二）新功效、新用途

通过传统中药方剂、剂型、药理、化学成分研究和临床试验，开发传统中药新用途，使中药复方药和单方的潜在药效得到进一步的发挥，提高传统方药的临床疗效。对传统中药过去没有发现或虽有记载而未引起重视的药效进行研究证实，开拓新的药用途径；新功效即某个中药在本药用体系内尚未发现的功效。例如，大黄用于治疗胰腺炎、胆囊炎、肠梗阻等导致的急腹症；山楂用于治疗冠心病、高血压、高脂血症、脑血管病；白芷用于治疗胃病、银屑病；青蒿用于治疗各型疟疾、红斑狼疮；青黛用于治疗白血病、银屑病；贯众用于治疗乙型肝炎；虎杖用于治疗高脂血症；山豆根用于治疗癌症；此外，如砒霜对某些类型白血病的疗效、三七叶提取物治疗偏头痛、半夏治疗外科出血、白芍用于便秘治疗、仙鹤草芽驱虫、葛根用于降血糖和增加冠脉血流量等，都属于老药新用的例子。

（三）替代资源

中药替代资源是指可用于代替传统中药的部分功用或全部功用的非传统的药用物质。包括应用药用动植物亲缘关系学原理寻找动植物药替代资源，如薯蓣属的多种植物可以替代薯蓣作为药用；通过化学和药理的方法研究不同动植物部位的化学成分和药理作用的差异，扩大原药材的药用部位，如杜仲叶可代替杜仲树皮入药，钩藤茎枝可代钩藤入药；利用生物学技术（基因工程、酶工程、发酵工程和蛋白质工程和其他基础科学技术）对中药的化学成分进行体外合成、结构进行转化和修饰，扩大原药材化学成分的种类，如人工牛黄的体外合成，紫杉醇的生物合成，抗癌活性较低的人参皂苷转化为抗癌活性较高的人参皂苷 Rg_3、Rh_2，毒性较高的秋水仙碱通过结构改造得到毒性较低的秋水仙酰胺等。

二、新资源产生的途径

（一）资源寻找的经典途径

1. 从古代本草医书中发掘新药　我国的古代本草医书是祖先留给我们的宝贵财富，是开发新药的重要源泉。认真研读本草往往可以找到许多新药开发的线索。如以中医理论和传统方法为据，选用"当归芦荟丸"治疗慢性粒细胞白血病取得疗效，该处方包括当归、芦荟、龙胆、栀子、黄芩、黄柏、黄连、青黛、木香共九味药，后经过减方研究，证明该复方中只有青黛有效，进一步研究从青黛中分离出抗癌有效成分靛玉红，现作为抗癌药广泛使用。再如张仲景所著医籍《伤寒论》中曾记载"葛根汤"（葛根是其主要成分）可治疗颈项强直等症，用以治疗高血压有效，从中分离出有效成分葛根素、黄豆苷元、黄豆苷元 –4', 7– 双葡萄糖苷等多种异黄酮类化合物，现已制成片剂、针剂等用于临床，取得良好疗效。

2. 从民族药和民间药中开发新药　我国广大城乡及少数民族聚居地区，经过长期的生产和生活实践，在中药资源的开发利用方面积累了许多宝贵的经验，并出版了许多有影响的民族药和民间药医药文献和专著，从中可发掘出丰富的新资源。我国已从民族药中开发出新药40多种，如苗族药灯盏细辛 *Erigeron breviscapus*（Vant.）Hand. –Mazz. 的注射液治疗中风瘫痪、哈尼族药青叶胆 *Swertia mileensis* T. N. Ho et W. L. Shi 的片剂治疗肝炎。从民间药中也研制了一批新药，如由江西民间草药草珊瑚 *Sarcandra glabra*（Thunb.）Nakai 开发出的"复方草珊瑚含片"，以黑龙江民间草药满山红 *Rhododendron dauricum* L. 为原料开发出的"消咳喘"等。

3. 应用药用植物亲缘学原理寻找新资源　根据"亲缘关系相近的植物类群具有相似的化学成分"这一原理，在近缘植物中寻找活性成分含量高的药用植物资源是行之有效的方法。植物亲缘关系相近的种类由于遗传联系密切，往往具有相似的生理生化特性，进而导致它们产生相似的次生代谢产物（如生物碱、苷类等），最终决定了它们具有相似的药理作用和临床疗效。因此，植物亲缘关系、化学成分与疗效之间存在着一定的内在联系。这种联系在寻找进口药的国产资源和扩大药用植物资源时具有重要应用价值。"寿比南"（Verticil）为20世纪50年代我国进口的一种降压及安定药，是从印度药用植物蛇根木 *Rauvolfia serpentina*（Linn.）Benth. ex Kurz 中提出的总生物碱，其主要活性成分为利血平（reserpine）。我国没有蛇根木，但在海南、广东等地分布有同属植物萝芙木 *R. verticillata*（Lour.）Baill.。实验发现，萝芙木不仅含有利血平，而且其总生物碱的降压作用温和、缓慢而持久，副作用少且轻微，萝芙木总碱以"降压灵"之名成为产品。进一步研究证实，国产萝芙木属 *Rauvolfia* L. 的大部分种类均可作为利血平的资源植物加以利用。

当某种药用植物或原料植物投入使用和生产时，其资源问题常常变成一个突出的焦点。因此一方面必须注意野生资源的保护、更新或大量栽培，也可以从同科属亲缘较近的种类或已知含有特定成分的植物类群中选择含量高的种类作为推广繁殖对象。薯蓣 *Dioscorea opposita* Thunb. 是合成甾体激素药物主要原料薯蓣皂苷元（diosgenin）的药用植物，研究证明，此类成分主要集中在薯蓣属 *Dioscorea* L. 根茎组（*Sect. Stenophora*）植物的根茎中。如产于我国的三角叶薯蓣 *D. deltoidea* Wall. 薯蓣皂苷元平均含量为3%，盾叶薯蓣 *D. zingiberensis* C. H. Wright 为2.5%，其他种类如穿龙薯蓣 *D. nipponica* Makino 等的含量也大多在1%以上。小檗碱主要存在于国产5个科（小檗科、防己科、毛茛科、罂粟科、芸香科）16个属的植物中，分布特异性较差，但以小檗科小檗属（Berberis）植物中的含量为高。

药用生物的亲缘关系、化学成分与生理活性三者是有联系的，但它们之间，特别是后者并不一定都是必然的正相关。各种药用生物除具有有效成分外，有些还含有其他的生理活性成分，甚至有毒成分，如柴胡属植物中的大部分类群都含有柴胡皂苷，但在大叶柴胡中含有柴胡毒素（bupleurotoxin），因此不能与柴胡等同。

4. 扩大药用部位，增加新产品　对药用植物和药用动物，传统经验通常仅选择其某一或几个部位药用，其余弃之。实验研究发现，植物的其他部位也往往含有类似药用成分。如杜仲叶与树皮的成分相似，可以代用；钩藤茎枝可代钩藤入药；诸多参类药材如人参、党参、玄参以及牛膝、桔梗等传统用药多去芦头，经研究确认，芦头与根的成分基本一致，可以药用。又如人参的茎、叶、须根均含与根相似的皂苷，功效也类似，均可用于作为提取人参皂苷的原料及开发成各种人参制剂。从砂仁叶中提取的挥发油可代砂仁入药或作制剂原料。

（二）植物内生菌途经

1993 年，美国的 Stierle 从短枝红豆杉韧皮部中分离到内生真菌安德鲁紫杉菌，并证明了安德鲁紫杉菌的 3 周培养物中存在紫杉醇及其类似物。从而启发了人们可以从植物内生菌寻找植物产生的相同或相似的活性化合物。就中药新资源而言，植物内生菌是天然活性物质的重要来源，可以产生萜类、黄酮类、内酯类、酚类、生物碱、皂苷类、挥发油、多肽类等与宿主植物相类似的生物活性物质，且同时也可能产生与宿主成分差异较大的物质。目前活性较为明确且具有较高药用价值的内生菌次生代谢产物有很多，如具有抗肿瘤活性的紫杉醇、常春碱、长春新碱、羟基喜树碱等；具有抗菌活性的环肽抗生素、三线镰刀菌产生的抗菌肽、银杏内生球毛壳菌产生的生物碱、倍半萜等。药用植物内生菌是近年来中药新资源研究热点之一，相关研究成果对药用植物的生产、药效成分的生产以及新活性成分的发现都具有重要作用。

（三）生物转化途径

以外源性的天然或合成的有机化合物为底物，添加到处于生长状态的生物体系或酶体系中，在适宜的条件下进行培养，使得底物与生物体系中的酶发生相互作用，从而产生结构改变，这一过程称为生物转化，亦称生物催化，其实质是酶催化反应。用于转化研究的生物体系主要有真菌，细菌，藻类，植物悬浮细胞、组织或器官，以及动物细胞、组织等，其中应用最多的是植物细胞悬浮培养体系和微生物体系。生物转化反应具有选择性强、催化效率高、反应条件温和、反应种类多以及环境污染小等特点，并且往往可以用于催化有机合成中难以完成的化学反应。利用生物体对底物作用的多样性，可以丰富中药活性化合物的结构，从中找到活性更好的先导化合物，从而进行新药的研究与开发。采用生物转化技术已经获取了大量结构新颖的化合物，这其中包括众多的具有较好活性的天然产物的衍生物，为新药的研制提供了极为有价值的先导化合物。有些生物转化反应还达到了工业化生产规模，创造了巨大的经济效益。

中药的活性成分是中药治疗与预防疾病的物质基础，也是药物化学家寻找新的药理活性分子的重要来源。一个多世纪以来，随着分离技术的日益成熟，人们已经从中药中分离纯化出数以万计的活性化合物，其中许多化合物被成功地开发成为药物，诸如利血平、地高辛、青蒿素、麻黄碱、紫杉醇等。但很多中药活性成分由于含量低、药理作用不显著、毒副作用大、水溶性差等原因极大地限制了它们的广泛应用。为了克服这些缺点，研究者对一些常用中药中的活性化合物进行了生物转化研究，其中包括甾体类、萜类和生物碱类化合物，发现了数目众多的新化合物，为丰富天然产物的结构，以及进一步发现高效低毒的药物，提供了良好的物质基础。研究者已较为系统地研究了蟾蜍甾烯、紫杉烷、雷公藤内酯、莪二酮、去氢木香内酯、木香烯内酯、甘草次酸、吴茱萸碱以及青蒿素等活性化合物的生物转化。如莪二酮为中药莪术根茎中主要成分之一，抗肿瘤、抗血栓方面成效显著，且具有抗早孕、抗菌、保肝、抗银屑病等作用。研究者利用植物细胞和微生物对莪二酮进行生物转化研究。其目的在于通过对其进行结构修饰，来改进其水溶性和药理活性。通过筛选，利用桔梗悬浮细胞和刺囊毛霉对莪二酮进行了转化研究，分离并鉴定了 10 个化合物。并利用刺囊毛霉对莪二酮进行转化，可以高产率（45.6%）获得新化合物 11- 羟基 - 莪二酮，该反应在有机合成中是很难发生的。

三、生物技术在新资源生产中的应用

随着现代生物技术的不断发展和完善，基因工程、酶工程、发酵工程和蛋白质工程等技术在

中药资源的开发利用中呈现出良好的应用前景。

1. 基因工程（Genetic Engineering）　是用人工方法把特定基因从供体生物 DNA 中切割下来，进行拼接、重组、复制、表达，实现生物遗传特性的转移，获得人类需要的各种基因重组工程菌或转基因的动植物，从而产生了新的领域，如基因工程药物与转基因农产品等。基因工程一般包括四个步骤：一是获得目的基因；二是带有目的基因的重组载体构建；三是重组载体在受体细胞中的克隆；四是目的基因在宿主中的表达。基因工程可以克服药用植物遗传育种的盲目性，提高抗逆性和产品的品质。有目的地对珍稀、濒危药用植物进行品质改良，增强抗病毒和抗虫害能力，提高活性成分生产能力，将为中药资源的可持续利用提供新思路。应用较多的药用植物基因工程是毛状根和冠瘿组织培养。冠瘿瘤离体培养时具有激素自主性、细胞繁殖快、次生代谢产物合成能力较强和稳定性较高等优点，使用丹参冠瘿瘤制备丹参酮类物质，筛选所得丹参酮高产株系甚至高于丹参药材中丹参酮的含量。

2. 发酵工程（Fermentation Engineering）　是应用现代工程技术手段，利用微生物或动植物细胞的特殊功能在生物反应器内生产有用的物质。它有机地结合了生物学与工程学原理，实现在人工可控条件下大量生产人们所需要的产品。微电子与化工先进技术介入，使生物体培养装置实现了多元化与可控化，极大地满足了现代发酵工业的需求。虫草菌丝体的发酵，是成功利用发酵工程技术培育药用真菌资源，并应用于中药保健品生产的实例。

3. 酶工程（Enzyme Engineering）　是将酶学理论与化工技术结合而成的一种新技术，它是利用酶或微生物细胞、动植物细胞和细胞器的特定酶功能，进行物质转化，从而提供产品的一项技术。例如，在人参中稀有的皂苷类成分 Rh_2 对肿瘤细胞具有分化诱导、增殖抑制、诱导细胞凋亡等作用，对人体无毒且具有较高的保健功能，而这个活性成分在红参、野山参中含量仅为十万分之几，且化学方法制备的难度高、污染大、收率低。利用皂苷酶处理人参中常见组分 Rb、Rc、Rd 等二醇类皂苷生产 Rh_2 等稀有皂苷，转化率在 60% 以上，比从红参中直接提取提高了 500 倍。

4. 细胞工程（Cell Engineering）　是根据生命体细胞的性质，应用细胞生物学的方法，按照人们预想的方案，在细胞水平上进行精细操作，把一种生物的染色体或细胞核等移植到另一种生物细胞中去，从而改变其细胞的遗传性，达到改良物种或创造新物种的目的。如采用聚乙二醇细胞融合（PEG Cell Fusion）技术，将西洋参基因转入胡萝卜中，成功实现了五加科植物西洋参与伞形科植物胡萝卜远缘体细胞融合，经过同工酶进行初步杂种鉴定，并用 HPLC 法测定西洋参和胡萝卜体细胞融合培养愈伤组织中人参皂苷 Rb_1 含量，结果显示在 10 个杂交体愈伤组织中有 6 个杂交体愈伤组织人参皂苷 Rb_1 含量比未融合前西洋参愈伤组织中的含量高。但体细胞杂交技术在药用植物中的研究大多还处于理论探索阶段，尚未有应用的实例。

中药资源培育的现代技术目前尚处于发展的初始阶段，涉及药用植物组织培养技术、药用植物原生质体培养与体细胞杂交技术、药用植物抗性基因工程技术、中药材分子标记技术、药用植物次生代谢调控技术、多肽类中药活性成分生产技术、中药现代发酵工程技术、中药活性成分生物转化技术、生物芯片技术以及药用植物功能基因组学与系统生物学等。概括地说，药用植物组织培养、原生质体培养与体细胞杂交技术等以植物细胞全能性理论为基础，是中药材脱毒、快速繁殖，以及创造具有新遗传性状的物种的关键技术，也是建立在细胞水平的生物技术育种的主要技术依据；分子标记技术则是分析药材遗传多样性、药材鉴定及替代品发掘等的有效手段，同时也是药材分子水平育种的前提和关键。这些技术是解决中药材资源短缺、品质下降、栽培药材病虫害等问题，实现中药材资源种质保护和可持续利用的重要保证。

　　药用植物组织培养技术是目前生物技术中最为成熟的技术之一，在中药材快速繁殖、脱毒培养、种质保护等方面都取得了卓越成效。珍稀濒危药材铁皮石斛的大规模人工培育是一个很好的例证。自然条件下，铁皮石斛繁殖生长较为缓慢，药材远不能满足生产需求。应用快速繁殖技术，首先在实验室获得大量的组培苗，然后在温室进行炼苗，最后转移到具有遮荫设施的温室中进行大面积栽培，由此实现了铁皮石斛的工业化规模繁育和生产。

　　药用植物原生质体培养与体细胞杂交技术主要应用于药用植物高产细胞的筛选，克服传统育种的远缘杂交的有性不亲和、双亲花期不育和雌雄不育等障碍，在遗传育种方面取得了一定的进展。

　　中药材中有许多是疗效明确的单一天然活性成分，如果能够通过工业化生产获得这些天然产物将会大大缓解对野生资源的依赖。利用发酵工程使生物细胞在人工条件下快速增殖并产生次生代谢产物，为人工资源的生产提供了技术平台。

　　现代生物技术已在中药资源培育中取得了一定的成绩，当然有些生物技术尚处于初级阶段，还不尽人意。随着生物技术的迅速发展，相信现代生物技术必将会在中药资源培育方面发挥更重要的作用。

复习思考题

1. 简述中药"种质创新"的概念及其应用，良种选育的主要技术。
2. 中药资源的离体培育技术有哪些？简述植物组织培养的应用。
3. 论述药用植物资源人工培育面临的主要问题及未来发展策略。
4. 简述药用植物人工培育的理论基础。
5. 中药新资源有哪些类型？

扫一扫，查阅本章数字资源，含PPT、音视频、图片等

科学地保护好中药资源，适时、适度、适量地开发中药资源，采取有力措施实现资源更新和扩大再生产，改变其发展不平衡不充分的发展现状，以实现中药资源的可持续利用，满足人民对中药资源日益增长的需要，是保障人类健康事业良性发展的根本性举措。

第一节　中药资源保护概述

中药资源保护是指保护中药资源及与其密切相关的自然环境和生态系统，以保证中药资源的可持续发展和药用动、植物的生物多样性，并保护珍稀濒危的药用动、植物物种。中药资源保护、生态环境保护和生物多样性保护三者之间相辅相成、相互依赖。

一、中药资源保护的意义

（一）有利于保护生物多样性

每一种药用动（植）物对其生态环境都有特定的要求，同时在其生长发育过程中不断地适应和改变生态环境。生态环境是中药资源分布和质量优劣的决定因素，生态环境一旦遭到破坏，药用动（植）物的生存将会受到直接威胁。如华南虎、藏羚羊等动物资源目前已濒临绝迹；麻黄、冬虫夏草、甘草、黄芪等野生植物种群数大量减少；当归、杜仲、三七、人参等的野生个体已难以发现。因此，中药资源保护与生态环境保护息息相关。生物多样性是生物（动物、植物、微生物）与环境形成的生态复合体以及与此相关的各种生态过程的总和，是人类赖以生存的条件，是经济社会可持续发展的基础，是生态安全和粮食安全的屏障。绿水青山就是金山银山，保护生态环境就是保护生态系统，进一步也保护了中药资源的生物多样性及生态系统中其他生物的多样性。

（二）有利于实现中药资源的可持续利用

中药资源的保护与开发利用是矛盾的对立统一体，保护是开发利用的基础，开发利用又可促进保护。从发展的观点看，保护好资源，可实现中药资源的可持续利用，并取得更长久的社会效益和经济效益。过分强调保护，而不开发利用，则这些中药资源不能产生效益，服务于民。正确认识和处理好中药资源保护与开发利用这对矛盾，一方面有利于对现有资源进行最大限度、充分合理的开发利用，使其充分为人类服务，促进地方经济发展；另一方面有利于加强保护和管理工作，使野生资源及其生存和发展所必需的生态环境得到保护，以实现中药资源的可持续利用。

（三）有利于促进中药现代化发展

中药行业是我国一个古老的行业，其发展受多种因素约束，从而影响其进入国际市场。经济的全球化对中药现代化和国际化发展提出了新的要求，WTO（世界贸易组织）和RCEP（区域全面经济伙伴关系协定）等贸易协定的签订和加入对推动中药现代化和国际化的进程起到了积极的作用。中药现代化的加速必然促进中药产业化的发展，而中药产业化的发展需要充足的中药资源作为保障。另外，中药资源还可作为食品、保健品、化妆品等产品的重要原料，其需求量也非常大，因此保护中药资源有利于促进中药现代化发展。

二、中药资源保护的对策

（一）完善和健全中药资源保护的法律、法规

目前，中国虽然制订了许多与中药相关的条例法规，但没有一部专门针对中药资源保护的基本法，导致有些相关法规可操作性不强，约束力差。因此有必要制订专门的中药资源保护法，并细化各项规章制度，使中药资源保护合法化、具体化，从而提高全民保护中药资源的法律意识。

（二）开展资源普查与科学评价

受环境条件和人类活动等因素的影响，中药资源处于不断更新的过程，其所包含的品种数量、分布和蕴藏量也处于动态发展的状态。因此想要准确掌握中药资源的具体资源信息，就需要定期开展中药资源普查。在此基础上，还需要就中药资源的种类、蕴藏量、时空分布和可持续利用等内容，利用定性和定量等方法来进行数量和品质等方面的科学评价。

（三）合理开发利用

合理开发利用，必须注意保持中药资源增长量与开发利用量相一致，并争取资源最大效益化。如开发人参、三七、甘草、钩藤等珍稀濒危药用植物的新药用部位以及利用药材加工的废弃物、药渣等生产家禽家畜的饲料，加强开发药用之外的新用途等，这些措施对于提高中药资源利用效率、节约资源具有重要意义。

（四）寻找稀有濒危中药材的替代资源

我国自古就有替代资源的应用，如中药黄连在《本草经集注》载："今西间者色浅而虚，不及东阳、新安诸县最胜，临海诸县者不佳"，表明当时为短萼黄连 *Coptis chinensis* Franch. var. *brevisepala* W. T. Wang et Hsiao 作药用。现在黄连的基原以黄连 *Coptis chinensis* Franch.、三角叶黄连 *C. deltoidea* C. Y. Cheng et Hsiao、云连 *C. teeta* Wall. 为法定来源。再如人工麝香替代天然麝香等。

（五）加强中药种质资源保护，完善自然保护区和药用植物园建设

采取有效措施对保护区和植物园进行科学管理，以更好地发挥自然保护区和植物园在保存物种资源和生态系统等方面的有利作用。积极收集药用动、植物种质，将其长期保存于国家中药种质资源库，加强国家药用植物园体系的建设，并建立种质资源数据库，对各个研究单位实施资源和信息共享，以促进中药资源的合理保护与有效开发利用。

（六）广泛宣传与加强执法

加强我国中药资源保护，需要广大人民群众理解和积极参与才能使中药资源保护行动真正得到落实。因此充分利用报纸、广播、电视、网络等途径向广大人民群众广泛宣传中药资源保护相关条例和法规，有利于野生中药资源和生态环境保护，促进我国医药经济持续健康发展、建设节约型社会。同时加强执法监督检查是贯彻实施中药资源保护相关条例和法规的关键。各级野生中药资源保护管理机构要加强与林业、森林公安、食品药品等部门的协调配合，组织力量深入野生中药资源主产区，采取有效措施，严厉打击破坏野生中药资源的不法分子，为野生中药资源保护工作保驾护航。

（七）加强国际交流、合作，促进中医药产业现代化

积极开展国际交流与合作，引进资源保护相关的先进技术和科学理念，有利于加强我国中药资源保护工作。同时，全面梳理第四次全国中药资源普查成果，完善中药资源区划及动态监测技术体系，提升中药材监测技术水平，稳定和提高中药材质量和安全性，提升中药资源循环利用的能力，加强道地药材知识产权保护，为中医药产业现代化提供优质、充足的中药资源。

三、中药资源保护的主要途径和方法

（一）就地保护

就地保护是将药用动（植）物资源及其生存的自然环境就地加以维护，从而达到保护药用动（植）物资源的目的。

就地保护方式设立有自然保护区和中药资源保护区。自然保护区指对有代表性的自然生态系统、珍稀濒危野生动（植）物的天然集中分布区及有特殊意义的自然遗迹等保护对象所在的陆地、陆地水体或者海域，依法划出一定面积予以特殊保护和管理的区域。自然保护区不仅可保护自然环境与资源，同时也有效保护了中药资源。

中药资源保护区是指针对珍稀濒危及特殊中药资源可以建立相应的保护区，保护区可以设立综合研究保护区和生产性保护区。其中生产性保护区可划分为轮采（轮猎）区、人工粗管种植区及野生转家种或家养研究基地。

1. 轮采（轮猎）区　是根据动（植）物的生长发育规律及资源保护利用技术指标确定合理的采收时间和采收面积，从而定期在一定范围内进行适当采集或者捕猎的保护区。

2. 人工粗管种植区　在该保护区域内可以进行人工繁育、野生放养或野生种植；或者适当进行粗放型管理，当资源达到一定量时，可以适时适量进行采挖或者捕猎。

（二）迁地保护

迁地保护，又称异地保护，即将药用动（植）物迁移到原自然生境之外进行保护，方式包括建立中药资源种质圃、中药资源动（植）物园或家养家种基地。与就地保护相比，迁地保护通过人为干预减少外界环境的影响，破除时间、空间的限制，在资源保护方面发挥着不可替代的作用。

目前，我国已建立国家药用植物园体系及药用植物园联盟，在北京药用植物园、广西药用植物园、华东药用植物园及主要高等医药院校药用植物园共引种药用物种近10000种；其中国家

一级保护植物 60 余种。同时，建立动物园，人工养殖东北虎、华南虎、麋鹿、长臂猿、梅花鹿、云豹、猕猴等数十种珍稀濒危野生动物，达到药用动物异地保护目的。在家养家种基地方面也取得较大成绩，天麻、贝母、天冬、麝香等 20 多种野生药材已成功实现家种家养。

（三）离体保护

离体保护，即利用现代生物技术来保存药用动（植）物的某一器官、组织、细胞或原生质体等的保护方式。其目的是长期保留药用动（植）物的种质资源，达到药用资源生物多样性及中医药中长期发展战略的需求，促进中药资源的巩固和发展。

目前离体保存主要采用延缓生长或超低温保存技术，前者主要采用降低培养温度或者在培养基中添加生长调节物质等方法；后者主要指超低温冷冻保存，一般以液氮为冷源，使温度维持在 −196℃。

1.国家中药种质资源库　我国已于 2017 年建成国家中药种质资源库并运行，国家中药种质资源库由"双十五"干燥间、长期库、中期库和短期库等设施、配套的实验仪器设备以及数据管理系统构成，是目前最大的中药种质资源库。现已保存第四次全国中药资源普查采集的中药种质资源 20000 余份，可以有效避免优良种质资源的流失，同时也为新品种选育提供遗传资源，利于国际之间进行种质交换和开展国际间引种驯化。

动物种质资源包括动物精子、卵细胞和胚胎，动物种质库亦称"动物细胞银行"，主要采取超低温冷冻保存技术，将材料保存在 −196℃ 的液氮中，需要时在常温下"复活"，然后通过培养成为完整个体。如麝的精液保存已获成功，为实行麝的人工授精、发展优良麝的种群打下了良好基础。

2.组织培养与快速繁殖　组织培养是采用植物某一器官、组织、细胞或原生质体，通过人工无菌离体培养，产生愈伤组织，诱导分化成完整的植株或生产活性物质的一种技术。采用组织培养获得试管苗的方法，我国实现了许多珍稀濒危中药材资源的人工繁殖，如当归、白及、党参、菊花、延胡索、浙贝母、番红花、龙胆、川芎、绞股蓝、人参、厚朴、枸杞、罗汉果、三七、红景天等药用植物均已实现人工繁殖；同时，结合超低温保存技术，对组织培养所需要的离体细胞、组织等也进行了很好的保存，如对中国红豆杉悬浮培养细胞进行超低温保存、对铁皮石斛原生质体进行玻璃化超低温保存、对金钗石斛原球茎进行超低温保存等研究都取得了显著成果。

四、珍稀濒危中药资源的保护

（一）中药资源物种濒危程度的评价和等级

珍稀濒危药用生物是指那些数量极少，分布区狭小，处于衰竭状态或目前虽未达到枯竭状态，但预计在一段时间后，其数量将会减少到极少的野生药用动（植）物种群。

对药用生物物种受威胁的严重程度和灭绝的危险程度分级归类，确定物种的濒危等级是有效保护的前提。其等级的划分有定性与定量的方法。

评估濒危等级涉及物种的种群分布、种群数量、种群存活力、面临的威胁及其程度、繁殖能力、生境面积和品质等项目。主要定量指标有种群个体总量（特别是成熟个体数），亚种群数，亚种群个体数（特别是小种群的阈值），分布面积，分布地点数，生境面积，以及在一段时间内（年或代）以上各指标的上升或下降的比率和物种或种群灭绝概率。国际自然保护联盟及我国对濒危物种等级的划分系统如下：

1. 国际自然保护联盟对濒危物种等级的划分 世界自然保护联盟（International Union for Conservation of Nature，IUCN）所发表的濒危物种等级是国际上各政府、非政府组织及学者广泛使用和接受的标准，并被各国在制定本国的评估方法时作为参考的标准。2000年2月IUCN理事会第51次会议通过的最新IUCN濒危物种等级系统将物种等级分为9级，如表9-1。

表 9-1 IUCN 等级划分及标准

级序	等级	标准
1	绝灭（extinct，EX）	如果一个生物分类单元的最后一个个体已经死亡（在野外50年未被肯定地发现），则被列为绝灭
2	野外绝灭（extinct in the wild，EW）	如果一个生物分类单元的个体仅生活在人工栽培和人工圈养状态下，则被列为野外绝灭
3	极危（critically endangered，CR）	野外状态下一个生物分类单元灭绝概率很高时，列为极危
4	濒危（endangered，EN）	一个分类单元虽未到极危，但在可预见的不久将来，其野生状态下灭绝的概率很高，列为濒危
5	易危（vulnerable，VU）	一个分类单元虽未到极危或濒危标准，但在未来一段时间内，其在野生状态下灭绝的概率很高，列为易危
6	近危（near threatened，NT）	当一分类单元未达到极危、濒危或易危标准，但是在未来一段时间后，接近符合或可能符合受威胁等级，列为近危
7	无危（least concern，LC）	当一分类单元未达到极危、濒危或易危或近危标准，列为无危
8	数据缺乏（data deficient，DD）	如果没有足够的资料来直接或间接地根据已分类单元的分布或种群状况来评估其绝灭的危险程度时，列为数据缺乏
9	未予评估（not evaluated，NE）	如果一分类单元未经应用本标准进行评估，列为未予评估

IUCN标准主要的缺陷在于：尽管该体系的受威胁的等级具有较高的一致性，但其标准没有考虑每个物种的生活史。因此，某些物种的灭绝威胁可能被低估或高估。

2. 中国对物种濒危类别的划分 在《中国物种红色名录》（汪松等，2004）参考IUCN新标准对现阶段我国物种的濒危状况划分为灭绝（EX）、濒危（E）、易危（V）、稀有（R）、未知（I）、资料不足（K）、受危（T）、贸易致危（CT）8个等级。

3. 我国药用生物保护等级的划分 1987年国务院发布的《野生药材资源保护管理条例》，将国家重点保护的野生药材物种分为三级：一级保护野生药材禁止采猎，二、三级保护野生药材物种必须持采药证和采伐证后方能进行采猎。具体标准如下：一级为濒临绝灭状态的稀有珍贵药材物种，如虎骨、豹骨、羚羊角、梅花鹿茸；二级为分布区域缩小，资源处于衰竭状态的重要野生药材物种，如马鹿茸、蟾酥、金钱白花蛇、蕲蛇等；三级为资源严重减少的主要常用药材，如刺五加、黄芩、天冬等。

（二）濒危物种保护对策

大规模的人类活动导致了物种的濒危和灭绝。人类活动对物种的主要威胁包括栖息地破坏、气候变化、环境污染、过度利用、引入外来种和流行疾病等。此外物种之间的种内竞争、有害基因积累、近亲交配等因素的影响也是造成物种绝灭的因素。大多数物种的濒危是上述一个因素或多个因素协同起作用的结果。这些因素相互作用加速了物种［包括珍稀药用动（植）物］濒危和灭绝。在这种情况下采取有力措施加强对珍稀濒危中药资源的保护势在必行。

1. 制定中药珍稀濒危物种保护政策法规和行动计划 国家中医药主管部门、各级地方政府制定物种保护政策、法规和行动计划，确定优先保护对象、制定目标、落实实施步骤和切实可行的措施。

2. 建立、健全管理机构和技术队伍，落实各自的管理职责和权益 对基层组织或个人必须明确有关资源的所有权和经营权。

3. 大力开展宣传教育工作，强化民众的保护意识 通过学校、电视、广播、图书等广泛宣传，让人们了解珍稀濒危物种保护的意义，让全社会重视、理解、支持和参与，明确保护的最终目的就是持续利用。

五、有关生物资源保护的国际公约、政策和法规

（一）国际公约

为了加强中药资源管理，保护生物多样性，促进中医药产业和中药资源可持续发展，中国政府及相关部门相继制定、签署了一系列相关的公约、政策和法规并对其实施。与中药资源保护相关的国际公约主要有以下几个：

1.《濒危野生动植物种国际贸易公约》（Convention on International Trade in Endangered Species of Wild Fauna and Flora，CITES） 该公约于 1973 年在美国华盛顿签署（又称华盛顿公约），我国于 1980 年加入该公约。这是对全球野生植物、动物贸易实施控制的国际公约。公约的宗旨是各成员国采取有效的措施，加强贸易控制来切实保护濒危野生动（植）物物种，确保野生生物物种的持续利用不会因国际贸易而受影响。为积极响应与落实该公约，我国 1993 年 5 月 29 日起正式禁止出售、收购、运输、携带、邮寄虎骨，并取消虎骨药用标准，规定不得再用虎骨制药，停产与虎骨有关的所有中成药。

2.《国际植物保护公约》（International Plant Protection Convention，IPPC） 是 1951 年 12 月 6 日联合国粮食及农业组织（FAO）在意大利罗马签署的一个有关植物保护的多边国际协议，该公约的宗旨是确保全球农业安全，并采取有效措施防止有害生物随植物和植物产品传播和扩散，加强有害生物的安全控制。IPPC 于 1952 年 5 月 1 日起生效后，分别于 1979 年和 1997 年进行了修订。2005 年中国成为该公约的第 141 个缔约方。

3.《生物多样性公约》（Convention on Biological Diversity，CBD） 是由联合国环境规划署主持制定，在 1992 年 6 月 5 日由 150 多个国家首脑在巴西里约热内卢召开的"联合国环境发展大会"上签署的一项有法律约束的公约，并于次年 12 月 29 日生效，我国是签署国之一。该公约旨在保护濒临灭绝的植物和动物，最大限度地保护地球上多种多样的生物资源，以造福于当代和子孙后代。公约规定，发达国家将以赠送或转让的方式向发展中国家提供新的补充资金以补偿它们为保护生物资源而日益增加的费用，应以更实惠的方式向发展中国家转让技术，从而为保护世界上的生物资源提供便利；签署国应为本国境内的植物和野生动物编目造册，制定计划保护濒危的动植物；建立金融机构以帮助发展中国家实施清点和保护动植物的计划；使用另一个国家自然资源的国家要与那个国家分享研究成果、盈利和技术。

4. 其他国际公约 有关生物资源保护的国际公约还有《保护迁徙野生动物物种公约》（1979年，德国波恩）、《关于特别是作为水禽栖息地的国际重要湿地公约》（1971 年，伊朗拉姆萨）、《亚洲和太平洋区域植物保护协定》（1955 年，联合国）、《保护世界文化和自然遗产公约》（1972

年，联合国）、《中华人民共和国政府和日本国政府保护候鸟及其栖息环境协定》（1981年，中国北京）、《中华人民共和国政府和澳大利亚政府保护候鸟及其栖息环境的协定》（1986年，澳大利亚堪培拉）、《公海捕鱼和生物资源养护公约》（1958年，日内瓦）、《卡塔赫纳生物安全议定书》（2000年，加拿大）等。

（二）我国颁布的与药用植物资源保护有关的法规

1.《中华人民共和国野生动物保护法》　于1988年11月8日由第七届全国人民代表大会常务委员会第四次会议通过，1989年3月1日起实施。该法明确规定：国家对珍稀、濒危的野生动物实施保护，国家重点保护的野生动物分为一级和二级两类。为配合该法的执行，国务院于1992年2月批准了《中华人民共和国陆生野生动物保护实施条例》，1993年9月批准了《中华人民共和国水生野生动物保护实施条例》。

2.《国家重点保护野生动物名录》　我国于1989年1月14日施行。这是根据《中华人民共和国野生动物保护法》的规定制定的保护名录。2021年2月5日，新的《国家重点保护野生动物名录》正式公布，其中国家一级保护野生动物234种、国家二级保护野生动物746种，新增517种（类）野生动物，其中大斑灵猫等43种列为国家一级保护野生动物，狼等474种（类）列为国家二级保护野生动物，豺、长江江豚等65种由国家二级保护野生动物升为国家一级。

3.《野生药材资源保护管理条例》及《国家重点保护野生药材物种名录》《野生药材资源保护管理条例》于1987年10月30日公布，1987年12月1日实施。条例将国家重点保护的野生药材物种分为三级，确立了不同的适用保护方法。《国家重点保护野生药材物种名录》是由国家药品监督管理局会同国务院野生植物动物管理部门及有关专家共同制定出台的第一批重点保护野生药材物种名录，共76种，其中动物18种，植物58种。

4. 中药生物资源单品种专项保护的有关通知　针对特殊品种，国家及相关部门先后下发了中药生物资源单品种专项保护的有关通知，如《国务院关于禁止犀牛角和虎骨贸易的通知》《关于保护甘草和麻黄草药用资源，组织实施专营和许可证管理制度的通知》《国务院办公厅关于加强生物物种资源保护和管理的通知》《国务院办公厅关于切实做好长江流域禁捕有关工作的通知》等。

（三）地方性法规

为了切实做好中药资源的保护工作，不同地方亦制定有相关的条例和规定。如2019年施行的《云南省生物多样性保护条例》为我国首部生物多样性保护地方性法规。2020年施行的《湘西土家族苗族自治州生物多样性保护条例》是我国第一部地市级生物多样性保护地方性法规。重新制定的《黑龙江省野生药材资源保护条例》于2005年8月1日起正式实施。其他还有《西藏自治区冬虫夏草采集管理暂行办法》《广西壮族自治区森林和野生动物类型自然保护区管理条例》《广西壮族自治区森林管理办法》《广西壮族自治区陆生野生动物保护管理规定》《广西壮族自治区水生野生动物保护管理规定》等。

综上所述，我国制定、公布并实施一系列有关植物、动物（含药用种类）的法规、条例、名录等，对中药资源的保护、管理起到了积极推动作用。

第二节　中药资源更新

中药资源更新是指药用生物通过自身繁殖和生长来实现个体数量的增加和种群的更新与恢复，是实现中药资源可持续发展的有效途径；遵循药用生物的自然更新规律，充分利用药用生物资源的再生性以及人工技术等手段促使了中药资源的更新。

一、中药资源的再生性

药用生物资源是一类可再生资源，再生性是药用生物的生物学特性之一，是中药资源更新的理论基础；其再生的方式可通过以下途径完成：

（一）产生新个体

生物可通过有性繁殖或无性繁殖方式产生新个体。有性繁殖是指通过雌雄配子结合，经受精作用，产生后代。如动物的自然繁殖方式；种子植物产生种子，利用种子进行繁殖产生后代，亦为有性繁殖。无性繁殖包括营养繁殖和孢子繁殖两种。营养繁殖是指药用植物体的营养器官，如根、茎、叶的某一部分与母体分离（在有些情况下不分离），直接形成新个体的繁殖方式，其原理是营养器官多具有能形成不定根、不定芽的潜在能力，在一定条件下能生长发育为独立生活的植株。营养繁殖是一些多年生高等植物常见的生物属性，药用植物中以根茎繁殖的有玉竹、三角叶黄连等；以块茎繁殖的有天麻、半夏等；以鳞茎繁殖的有贝母、百合等；以块根繁殖的有乌头、麦冬等；以地上匍匐茎繁殖的有金钱草、虎耳草等。中药材在栽培中，常通过茎的扦插、压条等方式繁殖新个体。孢子繁殖是指藻类、苔藓、蕨类等通过产生无性生殖细胞（即孢子），与母体分离后，发育成为新个体的繁殖方式。

（二）组织、器官的再生性

细胞的全能性是植物组织培养的理论基础，是植物的组织、器官受自然或人为损伤后仍能得到恢复和再生的能力。如杜仲茎皮部分剥落后仍能得到自身修复，薏苡等禾本科的茎和叶片具有发达的居间分生组织，收割后仍能向上生长。宿根性的植物在春季可以长出新的地上部分，完成新的器官的再生。在中药资源的生产中，如芍药、重楼、川牛膝等，在开发利用药用生物资源过程中，可以合理、充分、有效地利用药用生物具有再生能力这一特性，扩大药用资源，达到持续利用的目的。

（三）中药资源承载能力与资源再生的关系

中药资源承载能力是指某一地区或区域的中药资源，在某一历史发展阶段，以可预见的技术、经济和社会发展水平为依据，以可持续发展为原则，维系生态系统良性循环，中药资源和生态环境所能承载的社会经济总量的能力。中药资源的承载能力直接影响到中药资源的再生与可持续发展。

1. 中药资源承载能力的内涵

（1）中药资源承载能力的主体是中药资源，客体是人类及其生存的社会经济系统和环境系统，或更广泛的其他生物群体及其生存需求。中药资源承载能力就是要满足客体对主体的需求或压力，即中药资源对社会经济发展的支撑规模。

（2）中药资源承载能力具有时空的属性。它是针对某一区域而言的，因为不同区域的中药资源量、可利用量、需求量以及社会发展水平、经济结构与条件、生态、环境问题等方面可能不同，其承载能力也可能不同。同时在不同时段内，社会发展水平、科技水平、中药资源利用效率、资源的人工培育能力、资源使用量及人均对中药资源的需求量等均有可能不同。因此，中药资源承载能力具有一定的时空属性特征。

（3）中药资源承载能力是中药资源、社会经济、生态系统之间的复合函数：中药资源、社会经济与生态系统三者之间相互依赖、相互影响；资源的可承载、环境的可承载是中药资源可持续发展的根本，寻求满足中药资源可承载条件的最大发展规模，建立中药资源优化配置模型是实现中药资源可持续发展的重要任务。

中药资源承载能力与中药资源、社会经济、生态系统之间关系见图9-1。

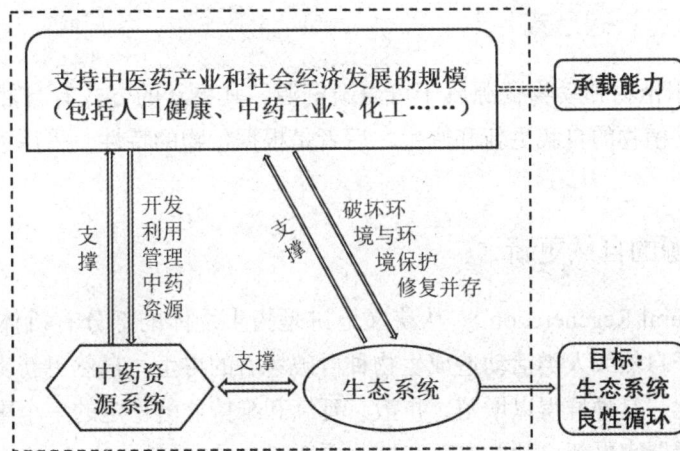

图9-1　中药资源承载能力关系图（引自：万德光《中药资源学专论》）

2.计算中药资源承载能力的COIM模型　COIM模型方法，又称为"基于模拟和优化的控制目标反推模型"，是把最大社会经济规模（即代表中药资源承载能力）作为目标函数，把中药资源更新关系方程、社会经济系统内部相互制约方程、中药资源承载程度指标约束方程以及生态与环境控制目标约束方程联合作为约束条件，建立起一个优化模型。通过该优化模型的求解，得到的目标函数值就是中药资源承载能力。

3.COIM模型构建的关键要素

（1）目标函数的选择　在COIM模型中，用最大的社会经济规模来表达中药资源承载能力。所以，一般"中药资源承载能力"不只是一个数值，而是由表征社会经济规模的一组数值组成的集合，如中药分布面积、蕴藏量、自然更新率、人口数、中药工业产值、中药农业产值、栽培面积等。可以把"中药资源承载能力"的集合表达为：

$$F=\{f_1, f_2, \cdots f_n\}$$

式中，F为中药资源承载能力；f_1, f_2, $\cdots f_n$分别为社会经济规模的表征指标。

对COIM模型的建立关键是"目标函数选择"，即单指标还是多指标，模型的约束条件，社会经济系统侧重面等。通常情况，人们在分析计算中药资源承载能力时经常用到"人口总数"指标，所以，在COIM模型中，常常选择"人口总数"最大作为目标函数。以此建立"人口总数"与"工业产值""农业产值（或耕地面积）"等指标之间的量化制约方程。

（2）"是否可承载"的标准　中药资源承载能力是以"维系生态系统良性循环"为判断目标。在实际操作时，用生态与环境控制目标约束方程来判断。因此，是否可承载的标准从以下三个方面进行控制：①中药资源的年采挖总量不得超出一定限度（即总量控制）；②一定区域中药资源的采挖不得引发当地生态环境恶化（即满足生态需求维系生态系统良性循环）；③年采挖总量不得超过年更新量（即维系平衡使用）。

（3）不同模型之间的相互关系　在 COIM 模型中，需要建立表征社会经济系统、中药资源系统、生态系统变化及相互制约关系的量化模型；用于表达"社会经济 – 中药资源 – 生态"耦合系统互动关系。需要建立"社会经济 – 中药资源 – 生态耦合系统互动关系量化模型"，以有机地表达这个耦合系统的运转关系。首先，把中药资源蕴藏量、更新量（再生量）与生态系统变化有机地结合起来，建立"蕴藏量 – 更新量 – 生态耦合系统模型"。再把"蕴藏量 – 更新量 – 生态耦合系统模型"与"社会经济系统模型"耦合起来，作为系统的结构关系模型，嵌入到优化模型中，参与优化模型的计算，也可以通过两模型的中间关系变量直接建立耦合系统的动力学模型。

二、中药资源更新的方式

中药资源中药用植物和动物资源属于可更新资源，其更新的方式有自然更新和人工更新两种，前者是指药用动植物的自我更新和繁殖，后者是根据生物的特性，采用人工技术促使药用动植物的更新和繁殖。

（一）中药资源的自然更新

自然更新（Natural Regeneration），从狭义上讲是指生物体的部分有机体丢失或损伤的再生长；广义还包括由于自然或人类活动造成生物种群破坏后的再生。自然更新影响着群落的物种组成、结构和动态变化，是种群得以增殖、扩散、延续和维持群落稳定的一个重要生态过程。药用生物的自然更新包括器官更新、种群更新和群落更新三个层次。

1. 器官更新（Organ Regeneration）　指植物药用器官经过采收后，未被采收或毁坏器官的更新生长过程。各种植物不同器官的发育过程和发育所需要的环境条件不同，不同药用植物器官的生长发育与更新遵循其自身规律。如根和根茎类更新起来比较困难，而全草、叶类则比较快，花和果实类一般不会引起植物的衰退和死亡。器官的发生（部位、数量、时间、方式），器官的形态和内部构造，苗的分枝方式（二歧、假轴、合轴等），器官形成时所需要的环境条件（温度、湿度、光照等），植物的生活型、生态型、开花结果习性、营养条件等对中药资源的更新均有影响。有些药用植物可利用无性器官进行繁殖和复壮，例如更新芽、小块茎、小鳞茎、小球茎、块根及莲座状的苗等。这种方法对于在自然环境中失去种子繁殖能力的植物显得更为重要。如百合、卷丹等可在叶腋形成小鳞茎，延胡索的腋芽可形成小块茎，这些小鳞茎、小块茎落地后，可产生收缩根，利用收缩根的力量，逐渐将小的繁殖体拉入土壤中，使其生长发育形成新个体。植物的器官更新不仅可以促进中药资源的产量的增加，还可以为确定适宜采收期和时间提供依据。

2. 种群更新（Population Regeneration）　指群体内个体的更新与增殖，种群（Population）是一定时间内占据一定空间的同种生物的所有个体的总和，或指生活在同一地区中，属于同一物种个体的集合。任何生物都是以种群形式存在的。种群有自己独特的性质、结构，同时种群个体间以及种群与外界环境间存在一定关系。种群的年龄结构、性别比例、空间结构、数量特征对种群的更新产生一定的影响。

（1）年龄结构　指种群中各年龄期个体数在种群中所占的比例，与种群的更新关系最为密切。种群的年龄结构反映了一个种群的发展动态和趋势，也表明它可能更新的程度，其对植物的种群更新尤为重要，故在研究种群更新时，必须着重调查种群的年龄结构，采取相应策略，促使其更新。

年龄结构的调查方法一般是在样地里选择若干个样方，逐个调查，统计其中各个体的年龄，木本植物的年龄可用年轮或茎枝上的芽鳞痕等特征来判断；多年生草本则要根据它们个体的发育形态变化来测算。如人参实生苗的形态随生长年限而变化，第一年的人参实生苗称三花（即一枚三出复叶），第二年称巴掌（即一枚掌状复叶），第三年称二甲子（即两枚掌状复叶），第四年称灯台子（即三枚掌状复叶），以后每年增加一枚掌状复叶直至六枚，再往后则可根据根茎残迹（俗称"芦碗"）的多少来推算年龄。暗紫贝母 *Fritillaria unibracteata* Hsiao et K. C. Hsia 的植物形态随年龄的不同而变化，一年生的实生苗称一根针（仅具一片卷曲如针状叶片），二年生叫鸡舌头（叶片展开如鸡舌状），三年生叫双飘带（具两片带状叶片）。

（2）性别比例　指种群中雌性和雄性个体、数目之比，是种群结构的另一个重要特征。这对单性花、雌雄异株植物来说很重要。如果雌雄个体的比例相差太大，则种群的增长受到阻碍。如银杏是雌雄异株植物，其在栽培种群中应注意雌雄比例，如果雌株较少，会对果实生产和白果资源更新不利。由此看来，对种群性别比例的研究很重要，只有充分了解植物正常的性比关系，才能利用这一特性，采取人工措施来促进种群更新。

（3）空间结构　指种群在一个地域上的分布方式，即个体是如何在空间配置的。组成种群的个体在其生活空间的位置状态或分布，称种群的内分布型或简称分布。种群的内分布型大致可分为三类：均匀型、随机型、成群型。

（4）数量特征　用密度、多度或丰富度、盖度、频度来表示。此外药用植物种群的数量变化与环境的最大承载能力有密切的关系，种群个体数目接近于环境所能承受的限度时，种群将不再增加而保持相对稳定。种群与种群之间的关系也对药用植物的繁衍更新有影响，如豆科植物和根瘤菌的互利共生关系。

3. 群落更新（Plant Community Updates）　是指当群落内某种群的个体死亡后，由同一种群的新个体所替代的过程；群落的更新取决于植物繁殖体的数量和质量，同时也取决于周围环境是否有利于繁殖体的传播、发芽、生长和定居。在自然界中，植物群落的结构总是在不断地更新。广义的群落更新包括群落变化与群落演替。

（1）群落变化　研究植物群落的动态变化，必须首先研究群落内种群的变化。各种植物在群落中所起的作用是不同的，对群落结构和群落环境形成有明显控制作用的物种称为优势种，而优势种中的最优者，即盖度最大、多度也大的物种称为建群种，其中建群种是群落的主导，决定整个群落的内部结构和特殊环境。要使该群落稳定，发展我们所需要的药用植物种群，必须要首先保护好建群种。一般情况下，野生药用植物很少是建群种，绝大多数以附属种或偶见种的形式存在，如果它们被去除，对群落亦不会产生重大影响。因此，要发展药用植物种群，使其在群落中保持相对稳定的数量，必须注意研究植物群落的变化规律。例如，在以木本植物为建群种的植物群落中，如果对木本植物的采伐过度，那么原有森林下的药用植物就会因环境变化而发生变化，尤其是林下的阴生药用植物资源就会减少。

植物群落的变化有三种形式：第一是季相变化，即群落外貌的季节性变化；第二是年际变化，即群落的每年变化；第三是群落更新变化，指的是内部更新，即某些个体死亡（或人为采集），被另一些个体所替补。以上三种都不是群落类型的变化，只是外貌或种群个体上的更新，这种更新有利于群落的稳定性。

（2）群落演替　指一个植物群落的更迭，即一个植物群落被另一个植物群落所代替的过程，是不同群落类型间的更替，是群落动态的一个重要特征，其结果会引起群落总体结构和性质的改变。药用植物群落中植物种类的更替，以及非药用植物群落中药用植物的迁移和定居，均可理解为药用植物群落的演替。

自然植物群落的演替是有规律、有顺序地进行的，它对植物种群的改变影响不大。但是在其演替过程中往往会受到外界因子，尤其是人为因素的干扰，而发生无规律的演替，如采伐演替、放牧演替及弃耕演替等。采伐演替取决于森林群落的性质（如阔叶林、针叶林、针阔叶混交林等）、采伐强度，以及采伐森林环境的破坏程度等。森林砍伐后，阳光充足，一些阴生植物失去了阴暗的条件，因强光的照射而死亡，一些喜阳的植物因具备了适宜的生长条件，则可以在裸露的森林迹地生长，从而使森林群落发生了明显的变化。例如，在采收厚朴、杜仲类树皮的药材时采用皆伐的方式，没有及时进行再栽培，造成原本以厚朴、杜仲为优势种演变成以其他小灌木为优势种，这样在该土地上就发生了一次群落演替。放牧演替取决于放牧的强度，过度放牧会使植物群落发生更替。例如，草原群落在放牧过程中，一些适口性高的植物大量被牲畜啃食，使不适口性的植物大量增加，从而改变了草原原有的植物组成，群落结构发生了不可逆转的变化，再加上植被减少而引起土壤水肥流失，造成土壤板结或沙化，以致植物不能生长，植物群落完全被破坏。甘草、麻黄等植物常与其他草原植物种类一起构成草原植物群落，过度的放牧和采挖，使原植物群落退化，不利于甘草、麻黄种群的更新和发展。弃耕演替取决于人的活动，例如，原本种植农作物的农田，如果改弃耕作，就会逐渐长出草本植物、小灌木、乔木，农田的植物种类越来越多，发育为一个完整的群落，这样就完成了一次演替。

（二）中药资源的人工更新

人工更新主要是利用人为的干扰因素，采取适当的方法和手段对药用资源进行恢复和更新。主要的措施有以下几项：

1. 实行科学采收，促进资源更新　中药资源的采收是可持续利用的重要环节之一，处理好采收与更新的关系，对可持续利用具有很重要的意义。目前，根据药用植物生物学特性和自然更新特点，制定采收与更新相结合的技术措施是十分必要的。根据采收器官的不同，提出如下技术原则：①在采收全草和枝叶类药材时，尽量在果实成熟后进行，便于利用种子，维持种群的自然繁衍。②采收地下器官时，坚持挖大留小、挖老留幼的原则。③采收树皮类药材时，选择形成层活动能力旺盛的季节进行，并采取分段剥取的方法。④对于多年生草本植物群落，生长茂密时宜重采，反之宜轻采。⑤在采集整株植物时，均匀选留具有良好繁殖能力的健壮植株，以保证群落得到很好的更新。⑥对于药用植物分布不均匀、数量少的群落，采收后及时进行人工播种或栽植，保证群落能及时得到恢复。

2. 改良生态系统，促进药用植物种群的发展　每一种生物群落都是一个生态系统，因生态环境的变化或人为因素影响的不同，生态系统则会向不同的方向发展。例如，对于过度采挖，造成资源种群数量急剧减少的地区实行围栏保护并进行人工补植，改善生态条件，促进药用植物种群迅速恢复。在具有一定数量药用植物的群落中，可以对非药用种群进行人工控制，使药用种群得到迅速发展。在药用植物丰富的林区，可以适当采伐部分非药用树木，为处于劣势地位的药用植物提供优越的繁殖和生长环境，促进其种群发展，也可以适当引进部分药用植物，扩大其种群数量，增强其生存竞争能力。

3. 营造药用植物人工群落　在适宜药用植物生长的地区，特别是一些道地药材产区，营造以一种或几种药用植物为主的人工植物群落，是扩大中药资源，保证其可持续利用的重要手段。这项工作的重要研究内容是对拟培育种类的生物学特性和该地区的生态环境深入了解，选择适宜的种类并进行种群间的科学搭配。在地域选择上，提倡在原生种群分布的地区进行。如果异地引种，则要根据所引种类的生长习性和适生条件，在实验研究成功的基础上，逐步改造人工群落，严禁盲目引种。

4.利用现代农业技术和生物技术发展中药资源　当今社会的科学技术发展迅速，这为中药资源的保护和可持续利用提供了技术支持。如现代农业科学技术的应用，黄连与玉米套作栽培技术，山茱萸幼林中套种豆类或小麦技术，利用马尾松树枝和树蔸培育茯苓的技术等。如生态环境建设技术的利用，在荒山绿化中，可以选择当地生长的木本药用植物进行造林；在防沙治沙工程中，可以栽种枸杞、梭梭等药用植物，既可防沙治沙，又可发展药材生产。

三、中药资源更新的基本措施

（一）利用与保护并举

开发利用与保护更新是资源管理两个不同环节，二者既矛盾又统一，两者处理得当，可以互补互促，相得益彰。在采挖中药的同时，务必要考虑到资源的更新与再造，并尽可能为其创造更好的更新条件，实行科学采收，促进资源更新。根据采收器官的不同，遵从相应技术原则，如实行边采边造（林）、采大留小、采育结合的方针。采集中还应适当保留健壮母株，繁殖良种，并辅以人工撒播种子。

（二）干预种群、群落的演替

在植物群落中，如果建群种是药用植物，在采收时应注意继续保护其优势，进行适当间采；若药用植物不是建群种，也应在保护建群种优势的前提下，促进药用植物的更新，防止群落的不良演替。药用植物更新的关键之一是要有大量的繁殖体和传播体，并要注意其每年形成的数量和质量，特别是在其数量较少的年份要加以保护，并辅以人工繁殖。

防止不良演替，促进进展演替。进展演替，是指在未经干扰的自然条件下，生物群落从结构比较简单、不稳定或稳定性较小的阶段发展到结构更复杂、更稳定的阶段，后一阶段比前一阶段利用环境更充分，改造环境的作用更强烈。例如，某个区域植物从稀疏到逐渐转变为森林，这个过程就是进展演替。封山育林的目的就是促进进展演替，使得森林蓄积量提高。逆行演替，又叫退化演替，其表现特征是演替群落结构简单化，通常是由于人为因素（放牧、森林砍伐等）或气候原因（如趋于干燥）造成放牧演替和采伐演替。近年来，不少地方草原退化，出现逆行演替，对此，须采取围栏保护，促其更新。在林区也应根据林木特点，确立采伐方式（择伐或皆伐），防止逆行演替。

（三）加强野生抚育

野生抚育是根据药用植物、动物生长发育特征及其对生态环境条件的要求，在其原生或相类似的环境中，人为或自然增加种群数量，使其资源量达到能为人们采集利用，并能保持群落结构稳定从而达到可持续利用的一种药材生产方式。中药材野生抚育能够提供量多质优的野生药材，保护珍稀濒危动物，促使中药资源可持续利用。

第三节　中药资源的动态监测与危机预警系统

一、中药资源的动态监测

中药资源动态监测工作可以通过在一定时空范围内对反映资源状况的参数，如蕴藏量、分布区域面积、资源物种自身种群结构特征和适生植被群落的结构等进行连续的测定、观察，采集相关信息、整理分析，以掌握资源状况的动态变化及其规律，阐明影响资源动态变化的因子，并对资源变化趋势及资源更新能力做出预测与客观评价，为中药资源的保护与利用提供科学依据。可以从以下几个方面进行中药资源动态监测：

1. 中药资源的变化　中药资源（物种、个体、生物量、藏量变化、更新量等）数量的变化是动态监测的核心指标。物种再生能力是影响资源动态的关键要素，因而与资源再生能力相关的指标，如生存率（死亡率）、生育率和数量增长率等是评价资源物种动态的关键参数。

2. 种群动态　种群是物种再生的基本单元，因而也是资源物种动态监测的基本单元，种群动态的集合则表现为物种动态。

3. 种群结构　种群结构是"物种 × 空间（环境）"相互作用结果的表达，通过对反映种群结构的参数进行测定和分析，有助于揭示影响种群动态因子及其规律，对种群更新能力、动态等做出评价和预测。

4. 生态学、社会学因子对中药资源动态的影响　可结合"3S"技术等"宏观"监测中药资源的变化，对社会学及经济学调查等的结果进行分析，做出综合评价。

二、中药资源危机预警系统的建立

中药资源动态监测技术体系大致应包括（相对而非绝对的）"微观"与"宏观"两个层面。"微观"层面的监测主要以具体的资源物种种群为监测对象（单元），通过在该物种的不同分布区域内选择代表性的种群进行样方调查的方法，重点采集反映种群结构、局部生境特征等的"微观"参数，侧重分析掌握种群的动态，影响动态的物种本身生物学因素和小生境因素及其规律，进而把握该资源物种的总体动态。其结果主要应用于对具体资源物种保护与再生的技术性指导，并为"宏观"监测提供基础信息，有助于提高"宏观"监测的精确度。"宏观"层面的监测以资源物种总体（或区域性全部资源物种）为监测对象（单元），主要采用"3S"技术等，获取反映该物种全部分布区域的面积及其地理、土壤、植被气候等生态特征的"宏观"信息，并结合地面样方调查数据进行信息的综合处理，以全面掌握该资源物种的总体动态、生态适宜性、分布区域、生境特征及其影响因素与演变规律等。其结果主要为国家对资源的管理与利用、生态环境保护、中药生产区划等的决策提供依据，并指导提高"微观"监测中样方选择的科学性与代表性。"微观"与"宏观"的结合，即构成了"种群动态监测—资源物种动态监测—资源物种动态监测的集合与分析—整体中药资源动态监测与预测"的完整体系。

三、中药资源危机阈值的确定与对策

1. 监测因子信息采集时间的确定　动态监测需在中药资源调查中，对自然资源在生命期内连续多次采集数据进行监测。对于多年生物种，采集时间可以年为单位作为个体周期进行信息采集和分析；对于一年生物种，则应以一个生命周期为单位采集和分析信息。在采集周期中根据物种

的物候期和药用特点（部位、采集期等），在不同生长阶段进行采集，如花期、果期、营养生长期、药用部位采收期等均需进行信息采集。之后进行数据统计，以确定不同种类的临界值。

2. 种群统计学参数的测定与种群动态的危机阈值的确定　根据种群统计学的原理，种群动态可以通过"在时刻 t 时单位面积（样方）中个体（Nt）与单位时间后个体数（Nt+1）之间的变动"来反映，而种群个体数量及其变化可以通过采集系列种群统计学参数和建立它们之间的关系给予量化表达。

3. 年龄结构分析阈值的确定　植株个体死亡或繁殖的概率常常与其年龄有关，同时从植株整个生命周期来看，处于某一龄期/生长发育阶段的所有个体存活到次龄期直至生命终结，各个时期的概率都会对种群统计学参数产生影响，所以种群年龄结构分析包括在某时刻（样方中）所有个体的年龄/生长发育阶段构成的参数采集和统计，以及在单位时间（龄期/生长发育阶段）后这种组成的变化。一年生植物可根据其生长发育阶段划分"年龄"（更为简化的可根据是否进入繁殖阶段来划分），多年生植物则可根据"生长年"划分年龄。反映种群年龄结构的信息可采用生命表和生育力表进行记录和统计。采集参数包括龄期开始时的存活个体数，同龄期（同生群）个体存活到次龄期开始时的比例，同龄期个体在每一龄期中的死亡比例，特定年龄存活率（每一龄期存活个体的比例），特定年龄死亡率（每一龄期死亡个体的比例），每一龄期每一存活植株所产生的种子数（种子/植株）。进一步通过对上述参数的测定数据进行分析，可精确掌握资源物种从种子萌发开始，直到完成整个生命周期的各个龄期/生长发育阶段之间的转移率，并以生命周期图做出直观的表达。显然，年龄结构的分析对于揭示影响种群动态的因子和作用规律，预测种群未来发展趋势具有重要的参考价值。

4. 大小结构分析及资源自然更新能力阈值的确定　资源的产量和自然更新力是中药资源调查工作关心的重点问题之一，这主要取决于植株个体大小（单株生物量）及其密度（密度参数的测定，可直接采用中药资源调查的方法）。通过测定单株生物产量（重点是药用部位）、种群中处于不同生物产量阶段（达到药材质量要求程度，可提供药材采收）的植株的个体数量及比例，结合种群动态监测和年龄结构分析资料，即可掌握资源物种样方内蕴藏量、自然更新力及年允采收量。

四、中药资源危机预警信息的评估

我国是一个资源大国，也是人口大国。从资源总量上看，我国资源丰富，但人均占有率低。随着人口不断增加，我国将进入资源匮乏时代，将面临淡水资源短缺、土地资源退化、森林资源减少和全球性生态环境恶化等窘境。因此，我国应全面开展资源警示教育，树立科学资源观，用动态监测数据看待资源，对资源的自然属性和社会属性进行成本核算，确定资源的价值和价格，形成资源开发利用的补偿机制和良性循环，确保资源的动态平衡。开展资源调查，建立野生资源濒危预警系统，保证药源的可持续供应。

第四节　中药资源可持续发展

如何实现中药资源的可持续发展，是 21 世纪中药产业能否真正发展成为国家支柱产业的关键和挑战，特别是濒危中药资源的可持续利用，中药资源农业与制药工业化需求的不匹配，对我国中医药产业的发展是一个严峻的考验。

一、中药资源可持续发展的概念

中药资源可持续发展，就是在可持续发展思想指引下，从实际出发，依靠富有远见的宏观调控政策、先进的经营管理机制，因地制宜确立中药资源发展战略与选择发展模式，合理利用中药资源，保护生态环境，增强发展后劲，确保当代人及其后代人对中药资源的需求不断得到满足的发展。

中药资源的可持续发展包含了两层含义：一是要保证优质中药资源能够持续不断地供应，不短缺或断档，也不过多或过剩；二是要保证中药资源与生态环境能够协调发展，使中药资源赖以生存的适生环境得到有效保护，从而能够长久地生存下去。

二、中药资源可持续利用的体系

国家中药资源可持续发展关系到中药的生存与发展，关系到全国中药产业可持续发展，关系到生态平衡、环境保护以及生物多样性保护等多方面，是一项复杂广泛的系统工程。可持续发展既是一个目标又是一个过程，中药资源可持续发展体系的构建应遵循可持续性、动态性、生产性、全面协调性、科学性、预见性、稳定性及生态性等原则。体系必须能够全面反映可持续发展的各个方面，中药资源涉及资源形成、生产、开发及保护管理等各个方面；各子系统的制定要建立在科学的基础上，能充分反映可持续发展的内在机制，能反映中药资源可持续发展的内涵和目标。

中药资源可持续发展是个系统工程，根据我国中药资源现状及未来发展趋势，中药资源可持续发展体系保护包括中药资源生产开发利用子系统，保护与管理子系统。各子系统的关系如图9-2。

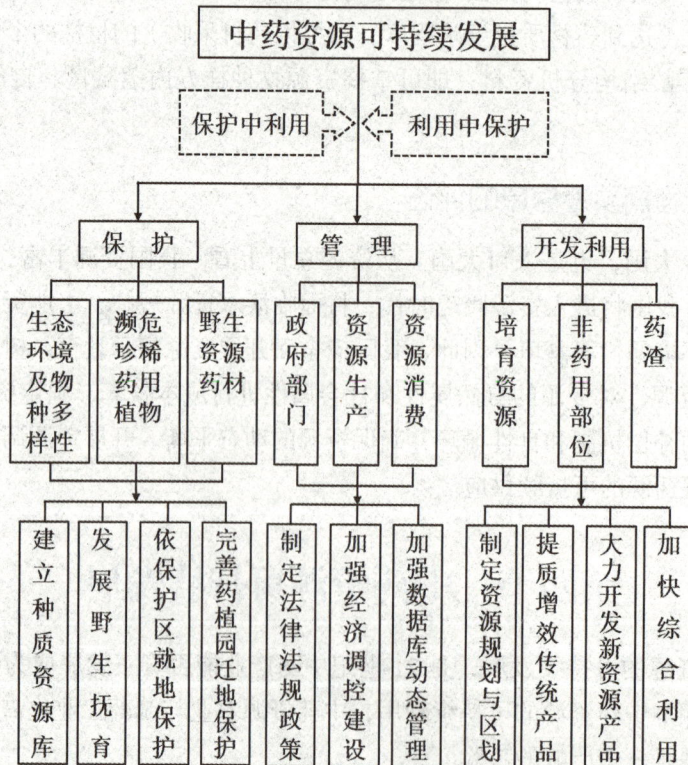

图 9-2　中药资源可持续利用体系示意图

中药资源可持续利用体系包括中药资源的保护、生产利用和管理三大方面，内容涉及中药资源的开发、可再生资源的保护与人工生产以及中药资源的评价、预警与调控等方面。对现存中药资源的合理利用、人工资源的生产以及新资源的开发评价是可持续利用的核心。可再生中药资源的生产（野生抚育、资源更新、引种栽培等）与利用保持相对稳定，是中药资源可持续利用得以实现的基本条件。

中药资源可持续利用的三个方面是相辅相成的，中药资源保护体系既能保障中药野生资源的种类和数量，又可为中药资源生产体系提供良种选育或规范化栽培的种质。中药资源生产利用体系建立在野生可再生中药资源系统上，以野生中药资源为基础，因其生物多样性而发展壮大；中药资源生产体系的壮大能从根本上缓解对野生中药资源的破坏，是实现中药资源可持续利用的根本解决方式。中药资源利用是中药资源可持续生产的目标与动力，其体系的壮大能够反过来刺激中药资源扩大生产规模来满足社会需求，同时人工资源的大量生产又会降低社会需求对野生资源的开发压力，对野生资源起到保护作用。中药资源管理体系以中药资源的评价、预警与监控为基础，根据野生与栽培中药资源的保护、生产与利用的现实状况与发展趋势，采用政策调控、市场倒逼反馈生产等方式进行科学管理，从而有效协调中药资源的保护、生产与利用，实现中药资源的永续利用。

三、中药资源可持续发展措施

（一）实施中药资源源头的安全工程

中药资源源头是实施中药资源可持续发展的安全保障；中药资源源头的安全工程包括中药资质资源的保护及优质药材生产基地的建设。确保人民用药的安全有效及有药可用，一是保护现有野生、栽培或养殖资源，发挥已建成的国家中药种质资源库的作用，收集、保存更多的中药资质资源，尤其是加强珍稀濒危药材种质资源的繁育与更新及良种的选育推广示范工作；二是充分利用道地药材的优势，加大常用中药材优质生产基地的建设。对不可再生的矿物药，在严格按照国家有关部门制定的计划进行开采的同时也要积极寻找和开发替代品，从而加强矿物资源的保护。

（二）实施中药资源产业优化配置工程

中药资源产业一般包括野生资源的保护、科研和利用，以及其所处环境的文旅开发。中药资源产业位于中药全产业链的起始端，存在风险种类多（如气候、市场、资金以及政策风险等）和附加值低等产业链低端的共性特点。中药资源产业自身发展状况，既决定了本产业的发展是否可持续，也决定着下游产业发展的质量和数量。因此，大力优化中药资源产业，延伸中药资源产业链，加快中药资源的综合利用，可以促进中药资源产业做强、做大、服务国民经济，同时也可为其下游产业和中医药事业提供物质保障。在产业发展中充分利用区位优势、优化产业布局，以市场为导向，突出重点，营造特色，聚集优势，以合力联动、科技带动、规范生产为原则，从源头抓起，促进中药资源生产的快速发展，提高药材质量；构建具有区域特色的药材生产体系，加强政府引导，整合行政资源，积极推进政府、企业、高校、科研机构组建战略联盟，营造优良的创业服务环境和商务环境，以科、工、农、贸的联动作用，促进中药产业战略布局，优化中药资源产业。

（三）实施中药资源动态监测管理工程

实施中药资源动态监测管理工程是实现中药资源可持续发展的重要手段，中药资源动态监测是对中药资源的种类、数量、生态环境的变化以及群落动态情况做长期的监测，根据监测结果及时分析中药资源的动态变化情况，预测中药资源的未来供需状况，为中药资源保护、再生等科学研究提供基础依据，指导制定合理的中药资源区划及药材生产计划，为企业的中药资源开发利用、生产等提供决策咨询，建立珍稀、濒危中药资源数据库，为国家和相关决策部门制定相关政策和规划提供参考，增强全社会对资源与生态环境保护的意识。中药资源动态监测的管理需要靠各个部门联合执行才能实施完成。国家级管理系统领导全国的中药资源监测工作、发布全国资源普查工作、组织中药专家设计实施方案、统一安排工作进程、确定监测指标、管理信息数据，并指导单品种中药资源的监测。省级、县级管理系统主要进行中药资源动态监测系统维护、数据更新、图像资料管理，监测分析中药资源变化情况，定期发布监测信息，并协助省级、县级监测单位开展工作，推进全国资源普查的进行。

复习思考题

1. 简述国际和国内资源保护的相关的法律法规。
2. 论述中药资源保护及更新的意义。
3. 简述中药资源的自然更新与人工更新的要点与区别。
4. 简述中药资源动态监测体系及应用。
5. 论述中药资源可持续发展的策略。

中药资源经济与管理

中药资源是关系到中华民族兴衰、具有重要医疗保健作用及社会经济价值的战略性物资。如何高效、公平、合理配置这些资源，并实现对资源的可持续利用是中药资源经济与管理的主要任务。

第一节　中药资源经济

一、中药资源经济概述

中药资源经济（Traditional Chinese Medicine Resources Economy）是以中药资源的形成、生产、消费以及管理等环节中涉及的相关要素构成的各种经济行为关系。

中药资源经济学研究的主要任务是通过中药资源的优化配置与管理，使资源品种的市场交易行为及最优目标价格保持均衡，提高中药资源在社会经济领域中的福利水平，最终达到中药资源可持续发展的目标。

（一）中药资源经济的研究对象

中药资源经济是以中药资源为载体，以中药资源开发利用中的经济活动为研究对象，涉及中药资源的生产和再生产过程中中药资源的交换、分配（配置）和消费（利用）等环节中资源的稀缺性、资源配置、资源利用及经济制度。

1. 中药资源稀缺性　中药资源是自然资源，人们对健康需求的无限性与中药资源的经济稀缺性之间始终存在矛盾。认识中药资源稀缺性产生原因、正确度量中药资源稀缺的程度，是中药资源经济研究的首要问题，亦是中药资源经济研究的主要对象。

2. 资源配置　研究中药资源产品的生产和再生产过程中生产什么、生产多少、如何生产、为谁生产的问题及中药资源的价格形成机制。

3. 资源利用　研究中药资源的综合利用及其优化配置，资源利用过程中与环境的经济关系，不同开发利用模式的社会效益、经济效益和生态效益等。

4. 经济制度　研究什么类型的中药资源适宜选择自给自足经济、计划经济、市场经济、混合经济制度及法规。

（二）中药资源经济的研究内容

1. 中药资源、生态环境、人类健康三者的相互关系　中药资源具有有限性和稀缺性，无序利用对生态环境造成严重影响，但人类健康需求对中药资源的消耗正日益增加。恶化的生态环境，加剧人类对天然药物、中药资源产品的需求。中药资源、生态环境与人类健康三者之间的相互关系的构建需要达到既能满足人类健康需求，亦可保持中药资源的可持续发展，减小对生态环境的影响的目标。

2. 中药资源配置的基本原理、价格机制及其规律 中药资源的有限性决定了需要对其进行资源配置，然而配置的基本原理、内在机制及发展规律受诸多因素影响，非一般经济学原理可概括。其价格机制因市场失灵和政府干预，资源产权问题和外部性问题具有特殊的价格机制和规律，值得深入研究。

3. 中药资源的价值评估及资源安全问题 中药资源的价格应随其价值内涵而定，但其市场失灵，信息不对等等问题严重影响中药资源的价值评估，导致价格失灵。中药资源的价值评估还缺少科学评估其应用价值的中医药评估体系和质量体系。价格失灵，无序市场导致整个资源体系波动，对可以持续、稳定、及时、足量和经济地获取中药资源的安全状态产生影响。

4. 中药资源的保护与经济的可持续发展 中药资源具有共享性，产业经济日益发展，已经造成资源的无序利用和开发，导致蕴藏量普遍下降，许多药材已很难见到野生资源。中药资源多为可更新资源，矿物药是不可更新资源。可更新资源在更新率控制条件下的最优使用率问题，不可更新资源的最优开采率问题等均值得深入研究。由于中药资源使用具有连续性特征，还存在着如何在不同年代的人之间进行最优配置以取得社会福利最大化的"代际问题"。

5. 中药资源产业经济的发展及相关制度 探讨中药资源产业经济的影响因素，中药资源是否是经济增长的限制，相关制度对经济发展的干预和促进。利用新发展起来的项目评估技术对中药资源产业经济或资源开发项目进行评估，进而反馈指导有关决策机构做出正确的判断和制度调整。

（三）中药资源经济的研究方法

中药资源经济学是一门中药资源学与经济学的交叉学科。对其开展研究会涉及交叉学科的方法与技术手段，包括中药资源在形成过程中的自然资源相关理论，在市场行为中的微观经济学、宏观经济学和信息经济学等经济学理论，以及在可持续发展中涉及的社会福利和人类伦理等问题。

中药资源经济研究方法体系尚未健全，将经济学的分析手段运用于中药资源这一特殊领域，必须遵循中药资源自身发展规律。首先将中药资源的自然属性作为制约中医药医疗和经济活动的约束条件；其次将中药资源经济的分析方法和分析体系始终贯穿到中药资源价值与价格、中药市场、中药资源供给与需求以及中药资源管理等诸方面。

中药资源经济是跨度大、综合性强、应用性强的边缘交叉学科，必须运用多层次、多方法体系来进行研究。其研究方法体系可分为三个层次：首先是中药资源经济的基本方法论，讨论中药资源经济的价值观、真理观和科学观之类的根本性问题；其次，中药资源经济的思维原理和方法，如归纳法、演绎法、抽象法、分析和综合法、总量分析法、结构分析法、规范分析法、实证分析法、动态分析法、静态分析法、存量分析法、流量分析法等；再次，中药资源经济的技术性方法，如数学方法、统计方法、心理分析法、边际分析法、投入产出分析法、成本收益分析法、均衡分析法、时间路径分析法、逻辑框图分析法等。

1. 宏观与微观分析方法 从宏观上分析中药资源经济问题，是分析一个区域（国家或地区）一定时期内的中药资源总量的平衡、资源产出的总体经济效率及区域间中药资源贸易等问题。如某中药的总供给与总需求、劳动力资源的总供给与总需求、资本资源的总供给与总需求等。研究技术进步水平、经济发展水平、人口及其增长水平、价格水平、工资水平、汇率水平、贸易水平等对中药资源供求调节的影响和资源总量对上述因素的影响。

从微观的角度是研究中药资源的生产者提供某中药资源的收益与成本问题，生产者的中药资源选择及资源报酬率问题，还有经济体制或市场结构对中药资源分配及资源供求行为的调节问题，价格变动与中药资源运动的关系，政策杠杆（稳收、补贴、限价、限量）对中药资源供求行为的影响，以及具体的各种中药资源在市场上的部分均衡及一般均衡。

宏观资源经济问题主要用统计学、经济模型的分析方法，微观资源经济问题主要用成本收益分析方法。另外，用社会收益成本分析方法分析中药资源微观行为对宏观经济参数的影响，可作为中药资源的微观经济分析与宏观经济分析的桥梁。

2. 规范的与实证的研究方法 中药资源经济问题的规范研究是指一个经济社会应如何合理配置中药资源的理论与实际应用的研究。它给出在一定的经济体制状态及结构状态下，促使中药资源最有效利用的原则和方法，指导政府的政策行为如何实现中药资源的合理配置。中药资源经济问题的规范研究方法通常是给出一个经济社会资源运动的环境条件和目标函数，通过理论指导，揭示促使目标最大化（或资源最省，或产出最大）所需的条件以及应遵循的客观规律。

中药资源经济问题的实证研究（或经验分析）是指借助经济理论对一个国家（或地区，或财团，或企业）利用中药资源的实际行为及其效果进行经验分析。它指出在一定条件下，中药资源配置问题将会如何发展。实证的分析方法与规范的分析方法不同，它重视中药资源利用状况的统计分析、计算分析及实证的成本收益比较研究，通过对中药资源运动过程的描绘，揭示中药资源与其他经济因素之间的相互关系。

3. 质与量的分析方法 中药资源运动具有质的规定性，是指认识中药资源与其他经济因素（体制与结构等）相互的因果关系。质的分析方法指概念体系的建立并借助概念进行逻辑推理，以此做出对事物性质的判断，即对中药资源运动特点及与各经济因素相互作用做出理论说明。中药资源运动本身具有量的规定性。因此，中药资源经济要成为对政府及企业有用的经济研究内容，就必须重视系统的定量分析方法。

质与量的分析相结合是现代经济学分析在方法上的重要特征。只有如此，才能对中药资源经济运动有全面、系统的认识，克服片面性，得出符合实际的结论，提出行之有效的对策。同时，中药资源运动伴随着资源经济开发利用过程产生环境问题，因此在研究中药资源经济问题时应对环境效应及环境成本进行相应的分析和评价。

（四）中药资源经济的研究特点

中药资源经济属于资源经济学范畴，有其自身的发展历程和规律，决定了中药资源经济研究除具一般资源经济的特点外，还具有以下特点：

1. 战略性与系统性 中药资源问题不仅是经济问题，同时涉及中医药行业发展和国家安全问题，是全局性和长远性的战略问题。中药资源经济系统的结构、功能及其运动规律，决定了中药资源经济不是孤立、分割地去研究资源、人口健康、生态环境和经济问题，而是从整体上研究中药资源经济系统中这几个要素间的内在联系。中药资源经济研究从战略层面需要系统地研究资源与产业、资源与经济、资源与人口、资源与环境、资源与能源之间的相互关系，以及资源、人口、健康、能源、生态环境和经济之间的相互关系；力求揭示这个复杂系统的整体结构、功能和效益之间的关系，并寻求对中药资源经济系统的整体调节控制，以使物质流、能量流、信息流、人才流和价值流等运动过程从整体上达到合理高效。从而使中药资源开发和利用的整体经济效益达到最佳，实现资源、能源、人口、生态环境和经济之间的协调发展。

2. 综合性和边缘性　中药资源经济系统是从总体上研究资源、人口、健康、能源、生态环境和经济发展的规律，要对中药资源经济系统中这几个要素关系进行研究，就必须涉及对这些要素的分解研究及在此基础上的综合研究。这导致中药资源经济研究具有较强的综合性和边缘性。边缘性指中药资源经济是社会科学、中药学和资源学等多学科相交叉的边缘领域，它的研究内容涉及社会学的政治经济学、生产力经济学、部门经济学、经济地理学、人口经济学、技术经济学及哲学、历史学、考古学、美学等；也要涉及自然科学的中药学、生态学、自然资源学、生物学、环境科学、化学和物理学等。而要对该系统进行综合研究，又必须运用数学、系统论、控制论、信息论和非平衡态系统论等多学科理论。这就使中药资源经济学具有多学科交叉的边缘特点及多学科综合的综合性。

二、中药资源的经济配置

（一）中药资源产品市场

中药资源产品为一类特殊的商品。传统上中药资源产品是指在中医药理论指导下用以防治疾病的各种药物，与其他资源产品一样，具有使用价值和固有的市场属性。但中药资源产品又是极特殊的产品，它的生产、市场流通、交换和经营均受国家相关法律、法规的严格约束。

资源流动以商品交换为基础，交换和资源流动不仅把各类市场联结成一个整体，而且打破了市场的时空界限，把没有区域联系的市场联结成一个统一的大市场。信息化时代的到来，使全球的天然药物资源为人类共享。社会和经济的发展，人们生活水平的提高及生存环境的变化，导致了医学模式、治疗方式和用药结构的逐步调整。人类健康观念的转变为推广中药资源产品和扩大市场创造了有利条件。中药资源产品在治疗慢性病、免疫性疾病及养生保健、延年益寿、提高生存质量等方面所具有的独特疗效和明显优势，已受到国内外患者的广泛认可，为进一步拓展中药资源产品的国内、国际市场提供了广阔的空间。

中药资源是中医药事业生存发展的物质基础，也是国家重要的战略性资源。中药资源产品备受人们关注，我国已成为世界上中药资源产品最大的生产和消费国。近20年来，中药资源在药品、食品、保健品以及其他卫生产品中大量应用并进行出口贸易。

1. 国内中药资源产品市场

（1）中药材　中药产业集群化发展明显。目前，我国已分别在安徽亳州、江西樟树、河北安国、广西玉林、河南禹州、成都荷花池、广东普宁、广州清平、重庆解放南路、哈尔滨三棵树、兰州黄河、西安万寿路、山东鄄城、湖北蕲州、湖南岳阳花板桥、湖南邵东、昆明菊花园建成17大中药材交易中心，交易市场中药材流通量已经占全国中药材交易总量的70%以上。

为引导中药材产销衔接，推动产业结构优化，商务部于2012年初建立了中药材重点品种流通分析系统，数据来源于100余个中药材产地的地方商务主管部门、17家中药材市场、7家中药材网站及中国海关。统计发布2011至2015年度中药材重点品种流通分析报告，汇总中药材重点品种市场销售情况、中药材价格及走势预测、中药材出口情况等内容。发布2016至2017年度中药材流通市场分析报告，分析中药材国内市场行情和进出口贸易行情，展望中药材流通发展趋势。2017年中药材国内市场价格整体保持平稳，品种价格波动幅度收窄；中药材种植受到政策鼓励，家种品种供应量持续增加；野生及动物类药材产能不足，需求稳步增长；药食同源品种发展势头强劲，已成为增长主力。

2017 年我国中医药新政密集出台，尤其是《中医药法》的实施以及《中药材产业扶贫行动计划（2017—2020 年）》的发布，为中药材产业发展带来新机遇。在此背景下，全国中药材供给规模继续扩大，流通环节资源优化提升，集约化产地加工方式凸显，"互联网＋"新型贸易方式兴起，中药材流通市场加快转型升级。尤其重要的是，2019 年中共中央国务院发布的《关于促进中医药传承创新发展的意见》及重点任务分工方案的通知，提出要加强中药材质量控制，促进中药饮片和中成药质量提升，改革完善中药注册管理，加强中药质量安全监管。

（2）中药饮片　中药饮片产业在传统饮片基础上，拓展新型饮片。传统中药饮片汤剂入药使用，需要水煮煎服，对患者来说存在使用和携带不便的问题。最近几年，以中药配方颗粒和超微饮片（破壁饮片）为代表的新型饮片适应消费需求，迎来高速发展。2018 年我国中药饮片市场规模达 1714.9 亿元（同比增长 11.2%）。2019 年底，新冠疫情下饮片市场持续增长。在抗击疫情中，中药配方可针对疫情对症下药，充分发挥了中医药的灵活性与科学性。我国中药饮片、中成药出厂价格指数持续增长，最大增幅达到 1.4%，让更多的消费者见证了中药饮片的潜力，从而推动市场需求。

对于中药饮片市场的监管和整治工作更加严苛。2020 年 2 月，国家药监局再度印发《中药饮片专项整治工作方案》，要求各省市药品监管部门进行当地的中药饮片专项整治工作，坚决查处行业违法违规行为。2020 年 6 月，我国颁布了 2020 年版《中国药典》，针对中药饮片质量标准存在的问题进行了修订和提高，完善中药饮片质量标准，涉及的内容包括增收部分中药饮片品种和规格、规范中药饮片名称、重点完善和规范中药饮片炮制方法等 7 大内容。

（3）中成药　随着大批现代中药制药企业的出现，我国的中药工业得到了快速发展。统计显示，中成药涵盖 13 个治疗大类，其心脑血管疾病用药为中成药市场销售头位品种，占据 35%的市场份额，呼吸系统疾病用药占比 14.67%，骨骼肌肉系统用药占比 8.58%。2019 年中国公立医疗机构终端中成药产品 TOP 20 累计销售额达 602 亿元，品种销售额均超过 20 亿元。其中，注射用血栓通（冻干）年销售额高达 62.83 亿元，注射用丹参多酚酸盐销售额达 41.35 亿元，注射用血塞通（冻干）销售额达 39.28 亿元，丹红注射液 36.15 亿元。新冠疫情中"三药三方"的三药的销售额、市场占有率以及国际认可度均有了很大的提升。

中医药行业正面临着"集采"的挑战。药品集采的一个突出特点是以降价换存量。从化药"4+7"药品集采试点、"4+7"扩围和带量采购，可以看到化药降价已经成为大趋势。带量采购政策的推进，给整个市场带来很大的不确定性，中成药市场或将洗牌，中成药企业业绩也将受此影响。当前中成药"集采"还未进行，但地方已经开始行动，其中包括浙江金华、青海省、河南濮阳等地都针对部分需求量大、金额高的中成药品种进行集采探索，而纳入集采的中成药品种降价均比较明显。此外，随着医保支付制度改革的深入推进，中成药市场的不确定性还在增加。

（4）中药保健品　目前中药保健品（纯中药及含中药成分）中，中药为主的组方保健品占比超过 50%，且有增长趋势，可用于保健食品生产的中药材超过 200 种。随着我国居民健康意识的提升和收入与消费能力的提高，中药保健品高端产品增多，整体价格走高。尤其是老龄人口占比不断提升，把产品重心前移到"预防保健"方向上，更能实现人民的健康保障。

随着整个中药行业监管力度的增加，对保健品的监管、市场、原料以及安全性管理在逐渐完善。2019 年，国家市场监督管理总局公布了《保健食品标注警示用语指南》。另外，《保健食品原料目录与保健功能目录管理办法》自 2019 年 10 月 1 日起正式开始实施，其中第 17 条规定，保健食品功能描述中将不得涉及疾病的预防、治疗和诊断作用，对保健品行业产生了重大的影响。国家市场监督管理总局宣布将会定期与国家卫生健康委员会、国家中医药管理局沟通，不断调整并公布保健食品原料目录和保健功能目录，建立保健食品注册备案双轨制，建立开放多元的保健食品管理制度。

2. 国际中药资源产品市场　近年来，包括中药在内的植物药和传统药日益受到世界各国的重视和青睐。2015 年，全球植物药市场销售额为 931.5 亿美元。但据我国工业和信息化部最新统计数据显示，2018 年中药类产品进出口总额为 57.68 亿美元。中药类产品包括中成药、中药饮片、中药提取物、中药保健品，我国中药类产品（不包括保健品）约占国际中草药或传统药物市场的 80%。2018 年随着国际市场回暖，中药材进口出口量双增长，分别比上一年度同比增长 19.38% 和 7.39%。亚洲仍为进出口主要地区。在"一带一路"倡议助力下，对沿线国家中药材出口大幅增长。随着行业标准不断提升，中药材出口品质持续好转，民营企业成为中药材进出口主力。

我国出口的中药资源产品主要包括中药材、饮片、中成药、提取物、保健品等类别。但在出口产品结构上，长期以来，是以粗加工、低附加值的中药材及饮片为主，占据中药类出口产品榜首。从中药资源产品的出口地域分布上看，中药材、饮片及中成药的主要出口市场在亚洲。出口产品结构不合理，知识产权保护意识淡薄、国际贸易壁垒、"洋中药"的冲击以及文化的差异均降低中药的出口额。我国应增强对中医药的文化传播，注重中药知识产权的保护，提高产品质量并加强剂型和终端产品的开发。

（二）中药资源的市场配置

1. 市场机制与市场失灵　中药资源市场机制是指构成中药资源市场的诸要素之间形成的一种既互相推动又相互制约的有机体系。中药材作为原材料在流通市场交易时具备突出的农副产品特性，由买卖双方议价成交，其价格本身会受到气候等因素的影响，随产量变化波动，同时市场供需及存量等多种因素也共同作用导致了中药材价格波动。中药资源的价格不仅受自然因素、市场和政策调控影响，游资炒作等社会因素的影响更不容忽视。目前，由于价格形成机制和标准的局限性和不及时性，使得人为干预炒作有机可乘，导致近年来中药市场流通经营领域秩序混乱、假药劣药充斥市场、药市行情低迷、中药材价格持续出现"过山车"般暴涨暴跌。市场供求严重失衡问题突出，市场价格信号扭曲，无法体现中药资源实际价值。

经济学中商品的社会生产量（供应量）与社会消费量（需求量）之比与价格高低成反比趋势。但梳理近年来天麻、三七、鹿茸等多个中药资源的销量与价格波动数据后，发现这些中药材在价格逐年上涨情况下，需求量不跌反增，销量波动趋势几乎与价格波动趋势一致，一定程度上表明中药价格逐渐偏离价值，与市场价值规律相悖。

中药价格出现的这种反常现象，使得中药市场运行混乱，价格偏离其价值，中药质量与中药价格均无法真实体现中药资源的价值，即所谓的市场失灵。其根本原因在于中药资源价值核算体系的缺失、信息的不对称等因素造成中药材价格扭曲，且早期价格的形成没有或极少考虑中药生物多样性价值和生态环境价值在生产生活中的隐性消耗和服务价值。

2. 代际资源的配置　可持续发展，是在不损害未来世代发展需求的资源基础前提下的发展方式，其宗旨为代际公平。所以，对中药资源进行公平合理的代际分配，是中医药事业可持续发展的本质和中心议题。

代际分配的前提，是对中药总体资源的评估和动态监管。通过加深行业对中药资源评估工作的理解，培养行业自觉树立开展中药资源评估工作的意识，从而促进中药资源的保护和可持续利用。通过文献和市场的调研与分析，借鉴生物种群增长模型，构建中药资源评估的框架，探索资源消耗与可持续获得之间的平衡，使之成为行业共识，树立中药资源的代际公平意识，从而更好地实现中药资源的代际配置。

三、公共中药资源的经济管理

中药资源具有公共资源的共享性和整体性的基本特征，在利用时存在外部性及拥挤性问题。以上因素均会对中药资源的有效配置效率产生影响，具有进行经济管理的必要性。

（一）中药资源的产权问题

资源产权常指所有和使用资源的权利，较全面的说法包括所有权、占有权、使用权、收益权、处置权等，且是规定着资源产权主体受益或受损的权利。从类型来看，资源产权一般包括三种，私有产权、共有（公有）产权和混合产权。经济活动中主要财产权的性质和产权的完整性决定该经济体能够实现资源有效配置的程度。共有产权是未加明确界定的产权，也可以说是财产的权利界定归公众行使，是所有人的财产（不是任何人的财产）。共有产权与经济主体的利益间接关联，容易导致产权的低效率，影响资源的有效配置。

中药资源属于共有（公有）产权，具有共享性。共享资源是人类共同的宝贵财富，任何国家、组织、单位、个人不拥有对这些资源的垄断性的产权，在一定条件下都可以利用而不受制约，如大气、国际公海资源、空间环境、公用土地等。任何人都被赋予了相对正当的使用或消费权利和范围，在不影响他人利用的条件下，对公共资源的使用或消费既是自由的也是无代价的。公共中药资源具有整体性，供给的不可分割性，任何细化、分割都会改变其性质。

例如，可再生中药资源问题的经济分析中，财产权问题是至关重要的。其表现有两种情形。一是在明确财产权的情况下，如个体户和企业人工种养的中药材，该类可再生中药资源的运营投入和产出可控，可运用一般经济学供求规律加以解决。二是专有财产权不能确立的情况下，可再生中药资源必然得不到有效管理，如野生可再生中药资源。因此，野生可再生中药资源的最佳利用不仅要考虑生物学意义上的最大可持续产量，还要考虑经济上的效率最大化，即最大经济产量，即有效可持续产量。

（二）中药资源的外部性问题

外部性指的是私人收益与社会收益、私人成本与社会成本不一致的现象。在商业和消费的过程中，一个人使他人遭受到额外成本或获得额外收益，而没有通过当事人以货币的形式得到补偿时，外部性就发生了。换言之，外部性是指一个经济当事人的行为影响他人的福利，而这种影响并没有通过货币形式或市场机制反映出来。

中药资源属于公共资源，其利用存在外部性及拥挤性问题。由于中药资源不属于任何单位和个人所有，资源的共享性使得使用者具有过度利用资源的欲望。如果对公共资源的利用超过了资源的承载力，资源使用者之间就会相互干扰和排斥，加重社会成员的其他代价，形成外部效果或外部性。同时由于一定时期内公共资源所能提供的服务是有限的，过多的资源使用者进入使用行列，会不可避免地造成公共资源在利用中形成拥挤，并产生对资源和使用者的损害。

外部性的产生主要源于一是市场失灵，二是产权界定不明。中药资源产权不明晰是资源外部性形成的重要原因。正常运作的市场通常是使资源在不同用途之间和时间上配置的有效机制。然而，市场的正常运行要求资源的产权是清晰的，市场是完全竞争的，没有明显的外部效应，公共产品数量不多，不存在短期行为、不确定性和不可逆决策等。如果这些条件不能满足，市场就不能有效地配置资源，市场失灵就可能出现。大多数环境恶化和低效使用资源是由于市场机制不健全、市场机制扭曲或根本就不存在市场导致。

（三）中药资源管理的政府失灵

由于自由市场行为的局限性，以及中药资源产权的特殊性，完全自由的市场经济不能有效率地配置资源，市场失灵在实践中基本为市场经济的必然现象。尽管市场本身不能有效地配置资源，但是公共部门的干预可以通过有选择性的制度和法律安排来改变市场行为，从而实现资源的有效配置。

政策调控是政府干预资源配置的有效方式，主要有两类：一类称为行政干预，如法律规章制度的限制、对特定行为的限制或规范；另一类是财政工具，如税收和补贴制度及市场许可，目的是建立对私人行为的激励模式。对已经存在的市场使用财政激励计划是比较合适的，因为对于许多物品、公共物品的供给，市场经济可能是不足的或无效的。公共物品和服务的供给就是需要政府干预的领域，政府干预能够显著提高社会效益。

理论上，为保障市场平稳运行、中药资源有效配置而设置的社会制度和法律，需要达到以下条件：①存在进行商品和服务交换的市场，市场是完全竞争性的，没有外部性存在，交易者具有完全信息，交易成本为零。②产权明确，所有商品和服务都是私人物品，没有公共物品；所有厂商都追求利益最大化，所有个人都追求效用最大化；长期平均成本非递减，所有相关函数满足凸性条件。

针对上述不同目标所实施的社会调控政策是不同的。例如，为了实现"没有外部性存在"，较为广泛实施的政策措施为进行资源利用的外部性校正，即将外部性进行内部化处理。所谓外部性内部化，就是使生产者或消费者产生的外部费用，进入他们的生产或消费决策，由他们自己承担或"内部消化"，从而弥补私人成本与社会成本的差额，以解决外部性问题。

而在"交易者具有完全信息"方面，政府干预可以采取提供信息或资助，通过降低不确定性和增加社会知识总量的公共服务活动的形式提供交易信息。如果一些信息资源具有公共物品的特性，那政府就有责任购买或支助开展这方面研究的人或组织得到公共部门的资助。例如，近年国家中医药管理局不断加强监管、发布和遏制虚假中医药的广告，提供给国家市场监管部门，并向社会公开发布。

政策调控存在一定的局限性。如果仅部分资源达到经济有效配置，而经济中其他部分仍然存在市场失灵的情况，就难以实现更有效率的资源配置。其次政府干预自身也可能降低经济效率，如不合理的税收或补贴计划可能以意想不到的方式扰乱资源的有效配置。在评估政府干预对提高效率的价值时，所有可能因此产生的损失都应被考虑到。为达到特定目标的经济干预经常要求制定一系列结构性的组织制度，这就形成了第三类"政府失灵"的可能性，有时也称为制度陷阱。

最后，原则上使用财政调控工具实现资源转移以达到公平分配的目的是可行的。也就是说，设计一揽子中立的分配政策在理论上是可行的，但在实践中往往难以达到。况且，通过政府干预提高资源配置效率的投入不一定都有价值，因为这也许会降低社会福利（当缺乏收入和资源再分配计划时）。

第二节   中药资源管理的内涵

中药资源管理是指中药资源管理部门为了科学、合理地保护和开发利用中药资源所采取的行政、法制、经济、技术等手段和途径。中药资源作为中药产业的基础，管理部门除了涉及自然资源部门外，还涵盖了中药材生产流通、中药资源综合开发利用、信息技术和知识产权等多领域、多部门。中药资源管理是中药资源学科的实践部分，要运用管理学手段，科学梳理其基本内容和管理流程，才能更好指导中药资源科学保护、合理配置、可持续开发利用。

一、中药资源管理目标

中药资源管理的目标就是促使中药资源经济的可持续发展，达到生态环境效益、社会效益和经济效益的相对统一。生态效益和经济效益不是对立的，生态效益是可持续经济效益的基础，并为经济效益服务。生态效益受损、药材资源枯竭，经济效益也难以为继。当然中药资源的主要价值就在于提供药材或药品等具有直接经济效益的产品，如果缺乏应有的经济效益，资源利用内在动力、开发规模均受限制，社会效益和生态效益也难以体现。

二、中药资源管理体制

药用生物和药用矿物均属于自然资源的组成部分，与其他自然资源一起存在并构成各种自然（生态）系统。草原、森林、荒坡、农田和水系生态系统是药用生物资源存在的主要自然系统，药用矿物绝大部分和其他矿藏共存。作为自然资源的构成部分，其自然状态下的保护、管理和开发利用，除中医药管理部门对其实施的行业性管理外，同时受到自然资源管理的相关部门的直接或间接管理。主要包括草原、林业、水产、矿业、环保等多个政府管理部门及其相关单位。例如，野生甘草的采挖，需要得到草原管理部门的批准，其运输也需要相关管理机构的批准。木本药材的采收，需经林业部门批准。一般以省（市、自治区）为一个独立管辖的区域范围，按照其地方法规有关规定执行。

三、中药资源管理内容

中药资源的管理可以通过经济手段、行政手段、法律手段等进行中药资源的利用与保护。以市场经济规律为杠杆，建立一个经济管理为主、行政管理为引导、自然保护为辅的多模式的中药资源管理体制，使资源开发健康发展。

（一）中药资源经济管理

经济手段是中药资源管理的核心。中药资源经济管理是指通过运用经济杠杆的调控作用，引导、规范中药资源管理对象进行的计划、组织、指挥、协调和监督等活动，从而实现中药资源的可持续利用。

1. 权益管理 权责制度至少要包括行为主体对资源的所有权、使用权、收益权、排他权和转让权等。产权界定不清楚可能会在资源开发利用过程中，导致个人与集体、地方与中央间出现矛盾，使用权的利益与所有权的利益相矛盾，最终为了局部的眼前经济效益而牺牲生态效益、社会效益和全局的长远利益，难以做到资源可持续高效利用。因此，需制定资源所有权、经营管理权与开发利用权等相关法规，推行"谁保护谁享有、谁开发谁投资、谁受益谁补偿"的产权制度。

2. 产业管理 按照产业组织的方式，通过社会投入进行中药资源保护、恢复、再生、更新、增殖和积累。如中药资源的物种保存、新资源创制、（半）野生抚育、生态种植和复育等。因此，中药资源产业管理不仅是一个中药资源自然再生的过程，也是一个中药资源经济再生产的过程。

3. 资产管理 中药资源不仅是国家战略性资源，是中医药事业产业发展的物质基础与基本保障，也是十分重要的资产。其在市场经济条件下，可以通过资本运营的方式，实现中药资源的科学管理。从中药资源资产管理来看，其内容主要包括市场管理、价格或租金管理、税收管理等内容。因此，政府通过完善中药资源管理制度，维系资源的可持续生产。

（二）中药资源行政管理

中药资源的行政管理，是指国家行政机关以国家的名义进行的行政管理。目前我国缺乏明确的、协调的中药资源管理组织机构，部门与部门之间、地方与地方之间、部门与地方之间存在着管理职务交叉重叠、各自为政、缺少核心和目标等问题。需尽快建立中药资源管理的协调组织机构，加强行政管理和监督执法。

1. 规划管理及宏观调控　国家相关中药资源的管理机构，按照中药资源管理目标制定中药资源开发利用规划，通过法律、行政、经济手段宏观调控中药资源利用与保护之间的矛盾，做好与自然环境之间的协调发展。通过制定全国或区域的中药资源开发战略和相应的宏观政策，指导中药资源管理部门相互协作。中药资源进行科学的规划管理和宏观调控，是我国经济可持续发展和中药现代化迫在眉睫和势在必行的重要环节。

2. 监督职能　中药资源管理部门对中药资源的开发、利用和保护活动实施有效的监督；对于违反中药资源管理法规的行为施以不同程度的处罚，限期纠正；对中药资源的可持续利用实行有效监督，控制中药材资源的开采量，规范中药资源开发利用行为，保护中药资源的可再生能力，促进中药资源的可持续利用。

3. 监测职能　由于自然因素和人类活动的影响，中药资源状况不断变化。掌握中药资源本身的数量和质量及其空间分布状态的变化趋势，是寻求中药资源合理利用方式和制定中药资源开发战略的基础。定期开展全国中药资源普查，健全中药资源开发使用监测网络，准确掌握药用生物资源动态信息，及时做出预警，限制濒危中药资源的低价出口，才能从源头上保障中药产业的可持续发展。

（三）中药资源法规管理

中药资源法规管理是指通过制定和执行中药资源法规制度，确定社会普遍遵循的行为准则，从而有效地保护中药资源，实现中药资源的可持续利用。为了保护自然资源和生态环境，保护生物多样性和中药资源的可持续发展，拯救珍稀、濒危的药用动植物种类，我国相继制定了一系列相关的政策和法规，并付诸实施。与中药资源保护有关的法规有《中华人民共和国野生动物保护法》等；条例如《野生药材资源保护管理条例》《中华人民共和国野生植物保护条例》等。形成了一批重点保护名录，如《国家重点保护野生药材物种名录》《国家重点保护野生植物名录》《国家重点保护野生动物名录》《中国珍稀濒危保护植物名录（第一册）》等。并发布了关于专项保护的有关通知，如《国务院关于禁止使用犀牛角和虎骨贸易的通知》《国务院关于禁止采集和销售发菜 制止滥挖甘草和麻黄草有关问题的通知》等。

根据国家有关法规、条例的要求，结合本地的自然资源实际情况，各地方省、市的政府部门相继颁布实施了有关生物资源保护的条例。如《西藏自治区冬虫夏草采集管理暂行办法》《黑龙江省野生药材资源保护条例》《辽宁省野生珍稀植物保护暂行规定》《广西壮族自治区药用野生植物资源保护办法》等。

在中药资源保护法律制度方面，现有法律制度还不够健全，存在冲突现象，构建完善的中药资源保护法律体系任重而道远。人大代表从 1983 年开始首次呼吁中医药立法，《中医药法》终于在 2016 年完成了公开征求意见程序，国务院法制办等有关部门根据意见进一步对草案修订完善，并于 2017 年 7 月 1 日生效。规定"国家保护药用野生动植物资源，对药用野生动植物资源实行动态监测和定期普查，建立药用野生动植物资源种质基因库，鼓励发展人工种植养殖，支持依法开展珍贵、濒危药用野生动植物的保护、繁育及其相关研究"。随之 2019 年 10 月，中共中央国务院发布《关于促进中医药传承创新发展的意见》及重点任务分工方案的通知，各省市地区也制定了各自具体的实施方案，各项工作正在加快推进，确保政策落地生效。

第三节　中药资源管理的政策与法制建设

我国是中药的发源地，拥有世界上最丰富的中药资源，也是目前最大的药材生产、消费与原料输出国。党和政府一直关注和重视中医药工作，通过中医药立法和制定一系列方针、政策，保护中药资源，促进了中医药事业的发展。特别是改革开放以来，有关中医药的各项政策和法规得到进一步落实，中药现代化、中医药创新体系等一系列新措施陆续出台，为中药资源管理及发展奠定了坚实基础。中药资源管理包括发展战略与条例、标准与规范的制定与颁布和法律、法规的建设。

一、战略与条例的颁布

为了促进中医药事业健康发展，深化医药卫生体制改革，加快推进健康中国建设，迫切需要在构建中国特色基本医疗制度中发挥中医药独特作用。提出了发展战略规划纲要，明确了未来十五年我国中医药发展方向和工作重点，确定了七大重点任务五大保障措施。重点任务包括切实提高中医医疗服务能力、大力发展中医养生保健服务、扎实推进中医药继承、着力推进中医药创新、全面提升中药产业发展水平、大力弘扬中医药文化和积极推动中医药海外发展。保障措施包括健全中医药法律体系、完善中医药标准体系、加大中医药政策扶持力度、加强中医药人才队伍建设和推进中医药信息化建设。在全面提升中药产业发展水平方面，主要应加强中药资源保护利用，推进中药材规范化种植、养殖，促进中药工业转型升级，构建现代中药材流通体系。

2019 年 6 月 24 日，《国家药品监督管理局关于加快推进药品智慧监管的行动计划》[国药监综（2019）26 号]发布，要求建立药品品种档案信息管理系统，将分散在不同单位和部门的产品品种信息汇集、关联、展示，实现对产品品种"一品一档"管理，进而实现对产品的全生命周期管理，方便业务协同与数据共享，为监管决策提供数据支持，为社会共治提供数据资源。同时，基于药品数据全生命周期管理需求，建设一个面向全国、"采管用"一体的安全可靠可信的药品信息采集平台，并确保平台、数据和用户的安全防护符合要求，确保采集的药品信息合规使用。

2019 年 10 月，中共中央国务院发布《关于促进中医药传承创新发展的意见》，从健全中医药服务体系、发挥中医药在维护和促进人民健康中的独特作用、大力推动中药质量提升和产业高质量发展、加强中医药人才队伍建设、促进中医药传承与开放创新发展、改革完善中医药管理体制机制等六个方面提出了 20 条意见。在大力推动中药质量提升和产业高质量发展方面，要求：①加强中药材质量控制。强化中药材道地产区环境保护，修订中药材生产质量管理规范，推行中药材生态种植、野生抚育和仿生栽培。②促进中药饮片和中成药质量提升。加快修订《中华人民共和国药典》中药标准（一部），由国务院药品监督管理部门会同中医药主管部门组织专家承担有关工作，建立最严谨标准。健全中药饮片标准体系，制定实施全国中药饮片炮制规范。③改革完善中药注册管理。建立健全符合中医药特点的中药安全、疗效评价方法和技术标准。及时完善中药注册分类，制定中药审评审批管理规定，实施基于临床价值的优先审评审批制度。④加强中药质量安全监管。以中药饮片监管为抓手，向上下游延伸落实中药生产企业主体责任，建立多部门协同监管机制，探索建立中药材、中药饮片、中成药生产流通使用全过程追溯体系，用5年左右时间，逐步实现中药重点品种来源可查、去向可追、责任可究。

2019年12月28日，第十三届全国人民代表大会常务委员会第十五次会议通过《中华人民共和国基本医疗卫生与健康促进法》。其中第九条规定，国家大力发展中医药事业，坚持中西医并重、传承与创新相结合，发挥中医药在医疗卫生与健康事业中的独特作用；第六十六条规定，国家加强中药的保护与发展，充分体现中药的特色和优势，发挥其在预防、保健、医疗、康复中的作用。

二、标准与规范的制定

为了确保中药资源的质量，应建立中药资源管理机构。在中药资源的行政管理中主要涉及相关标准规范的制定，专业检查机构的设立。

（一）制定与颁布中药资源相关标准及规范

标准根据等级不同又分国家标准、地方标准、团体标准和企业标准。在我国现行管理体制下，国家成立了专门的药品标准制定与颁布的机构，国家药典委员会负责《中华人民共和国药典》与《中华人民共和国药典》实施细则、《全国中药饮片炮制规范》及新药标准的制定。各省级药品监督管理部门，负责省级药材标准及饮片炮制规范的制定。如，四川省制订有《四川省中药材标准》（2010年版）及《四川省中药饮片炮制规范》（2015年版）。这些标准与规范的制定为中药资源的管理提供了可靠的科学依据。

（二）质量检验机制的建立

我国中药资源的质量检验机构包括行政管理层面的中国食品药品检定研究院及各级市三级药品食品检验院（所），分别承担了相应的标准起草、定核及抽检职能。同时也在企业中建立了相应的药品质量管理部门以确保人们用药的安全有效。

三、法律、法规的执行与完善

（一）法律法规的执行

国家、各级政府管理部门在行政管理过程中应当根据中药资源经济及社会发展的不同阶段制定（修订完善）与中药资源保护、管理相关的法律法规，并严格执行。

1. 落实中药资源保护相关国际公约　我国是许多国际公约的缔约国，在中药资源的保护与管理中应切实落实已实施的《濒危野生动植物种国际贸易公约》《国际植物保护公约》《生物多样性公约》《保护迁徙野生动物物种公约》（1979年，德国波恩）《关于特别是作为水禽栖息地的国际重要湿地公约》（1971年，伊朗拉姆萨）《南极海洋生物资源养护公约》（1980年，澳大利亚）《亚洲和太平洋区域植物保护协定》（1955年，联合国）等国际公约。

2. 严格执行我国中药资源管理相关政策和法规　在中药资源管理中，严格执行我国中药资源管理相关政策和法规及条例。如《中华人民共和国海洋环境保护法》《中华人民共和国森林法》

《中华人民共和国渔业法》《中华人民共和国野生动物保护法》《中华人民共和国药品管理法》和《中华人民共和国中医药法》《中华人民共和国野生药材资源保护管理条例》《中华人民共和国陆生野生动物保护实施条例》《中华人民共和国自然保护区条例》《中华人民共和国野生植物保护条例》《中华人民共和国植物新品种保护条例》等。并在执行过程中提出修改、完善意见以便今后修改与完善。

（二）法律、法规与政策的完善

为加强对中药资源质量监督管理，保障中药材质量安全，现行《中华人民共和国药品管理法》涵盖了中药的管理，其中第四条规定，国家发展现代药和传统药，充分发挥其在预防、医疗和保健中的作用。国家保护野生药材资源和中药品种，鼓励培育道地中药材。同时，还提出国家鼓励运用现代科学技术和传统中药研究方法开展中药科学技术研究和药物开发，建立和完善符合中药特点的技术评价体系，促进中药传承创新。

2003 年国务院制定公布了《中华人民共和国中医药条例》。2016 年第十二届全国人大常委会第二十五次会议审议通过了《中医药法》，自 2017 年 7 月 1 日起施行。《中医药法》以继承和弘扬中医药、保障和促进中医药事业发展、保护人民健康为宗旨，遵循中医药发展规律，坚持继承和创新相结合，保持和发挥中医药特色和优势，运用现代科学技术促进中医药理论和实践的发展，从法律层面明确了中医药的重要地位、发展方针和扶持措施，为中医药事业发展提供了法律保障。

第四节　中药资源管理信息化

中药资源管理信息化应用现代技术方法获取和汇总数据，服务中药资源相关组织管理和科学研究。基于信息技术的智能化数据采集系统在我国资源调查中得到广泛应用，为中医药事业健康持续发展注入了新的驱动力。

一、中药资源信息管理系统概念

中药资源信息管理系统是指集成中药资源种类数量、空间分布、品质、蕴藏量、供求量、价格、流通途径、开发利用及传统应用等信息，并能进行科学管理和利用的系统。中药资源信息的采集、管理是中药资源信息管理系统建立的关键。

1. 中药资源信息来源　中药资源信息来源广泛，主要为收录有中药资源信息的专业工具书、期刊、杂志、网站、研究报告、行业资料等，其形式多样，包括文字描述、图片、影像、音频等。

2. 中药资源信息获取途径

（1）研究积累　指在工作中进行连续的、系统的收集和记录信息。这要求相关人员具有良好的信息收集、整理意识。

（2）检索资料　通过检索文献资料，全面系统地筛选信息，是获取中药资源信息最常用、最主要的手段，现多通过信息情报单位和行业信息网站检索信息。

（3）资源调查　指运用资源调查的方法和手段收集信息，是获取中药资源信息最全面、最准确、时效性最强的方式。

3. 中药资源信息采集原则

（1）准确性　是指采集到的信息是真实可靠的，表达是准确无误的，能反映中药资源的真实状况。

（2）完整性　是信息利用的基础，信息的采集和积累必须按照一定的标准要求，保持系统性、连贯性，能反映中药资源的全貌。

（3）预见性　是指中药资源信息的采集要着眼于过去和现在的发展动态，满足当前任务的需要，也要采集那些对将来发展有指导作用的预测性信息，兼顾生产科研未来发展的需要。

（4）计划性　是指采集信息前要事先制定采集计划，以便能针对具体任务与需要，按计划开展中药资源信息采集工作。

（5）实时性　是指信息自发生到被接收、存储、加工、传输、使用等采集环节的时间间隔，间隔越短越及时、信息使用程度越高、时效性越强、价值就越高。

二、中药资源信息管理系统的发展与现状

我国中药资源信息管理系统建设是从 20 世纪 80 年代开始发展起来的，已经完成了多个不同规模的中药资源信息数据库建设并投入使用，如中国中医科学院中医药信息研究所建成的数据库总数达 48 个，包括中医药期刊文献数据库、各类中药数据库、药品企业数据库等，共收集到信息 120 余万条。目前尚未建有整合所有中药资源信息的系统，而是执行各种信息收集与服务的关系数据库。近年来，中药资源信息管理系统的建设取得了快速的发展。

中药资源调查数据资料的收集、汇总和共享应用是第四次全国中药资源普查工作的主要任务之一。普查过程中获取了大量与中药资源相关的数据信息，包括野生药用植物资源数据、栽培药用植物信息、传统知识、标本信息等，拓展了中药资源研究和发展方向，推动了中药资源信息化的广泛应用。通过对中药资源普查试点上报数据的整合和梳理，形成了中药资源普查工作管理系统、中药资源普查数据填报系统、中药资源普查数据核查系统、中药资源普查移动端数据采集系统、中药资源普查成果展示系统、中药资源区划系统、全国中药材供应保障平台、中成药国家基本药物保障监测分析系统等 8 个中药资源普查信息管理系统。截至 2019 年 12 月，基于第四次全国中药资源普查信息管理系统，汇总到 1.3 万多种野生药用资源的种类、分布信息，总记录数 2000 万条，中国药用植物特有种为 3150 种，发现新物种 105 个，建立了传统知识保护名录，收集到药材样品、腊叶标本、种质资源 36 万余份。

中药资源信息数据库结构关系复杂，数据类型繁多，服务对象众多，建库之前应先确定建库的指导原则，以便建库工作能快速、高效地进行。同时还应考虑数据的规范性、时效性和空间属性一体化，利于服务公众和辅助决策分析。从功能和组成来看，目前建成的中药资源信息数据库可分为以下几种：

1. 中药文献型数据库　此类数据库主要是以国家中医药管理局中国中药文献检索中心及其分中心为主体的中药文献型和事实型数据库群，如中国中医药期刊文献数据库（TCMARS）、中国生物医学文献光盘数据库（CBMdisc）等。

2. 中药成果类数据库　此类数据库记录了我国在特定阶段获得的各类中医药科技成果，适用于医药行业各部门对中医药成果的查询和检索。

3. 中药专利类数据库　此类数据库主要收录了新化学实体、原料药、制剂、医疗器械等各类发明的专利资料。国家知识产权局咨询检索中心建成的中药专利文献数据库，是我国第一个拥有自主知识产权的数据库，也是世界上唯一一个深度标引的中药专利数据库。

4. 中药进出口信息类数据库　此类数据库主要收录中药的进出口贸易信息，如医药进出口数据库、国家药品监督管理局进口药品数据库、进口药品商品名数据库等。

5. 中药信息类数据库　此类数据库主要提供中药的基本信息。如通过中国中医药数据库可以查询到中药材的名称、药材基原、药材别名、性味归经、功能主治、成方制剂等信息。

三、中药资源信息管理系统的设计与开发

中药资源信息管理系统的建立，需根据实际工作的需要，明确数据库应该具备的功能和内容，才能有的放矢地进行数据项目设计和程序设计。

（一）中药资源信息管理系统框架

中药资源信息管理系统构成应涵盖以下 4 个模块：

1. 工作管理系统　制定信息管理系统工作方案，明确机构组成、人员构成和职责权限，统一安排工作进程，确定管理系统指标，实现对人员机构管理、方案管理和数据管理。

2. 信息采集和填报系统　组织对中药资源种质、分布、数量、栽培、产地加工、质量控制、贮藏运输、产品开发等不同环节的信息进行采集和数据填报。

3. 监督管理系统　对系统中填报的相关信息进行定期审核、更新，确保数据的准确性和时效性。

4. 信息共享系统　实现中药资源相关信息的实时共享、最新成果展示等，有助于及时获取中药资源相关领域的最新动态。

（二）中药资源信息管理系统的数据类型

从内容和服务对象来看，中药资源信息管理系统应涵盖以下内容：

1. 基础信息　是指中药资源相关工作中经常使用或作为基础数据使用的信息，主要包括：气候因子、地形地貌、生物群落、土壤类型、水系等自然生态信息；行政区划、物产、经济交通、地理要素、土地利用、医疗卫生及地方多发病等社会经济信息；卫星和航空拍摄的遥感影像。

2. 专业数据　是指中药资源相关工作中使用的数据信息。可分为属性数据和统计数据。属性数据为统计年鉴和公报中与中药资源的类型、质量特征等属性相关的数据信息；统计数据是根据特定需要整理统计的数据信息，如《中国植物志》《中国药用动物志》《中国中药区划》等收录的数据信息以及中药资源种类变化、蕴藏量变化、产销量的动态变化等数据信息。

（三）中药资源信息管理系统的功能

中药资源信息管理系统应具备信息录入存取、维护校验、检索查询、统计分析、用户管理等功能。根据建立的目的和服务对象，中药资源信息管理系统还应设计扩展功能，如预测分析资源发展趋势、分析蕴藏量与产区关系、监测中药资源的动态变化和辅助决策等功能。还应考虑知识产权的保护、信息备份以及病毒查杀、防入侵窃取等功能程序，以保证信息的安全、准确和完整。

四、中药资源管理的数字化

中药资源数字化管理是指利用信息化的各种手段，采用数据库技术和网络技术，采集整合和挖掘中药资源的种类数量、时空分布等信息，建设服务于中药资源规划、建设、管理，服务于政

府、企业、公众，服务于中药资源可持续发展的重要资源信息化平台、信息应用系统及政策法规与保障体系。

（一）中药资源数据库建设的优势

建立中药资源数据库，可以对中药资源的各种信息进行数字化管理，为中药资源的研究、保护和利用提供快速、及时、准确的信息。特别是在近年开展的第四次全国中药资源普查，将各地的中药资源种类、分布、蕴藏量、产量、收购量、销售量和需要量等巨量信息建成庞大的数据库，可为社会各个方面开发中药资源提供所必需的基础数据，将会产生巨大的社会效益和经济效益。

（二）中药资源数据库的管理与应用

中药资源数据库可直接向用户提供基础数据，用户也可对数据进行深层次的开发应用。利用中药资源数据库可开展多方面的数据查询、辅助决策以及科学研究等内容。

1. 中药资源数据库网络化　网络化是利用通信技术和计算机技术，把分布在不同地点的计算机及各类电子终端设备互联起来，按照一定的网络协议相互通信，以达到所有用户都可以共享软件、硬件和数据资源的目的。中药资源数据库的网络化，可以极大地提高数据库服务的广泛性和快捷性，并且通过不同的授权，使数据库更新实现全国化甚至全球化，这也是"互联网+"等国家战略的发展方向之一。但在网络化的同时，必须注重数据库的防护。

2. 数据挖掘与监测　数据挖掘是指从数据库的大量数据中挖掘出隐含的、具有潜在价值信息的过程。它基于人工智能、机器学习、模式识别、统计学、数据库技术等，高度智能化分析数据，做出归纳推理，从中挖掘出潜在的规律和趋势。常用的数据挖掘方法有分类、估计、预测、相关性、规则和聚类等。中药资源信息数据库的数据挖掘，可为中药资源种类变化、蕴藏量变化、产销量的动态、资源区划、资源开发提供有力的分析和预测工具。如，根据全国各地多年药材种植面积年平均数，可以分析各省（区）的植物药材蕴藏量以及蕴藏量变化趋势；通过野生药材蕴藏量与产区分布的关系研究，分析栽培药材增产区；根据各地所建立的动态监测站更新的数据，链接已有数据，进行统计对比分析，发掘数据的变化趋势，设定数据变化范围阈值，监测数据动态变化，以助于提前预警和决策。

复习思考题

1. 简述中药资源经济学的研究任务及内容。
2. 简述中药资源经济学的研究方法及特点。
3. 论述中药资源经济配置的问题及外部性问题。
4. 论述中药资源管理的目标及内容。
5. 论述中药资源管理信息化的核心。

第十一章
特色药材资源概述

一个区域中药资源特征是由若干具体中药品种资源个体组成，资源个体的数量与质量是区域中药资源产业发展的载体。因此，在中药资源的区域规划及产业发展中，选择具有产业开发前景好，社会、经济、生态价值大的品种至关重要。而品种的功能主治及优良品质是产业发展的根本，品种的道地性、资源状况是产业发展的基础，资源保护与可持续发展措施是产业发展的保障。

人参

为五加科人参 *Panax ginseng* C. A. Mey. 的干燥根和根茎。多于秋季采挖，洗净经晒干或烘干。栽培的俗称"园参"；播种在山林野生状态下自然生长的称"林下山参"，习称"籽海"。

【简述】

1. 功能主治 大补元气，复脉固脱，补脾益肺，生津养血，安神益智。用于体虚欲脱，肢冷脉微，脾虚食少，肺虚喘咳，津伤口渴，内热消渴，气血亏虚，久病虚羸，惊悸失眠，阳痿宫冷。

2. 道地沿革 人参始载于《神农本草经》，列为上品。因根如人形而得名。《名医别录》载："人参生上党山谷及辽东。"《范子·计然》载："人参，出上党。"陶弘景曰："上党在冀州西南。"李时珍云："今所用者皆是辽参。其高丽、百济、新罗三国，今皆属朝鲜矣。其参犹来中国互市。"《药物出产辨》载："产奉天省，新开河地方为最好。"清代《本草便读》记载："人参产辽东、吉林、高丽等处，其草生山之北，背阳向阴。"综上，人参的道地产区主要涉及上党、吉林、辽宁、黑龙江及朝鲜，均为五加科人参。

3. 品质要求 以条粗、质硬、完整者为佳。《中国药典》2020年版规定，人参按干燥品计算，含人参皂苷 Rg_1（$C_{42}H_{72}O_{14}$）和人参皂苷 Re（$C_{48}H_{82}O_{18}$）的总量不得少于0.30%，人参皂苷 Rb_1（$C_{54}H_{92}O_{23}$）不得少于0.20%。

【资源状况】

1. 种质资源 栽培人参按参根形状分大马牙、二马牙、长脖等类型；按茎、果实色泽分为紫茎红果、青茎黄果等类型；按茎数目可分为单茎、双茎、多茎等类型。已选育的品种有：康美1号、益盛汉参1号、新开河1号、福星2号、百泉人参1号、中大林下参、中农皇封参、新开河2号、边条1号等优良品种。

2.资源分布　人参主要分布在我国辽宁东部、吉林东半部和黑龙江东部及朝鲜和俄罗斯。古时我国太行山脉、长白山脉、大小兴安岭为人参的主要分布地区。野生人参分布在北纬 40°～48°，东经 117°～134°范围内的山林地带。在吉林、辽宁栽培甚多，河北、山西有引种；朝鲜和日本也多有栽培。

【产业发展】

1.生态适宜区　根据 GIS 空间数据分析，与人参现有主产区相似度为 95%～100% 的生态适宜区有吉林舒兰、抚松等，辽宁抚顺、宽甸等，黑龙江东宁、林口等，山西陵川、长子等，内蒙古莫力达瓦旗、阿尔山等 5 省（区）248 县（市）。

2.产业开发　人参在中国已有 400 余年的栽培历史，是吉林尤其是长白山区的重要支柱产业。以人参为主要原料的中成药多达 628 种，如参茸复春片、九味参茸胶囊、生精胶囊等。人参还广泛应用于保健品、食品和日化品中。目前，获批的人参类保健品共计 982 种，如人参蜂王浆、人参灵芝蛹虫草粉、人参灵芝黄芪口服液、人参花茶等。同时，人参现已进入食品工业，形成了一系列具有较高营养价值和高附加值的食品，如人参糖、人参面包、人参冻干粉饮料、参果冲剂、人参袋泡茶、参花晶等。此外，人参能调节机体的免疫功能，现已开发出一系列的日化产品如人参营养霜、化妆水、沐浴液、洗发水及牙膏等。

【可持续利用】

1.资源保护　人参主要分布在我国东北地区、朝鲜和俄罗斯。到 20 世纪 50 年代，人参野生资源缩小到北纬 40°～48°，东经 117.6°～134°的有限范围内。目前人参资源还在进一步萎缩，仅局限在长白山脉，少量分布于小兴安岭。造成野生人参资源绝迹的主要原因是森林的破坏和人类的过度采挖；1992 年人参已被列为国家珍稀濒危植物。

2.可持续发展措施　设立人参自然保护区，在适宜区进行人工撒籽，同时注意播种人参籽或农家品种中长脖型的线芦、竹节芦参籽，严格防护、严禁采挖。建立林下抚育人参基地，大力发展林下参，保护森林资源、减少水土流失。相关部门需依据人参产业发展现状，进行人参规范化栽培技术、农药残留控制技术、病虫害防治技术等研究与技术推广工作。提高人参繁育水平，注重高质、高产品种的选择，规范和约束人参种子市场，在不同适宜区推广适合的人参品种。

广藿香

为唇形科广藿香 *Pogostemon cablin*（Blanco）Benth. 的干燥地上部分。枝叶茂盛时采割，日晒夜闷，反复至干。

【简述】

1.功能主治　芳香化浊，和中止呕，发表解暑。用于湿浊中阻，脘痞呕吐，暑湿表证，湿温初起，发热倦怠，胸闷不舒，寒湿闭暑，腹痛吐泻，鼻渊头痛。

2.道地沿革　广藿香始载于汉代《异物志》"藿香交趾有之"。其后《南方草木状》载"出交趾九真诸国"，指出了广藿香原产于东南亚沿海地区。《本草图经》曰："今岭南郡多有之，人家亦多种植，二月生苗，茎梗甚密，作丛，叶似桑而小薄，六月、七月采之，暴干。"《本草纲目》云："藿香方茎有节，中虚，叶微似茄叶。洁古、东垣惟用其叶，不用枝梗。今人并枝梗用之，因叶多伪故耳。”对广藿香性状进行了简单的描述。《增订伪药条辨》中首次提到“广藿香”之名，且其从产地、形态、功效等方面将广藿香与藿香 *Agastache rugosa*（Fisch. et Mey.）O. Ktze. 区分。本草记载与现今所用广藿香基本一致。

传统认为以广州市郊石牌产的石牌广藿香质优，其次为高要广藿香和海南广藿香。

3. 品质要求 广藿香以叶多、气香醇者为佳，含叶量不得少于 20%。《中国药典》2020 年版规定，广藿香按干燥品计算，百秋李醇（$C_{15}H_{26}O$）含量不得少于 0.1%。

【资源状况】

1. 种质资源 我国刺蕊草属（*Pogostemon*）植物有 16 种 1 变种，可供药用约 6 种。

2. 资源分布 广藿香为多年生芳香草本或亚灌木，原产地为现今东南亚一带，在菲律宾、印度尼西亚、马来西亚等国广泛分布。在我国主产于海南万宁、东方、琼海及广东省广州市郊（石牌）、肇庆、高要、湛江、徐闻、吴川、茂名、遂溪、雷州、阳春等地。此外，广西、台湾和云南等地区亦有少量栽培。

【产业发展】

1. 生态适宜区 根据 GIS 空间数据分析，与广藿香现有主产区相似度为 95%～100% 的生态适宜区有广东阳春、紫金等，广西南宁、钦州等，云南勐海、勐腊等，海南儋州、琼中等，福建漳浦、南安等 5 省（区）279 县（市）。

2. 产业开发 目前，国内中成药市场的广藿香产品主要是通过提取广藿香油来制备，如藿香正气水、保济丸、藿香正气软胶囊、藿香祛暑水、舒肝理气丸、解热消炎胶囊、藿香水等，其原料需求量巨大。广藿香具有多种药效，开发以广藿香为主要原料的保健食品，满足市场需求、提高广藿香的深加工水平，以拓展其应用途径。广藿香精油是名贵香料，香气持久，为良好的定香剂，可用于制作香皂、化妆品等。在兽药和农药开发应用上也有良好的前景。

【可持续利用】

1. 资源保护 广藿香从海外舶来，宋代开始在两广地区有栽培，不同产地的广藿香长期栽培在不同生境下，在植物形态、活性成分等方面存在明显差异。其传统道地产区是广州石牌，但由于城市现代化建设的进程，石牌广藿香栽培地日趋缩减，市场上几乎无石牌广藿香的流通。优良道地品种遗传多样性的保护是保证品种复壮和资源可持续利用的重要物质基础，资源的保护迫在眉睫。

2. 可持续发展措施 广藿香因地域气候等因素极少开花结实，故在中国引种栽培均以无性繁殖（组织培养繁殖、扦插繁殖）为主。以扩大新药源为目的，可以积极挖掘广藿香同属近缘植物，如刺蕊草属在我国有 16 个种，资源较多，但药用仅 6 种；藿香属植物藿香在我国的资源也极为丰富，对这些资源的研究，有利于扩大广藿香的新药源。

川贝母

为百合科川贝母 *Fritilaria cirrhosa* D.Don、暗紫贝母 *F. unibracteata* Hsiao et K. C. Hsia、甘肃贝母 *F. przewalskii* Maxim.、梭砂贝母 *F. delavayi* Franch.、太白贝母 *F. taipaiensis* P. Y. Li 或瓦布贝母 *F. unibracteata* Hsiao et K. C. Hsia var. *wabuensis*（S. Y. Tang et S. C. Yue）Z. D. Liu，S. Wang et S.

C. Chen 的干燥鳞茎。按性状不同分别习称"松贝""青贝""炉贝"和"栽培品"。

【简述】

1. 功能主治 清热润肺，化痰止咳，散结消痈。用于肺热燥咳，干咳少痰，阴虚劳嗽，痰中带血，瘰疬，乳痈，肺痈。

2. 道地沿革 贝母始载于《神农本草经》，列为中品。历代无种的分类和功能区分，至清代才明确有川贝之名，与其他贝母分开。赵学敏《本草纲目拾遗》引《百草镜》云："出川者曰川贝，象山者名象贝，绝大者名土贝。"又云："忆庚子春有友自川中归，馈予贝母，大如钱，皮细白而带黄斑，味甘，云此种出龙安（今四川平武县），乃川贝中第一不可多得。"按其描述，当是炉贝中具虎皮斑纹之虎皮贝，其原植物主要是梭砂贝母。吴其濬《植物名实图考》载："今川中图者，一叶一茎，叶颇似荞麦叶。大理府点苍山生者，叶微似韭，而开蓝花，正类马兰花，其根则无甚民异，果同性耶。"由此可见，我国清代药用贝母主要有川贝（四川产）、西贝（新疆产）和浙贝（浙江产）等。《增订伪药条辨》载："四川灌县产者……为最佳；平潘产者……亦佳。"《药物出产辨》载："以打箭炉、松潘县等为正道地。"

综上所述，川贝母原名贝母，直至明末清初始见有"川贝"的论述。以康定、松潘为道地产区。

3. 品质要求 以完整、质坚实、粉性足者为佳。《中国药典》2020 年版规定，川贝母按干燥品计算，含总生物碱以西贝母碱（$C_{27}H_{43}NO_3$）计，不得少于 0.050%。

【资源状况】

1. 种质资源 贝母类药材资源丰富，《中国药典》2020 年版收载的贝母类药材还有同科浙贝母 F. thunbergii Miq.、新疆贝母 F. walujewii Regel 或伊犁贝母 F. pallidiflora Schrenk、平贝母 F. ussuriensis Maxim.、湖北贝母 F. hupehensis Hsiao et K. C. Hsia 的干燥鳞茎入药，已选育品种有川贝 1 号。

2. 资源分布 川贝母主要为野生，生于海拔 3500～4000m 高寒地区阳光充足及土壤较湿润的地方，主要分布于川西南山地河谷及川西高山峡谷区南段；暗紫贝母主要为野生，亦有栽培，生于海拔 3600～4300m 腐殖质多及土壤疏松、阳光充足的高山灌丛、草甸，主要分布于川西北高原区及川西高山峡谷区北段；甘肃贝母主要为野生，生于海拔 2800～4400m 的灌丛中或草地上，主要分布于川西北高原区及川西高山峡谷区北段；梭砂贝母主要为野生，生于海拔 3800～4700m 的砂石或流沙岩石的缝隙中，主要分布于川西北高原区及川西高山峡谷区；太白贝母主要为栽培，生于海拔 2400～3100m 的山坡草丛中或水边，主产于万源。

【产业发展】

1. 生态适宜区 根据 GIS 空间数据分析，与川贝母现有主产区相似度为 95%～100% 的生态适宜区有西藏琼结、贡觉等，青海班玛、囊谦等，四川红原、乡城、马尔康等，甘肃迭部、碌曲等，云南香格里拉、德钦等 5 省（区）230 县（市）。

2. 产业开发 贝母属植物的药用和经济价值较高，地下部分是川贝枇杷颗粒、贝桔止咳糖浆等中成药和清咽下痰汤、百合固金汤等中成药的重要原料药，以贝母属鳞茎开发的保健食品有 47 种，如西洋参川贝枇杷露、平贝梨汁饮料、川贝雪梨膏等。研究表明，贝母属植物的地上部分（花、叶及茎）所含成分与地下鳞茎类似，贝母花茎可制成流浸膏作贝母制剂用，如由浙贝母花制成的贝母花流浸膏、贝母花片等制剂，可用于上呼吸道感染或慢性支气管炎等所引起的咳嗽的治疗。

【可持续利用】

1. 资源保护　由于过度采挖导致野生资源急剧较少，加之自身对生长环境要求严苛，生物学产量低，自然条件下种子数量少以及发芽率和成活率极低等方面的影响，川贝母基原植物的野生资源量急剧下降。基于川贝母野生基原植物所面临的严峻形势，早在 1987 年国务院就将川贝母基原植物中的野生品种（川贝母、暗紫贝母、甘肃贝母、梭砂贝母）列入了《国家重点保护野生药材物种名录》，在《中药材保护和发展规划（2015—2020 年）》中将川贝母列入濒危稀缺中药材种植养殖基地建设专项的重点建设基地品种。

2. 可持续发展措施　川贝母野生资源已经濒危，对其进行必要的保育，是解决资源短缺的必要手段和有效途径。目前，川贝母基原植物的保育措施主要有人工培育和野生抚育。人工培育主要包括种子繁殖、无性繁殖和引种驯化，如在四川、青海、甘肃、西藏等适宜区，要大力发展家种川贝母生产，做好技术推广和指导工作，尽快形成商品生产能力，增加药源，以适应医疗市场需要。野生抚育则要立足于在原有自然环境中增加川贝母基原植物的种群密度，能够很好地保持药材川贝母的性状、成分。

川芎

为伞形科川芎 *Ligusticum chuanxiong* Hort. 的干燥根茎。夏季当茎上的节盘显著突出，并略带紫色时采挖，除去泥沙，晒后烘干，再去须根。

【简述】

1. 功能主治　活血行气，祛风止痛。用于胸痹心痛，胸胁刺痛，跌仆肿痛，月经不调，经闭痛经，癥瘕腹痛，头痛，风湿痹痛。

2. 道地沿革　川芎原名芎䓖，始载于《神农本草经》，列为上品。《图经本草》载："今关陕、蜀川、江东山中多有之，而以蜀川者为胜。其苗四、五月间生，叶似芹、胡荽、蛇床辈，作丛而茎细"，描述了川芎的产地和植物形态。魏晋芎䓖多出现在陕西和山西，如《名医别录》记载芎䓖生"武功、斜谷西岭（今陕西武功及终南山）"，《吴普本草》在其产地基础上增添了山西泰山。《新修本草》记载芎䓖"惟出秦州"，以秦州为道地。宋代芎䓖多分布在四川和甘肃，保留了唐以前芎䓖的产地陕西和山西，蜀川是其主要产地。明代《本草纲目》载："出关中者，呼为京芎，亦曰西芎；出蜀中者，为川芎；出天台者，为台芎；出江南者，为抚芎。皆因地而名也。"在宋代的基础上新增了台州和江南抚郡，奠定了现今芎䓖商品名称的格局。综上所述，川芎以四川都江堰产者为道地。

3. 品质要求　以个大饱满、质坚实，断面色黄白、油性大香气浓者为佳。《中国药典》2020年版规定，川芎按干燥品计算，含阿魏酸（$C_{10}H_{10}O_4$）不得少于 0.10%。

【资源状况】

1. 种质资源　甘肃（西芎 *L. sinense cv. chanxiong*）、云南（金芎 *L. sinense cv. jinxiong*）、江西（抚芎 *L. sinense cv. fuxiong*）、吉林 [东芎 *Cnidium officinale*（*L. officinale*（Makino）Zhang）] 等

省市亦有少量栽种。已选育品种有川芎1号、绿芎1号、新绿芎1号。

2. 资源分布　川芎主要为栽培，生于海拔 500～1000m 的平坝或丘陵，广泛分布于四川、云南、贵州、广西、湖北、江西、浙江等省区。川芎主产于四川，产区集中分布在金马河上游以西的盆地西缘，山地与平原交错区，包括都江堰、彭州、郫都、崇州、新都等地，其中都江堰市石羊镇一带为其历史传统道地产区，彭州市敖平镇是目前全国最大的川芎产区。

【产业发展】

1. 生态适宜区　根据 GIS 空间数据分析，与川芎现有主产区相似度为 95%～100% 的生态适宜区有云南澜沧、广南等，四川盐源、木里等，广西南宁、田林等，湖南沅陵、浏阳等，湖北武汉、曾都等，贵州威宁、遵义等，广东英德、阳春等，江西修水、鄱阳等 8 省（区）800 县（市）。

2. 产业开发　历代医学专家将川芎作为治疗头痛要药，以川芎为重要原料药的中成药有1000 余种，如消肿镇痛膏、九味羌活丸、疏肝顺气丸等；中药方剂有 3000 余种，如防风通圣丸（散）、清热调血汤、败毒散等。以川芎为原料开发的保健食品有 80 余种，如速可颗粒、三七芎舒颗粒、葡萄籽芦荟胶囊等。另外，川芎能通过扩张头部毛细血管，促进血液循环，增加头发营养；还可通过抑制酪氨酸的活性而抑制黑色素生成，从而达到美白皮肤的作用。被开发成洗护用品、面膜等日化产品，市场需求量巨大。

川芎制剂对射线和氮芥损伤具有保护作用，可用于肿瘤的临床放射性治疗和氮芥类化合物化学治疗，减轻副反应及毒性。目前川芎可开发更多新的美容化妆品，如牙膏、美白霜、沐浴液等。川芎可作为饲料添加剂应用于畜牧业中，还可以作为烟用香料添加剂，或作为天然防腐剂用于果蔬的加工与贮藏中。另外，川芎嫩茎和叶在当地食用，形成了川芎特色餐饮，如川芎炖鸡，川芎叶凉拌、清炒等生态环保的美食，还可加强与相关食品科研和烹饪教学机构协同合作，研究开发系列川芎特色菜品，发展"川芎特色餐饮业"。

【可持续利用】

1. 资源保护　川芎是无性繁殖，生产用苓种（苓子）作为繁殖材料。经过上千年的栽种，加上缺乏品种选育，存在一定程度的种质退化。现生产上有山苓种和坝苓种之分，高山育苓是传统育苓方式，近年来因坝地育苓过程简单且成本较低，被种植户广泛采用。需注意加强种质资源的保护。

2. 可持续发展措施　开展川芎生态环境、种群生态学、繁育生物学及传统利用方式等方面的调查，研究其生物学和生态学习性以及种群的再生规律，调查其资源蓄积量，充分了解资源的更新方式与更新速率。在此基础上，制定合理的抚育措施及采挖策略，建立一套在实践中可行的川芎资源采收及可持续利用方案。可采用系统选育方法进行川芎优良新品种的选育工作，加强川芎地上非药用部位的研究，提高川芎的综合利用程度，也是川芎资源可持续发展的有效措施。

三七

为五加科三七 *Panax notoginseng*（Burk.）F. H. Chen 的干燥根和根茎。秋季花开前采挖，洗净，分开主根、支根及根茎，干燥。支根习称"筋条"，根茎习称"剪口"。

【简述】

1. 功能主治 散瘀止血，消肿定痛。用于咯血，吐血，衄血，便血，崩漏，外伤出血，胸腹刺痛，跌仆肿痛。

2. 道地沿革 三七始载于元代杨清叟撰《仙传外科秘方》，其"飞龙夺命丹"一方中的配伍药材就有三七，但没有可供考证品种特征的详细描述。明代《本草纲目》载："彼人言其叶左三右四，故名三七，盖恐不然。或云本名山漆，谓其能合金疮，如漆粘物也，此说近之。金不换，贵重之称也。"《本草纲目拾遗》载："每茎上生七叶，下生三根，故名三七。"《开化府志》（开化即今文山）载："开化三七，在市出售，畅销全国。"综上所述，自明清以来云南文山州即为三七道地产区。

3. 品质要求 以个大、体重、质坚、表面光滑，断面色灰绿，无空泡、裂隙者为佳。《中国药典》2020 年版规定，三七按干燥品计算，含人参皂苷 Rg_1（$C_{42}H_{72}O_{14}$）、人参皂苷 Rb_1（$C_{54}H_{92}O_{23}$）及三七皂苷 R_1（$C_{47}H_{80}O_{18}$）的总量不得少于 5%。

【资源状况】

1. 种质资源 三七已选育的品种有苗乡 1 号、苗乡 2 号、滇七 1 号、文院紫七 1 号等。

2. 资源分布 三七主产于云南及广西，其中文山是三七的主要产区，且是育苗地和集中加工销售地。由于三七有连作障碍，因此可用于种植三七的土地也在近几年有所减少。目前三七主要种植在文山周边，文山州、红河州、曲靖市等均为主要产区，种植于海拔 400～1800m 的森林下或山坡的人工荫棚下。

【产业发展】

1. 生态适宜区 根据 GIS 空间数据分析，与三七现有主产区相似度为 95%～100% 的生态适宜区有云南广南、丘北等，贵州平塘、兴义等，广西田林、西林等，福建屏南、周宁等，浙江永嘉、象山等 5 省（区）250 县（市）。

2. 产业开发 以三七为主要原料的有七叶神安片、三七总皂苷制剂（血塞通）、片仔癀、复方丹参片、三七牙膏等药品、保健品、化妆品 200 余种，为云南医药产业的发展做出了贡献。三七提取物也广泛应用于非医药领域，如以三七为原料的化妆品、日用品。三七提取物能渗透皮肤、活血散瘀、激活皮肤细胞活力、疏通受阻皮肤筋络，使皮肤富有弹性，市面上的化妆品多以三七提取物配以其他植物提取物制成。常见的有三七清洁面膜、三七爽肤水、三七亮肤水、三七美白洗面奶、三七早霜、三七晚霜等。以三七为主要原料开发的日用品，如三七牙膏、三七沐浴露、三七香皂等产品亦深受广大消费者欢迎。

【可持续利用】

1. 资源保护 在《云南省生物物种红色名录》中已将三七列为野外灭绝物种，目前仅有栽培三七的种质资源。通过科研院所和一些大型种植企业对三七的种质资源的保护、新品种的选育及规范化的种植，三七的产量才能满足市场需求。

2. 可持续发展措施 因原产地适宜区范围狭小、可耕种面积受限，三七产业可持续发展面临困难。因此，需要从以下措施着手确保三七的可持续发展：一是科学规划利用土地，二是解决生产中连作障碍问题，三是提高种植技术完善标准。同时，积极推动传统产区广西田阳、靖西等地三七产业的发展。

大黄

为蓼科掌叶大黄 *Rheum palmatum* L.、唐古特大黄 *R. tanguticum* Maxim. ex Balf. 或药用大黄 *R. officinale* Baill. 的干燥根和根茎。秋末茎叶枯萎或次春发芽前采挖，除去细根，刮去外皮，切瓣或段，绳穿成串干燥或直接干燥。

【简述】

1. 功能主治 泻下攻积，清热泻火，凉血解毒，逐瘀通经，利湿退黄。用于实热积滞便秘，血热吐衄，目赤咽肿，痈肿疔疮，肠痈腹痛，瘀血经闭，产后瘀阻，跌打损伤，湿热痢疾，黄疸尿赤，淋证，水肿；外治烧烫伤。

2. 道地沿革 大黄始载于《神农本草经》，列为下品。《吴普本草》载："或生蜀郡北部，或陇西。"《本草经集注》载："生河西山谷（甘肃武威）及陇西……今采益州北部汶山（四川茂汶羌族自治县）及西山（辖今岷山、邛崃山、鹧鸪山等)。"《图经本草》载："大黄，生河西山谷及陇西。今蜀川、河东、陕西州郡皆有之。以蜀川锦文者佳，其次秦陇来者。"《新修本草》谓："幽、并以北渐细，气力不如蜀中者。"《本草纲目》载："今出宕州、凉州、西羌、蜀地者皆佳……今人以庄浪出者为最，庄浪即古泾原陇西地。"《药物出产辨》谓："最上等产四川汶县、灌县，陕西兴安、汉中。"

综上所述，梁以前大黄道地产区是西北，唐之后道地产区多为四川，明清之后道地产区又再次转移至甘肃。药用大黄以四川为道地产区，掌叶大黄和唐古特大黄以甘肃、青海为道地产区。

3. 品质要求 大黄以气清香、味微苦而微涩者为优。《中国药典》2020 年版规定，大黄按干燥品计算，以芦荟大黄素（$C_{15}C_{10}O_5$）、大黄酸（$C_{15}C_8O_6$）、大黄素（$C_{15}C_{10}O_5$）、大黄酚（$C_{15}C_{10}O_4$）、大黄素甲醚（$C_{16}C_{12}O_5$）的总量计，蒽醌或游离蒽醌分别不得少于 1.5%、0.20%。

【资源状况】

1. 种质资源 大黄属资源还有华北大黄 *R. franzenbachii* Munt.、河套大黄 *R. hotaoense* C. Y. Cheng et C. T. Kao、天山大黄 *R. wittrochii* Lundstr.、藏边大黄 *R. australe* D. Don 等药用资源在民族医药中使用。

2. 资源分布 三种大黄均野生和栽培。掌叶大黄生于海拔 1500 ~ 4400m 的山地林缘半阴湿环境，主要分布于甘肃、四川、青海、西藏、陕西、湖北、贵州、云南、宁夏等地。唐古特大黄生于 1600 ~ 3000m 的亚高山和高山区，分布于青海、西藏、甘肃等地。药用大黄多生长于排水良好海拔 1200 ~ 4000m 的山地，分布于陕西、四川、湖北、贵州、云南、河南等地。

【产业发展】

1. 生态适宜区 根据 GIS 空间数据分析，与掌叶大黄现有主产区相似度为 95% ~ 100% 的生态适宜区有四川木里、白玉等，西藏昌都、察隅、江达等，辽宁阜新、宽甸等，甘肃武都、天水等 4 省（区）402 县（市）。

根据 GIS 空间数据分析，与唐古特大黄现有主产区相似度为 95% ~ 100% 的生态适宜区有西藏八宿、比如等，青海囊谦、达日等，四川若尔盖、色达等，甘肃碌曲、迭部等 4 省（区）

205 县（市）。

根据 GIS 空间数据分析，与药用大黄现有主产区相似度为 95% ～ 100% 的生态适宜区有贵州赫章、水城等，湖北郧西县、十堰郧阳区等，四川北川、冕宁等，陕西凤县、山阳等 4 省（区）294 县（市）。

2. 产业开发　大黄是我国出口创汇重要中药材之一，市售大黄药材主要为栽培品。大黄常与桃仁、桂枝、芒硝等以药对形成配伍，以大黄为原料的中成药高达数百种，如大黄散、九制大黄丸和三黄片等。大黄茎叶非药用部位含有蒽醌类及蒽酮类等活性成分，具有重要的资源化学开发价值。大黄在防止皮肤老化、防治皮肤病、健胃等方面也逐渐被开发利用。大黄还在欧美多国饮食文化中应用历史悠久，如食用大黄与药用大黄亲缘关系很近，其叶柄作为蔬菜或被制作成甜点、果酱、果酒等食用。

【可持续利用】

1. 资源保护　由于临床需求量大，野生资源被过度采挖，正品大黄野生资源量急剧下降。目前，正品大黄有较为成熟的种植技术及一定规模的资源量，基本可以满足临床供给。

2. 可持续发展措施　野生大黄的保育是解决野生资源短缺的必要手段和有效途径，应加强对原生长地野生资源的抚育工作。应在甘肃、青海、四川及陕西等大黄适生区大力发展大黄生态种植，通过提高种植技术实现提质增产，以适应市场需要。

五味子

为木兰科五味子 *Schisandra chinensis*（Turcz.）Baill. 的干燥成熟果实。习称"北五味子"。秋季果实成熟时采摘，晒干或蒸后晒干，除去果梗和杂质。

【简述】

1. 功能主治　收敛固涩，益气生津，补肾宁心。用于久嗽虚喘，梦遗滑精，遗尿尿频，久泻不止，自汗盗汗，津伤口渴，内热消渴，心悸失眠。

2. 道地沿革　五味子始载于《神农本草经》，列为上品。陶弘景曰："今第一出高丽，多肉而酸甜，次出青州（今山东）、冀州（今河北），味过酸，其核并似猪肾，又有建平（今四川巫山县）者少肉，核形不相似，味苦亦良。"李时珍谓："五味今有南北之分，南产者色红，北产者色黑，入滋补药必用北产者乃良。"可见，北五味子以辽宁产者为佳。

3. 品质要求　以粒大、果皮紫红、肉厚、柔润者为佳。《中国药典》2020 年版规定，五味子含五味子醇甲（$C_{24}H_{32}O_7$）不得少于 0.40%。

【资源状况】

1. 种质资源　我国五味子属可利用的资源丰富，如《中国药典》收载的华中五味子 *S. sphenanthera* Rehd. et Wils.，称"南五味子"；另外，还有同属二色五味子 *S. bicolor* Cheng var. bicolor、近缘五味子 *S. Propinqua*（Wall.）Baill.var. intermedia A. C. Smith、毛叶五味子 *S. pubescens* var. pubescens、红花五味子 *S. rubriflora*（Franch）. Rehd. et Wils. 等在各地亦作五味子入药。已选育品种有嫣红、红珍宝、金五味 1 号。

2. 资源分布　五味子大多野生在山坡杂木林下、阔叶林或山沟溪流旁。在长白山区五味子最适垂直分布带为海拔 1000m 以下的区带内，成林分布，生长旺盛，产量高。五味子在我国分布于东北、华北，以及湖北、湖南、江西等地。此外，日本、朝鲜、俄罗斯也有分布。

【产业发展】

1. 生态适宜区　根据 GIS 空间数据分析，与五味子现有主产区相似度为 95%～100% 的生态适宜区有黑龙江呼玛、伊春等，内蒙古呼鄂伦春自治旗、牙克石等，吉林敦化、汪清等，辽宁宽甸、凤城等，河北围场、丰宁等，山西五台、灵丘等，山东淄博、烟台等 7 省（区）474 县（市）。

2. 产业开发　以五味子为主要成分的中成药有 500 余种，如五味子丸、五味子糖浆、五味子颗粒、复方北五味子片等。五味子新鲜果实可拌糖鲜吃或蒸食，还可用作调味品。目前市场上已出现五味子酒、五味子饮料等多种保健食品，还研制出具有保肝作用的五味子保健泡腾颗粒剂。其制成的饮料具有香气和红色素，含酸量较高，具抑菌作用，因此不用添加防腐剂、香精和色素。其茎叶还可以用来泡茶，色泽良好，柔和芳香。

五味子还可用作饲料添加剂促进动物生长，提高生产性能，且无毒副作用，是理想的抗生素替代品。

此外，北五味子藤茎含有与果实相同的木脂素类成分，三年生以上的藤茎可以代替五味子果实作为提取五味子木脂素、挥发油的工业原料。

【可持续利用】

1. 资源保护　五味子对森林环境有较强的依附性，随着森林的过度采伐，野生五味子的生态环境产生了巨大变化。大量掠夺式采集也加剧了资源消耗，开发早的老林区情况更严重，原来比较多而集中的产区数量已大减。因此，变野生为栽培是保护、扩大、利用资源的发展趋势。

2. 可持续发展措施　由于天然林的过度开采，野生资源破坏严重，加之其天然更新力差，果实都结于 3 年生藤枝上，导致果枝恢复生长较慢。因此，迫切需要开展对五味子属植物种质资源的保存与繁育更新研究。同时，需加强五味子的人工栽培和开展植物亲缘学研究，以扩大药源。

牛膝

为苋科牛膝 *Achyranthes bidentata* Bl. 的干燥根。冬季茎叶枯萎时采挖，除去须根和泥沙，捆成小把，晒至干皱后，将顶端切齐，晒干。

【简述】

1. 功能主治　逐瘀通经，补肝肾，强筋骨，利尿通淋，引血下行。用于经闭，痛经，腰膝酸痛，筋骨无力，淋证，水肿，头痛，眩晕，牙痛，口疮，吐血，衄血。

2. 道地沿革　牛膝始载于《神农本草经》。《名医别录》云：牛膝"生河内川谷及临朐"，河内即为古怀庆府。南梁陶弘景《本草经集注》记载："今出近道，蔡州者最良，大、柔润，其茎有节似牛膝，故以为名也。"蔡州在今河南省汝南县一带，离古怀庆府不远。《本草衍义》载："牛膝，今西京作畦种，有长三尺者最佳。"西京为今河南洛阳一带，离古怀庆府不远。《本草纲目》载："牛膝处处有之，谓之土牛膝，不堪服。惟北土及川中人家栽莳者为良。"北土即黄河以北土地，正是古怀庆府所在地。《植物名实图考》："处处有之，以产怀庆、四川者入汤剂，余皆谓之杜牛膝。"清代以来，本草文献进一步强调了怀牛膝的道地性。

牛膝自唐代以来就开始种植，一直认为"河内""怀州""怀庆府"等区域的质量最好。

3. 品质要求 以根长、肉肥、皮细、黄白色为佳。《中国药典》2020 年版规定，牛膝按干燥品计算，含 β- 蜕皮甾酮（$C_{27}H_{44}O_7$）不得少于 0.030%。

【资源状况】

1. 种质资源 同属植物柳叶牛膝 *A. longifolia*（Makino）Makino 及其变种红柳叶牛膝 *A. longifolia*（Makino）Makino f. *rubra* Ho 的根也作牛膝用，同属土牛膝 *A. aspera* L. 也有药用。牛膝经过长期栽培，已选育的品种有宝膝 1 号、风筝棵、核桃纹等栽培品种。

2. 资源分布 野生牛膝除东北外，在全国广布，生于海拔 200～1750m 的山坡、林下。栽培牛膝主产于河南的沁阳、武陟、孟州、温县、修武、博爱等古怀庆府一带；山东、河北、江苏、安徽、陕西和内蒙古等地也有栽培。

【产业发展】

1. 生态适宜区 根据 GIS 空间数据分析，与牛膝现有主产区相似度为 95%～100% 的生态适宜区有云南澜沧、广南等，四川盐源、木里等，广西田林、融水等，湖南沅陵、浏阳等，湖北曾都、房县等，贵州威宁、遵义等，江西修水、宁都等，广东英德、阳春等，河南博爱、沁阳等，山东淄博、烟台等 10 省（区）1037 县（市）。

2. 产业开发 牛膝是脉络宁注射液、舒筋通络颗粒、复方川芎吲哚美辛胶囊、复方牛膝颗粒、牛膝多糖胶囊等的主要原料。以牛膝或牛膝提取物为原料的中药保健品有 45 种，如葛根淫羊藿牛膝胶囊、石斛怀牛膝酒、樱桃果粉怀牛膝黄芪泡腾片等。牛膝中由于含有 β- 蜕皮甾酮等植物甾酮类物质，常用作化妆品原料，具有较强抑菌、祛斑美白功效。牛膝在食品、固体饮料和中兽药中也广泛应用。

【可持续利用】

1. 资源保护 牛膝经过长期的品种选育，形成了风筝棵和核桃纹为主要类型的栽培品种，遗传性状较为稳定。野生牛膝的适应能力强，全国大部分地区广泛分布。

2. 可持续发展措施 牛膝作为河南道地药材，在长期的种植中，面临种子质量差、田间管理粗放和采收加工不规范等问题，造成牛膝药材质量下降。为保证优质牛膝生产，一是要加强怀牛膝种子质量管理，药材生产田和种子田分开，培育优良牛膝种子；二是要控制化肥、农药和植物生长调节剂的使用；三是提高采收加工技术，尤其要注意机械化采收与人工采收引起的中药材商品性状和质量改变；四是大力推广和培育道地药材品牌。

巴戟天

为茜草科巴戟天 *Morinda officinalis* How 的干燥根。全年均可采挖，洗净，除去须根，晒至六七成干，轻轻捶扁，晒干。

【简述】

1. 功能主治 补肾阳，强筋骨，祛风湿。用于阳痿遗精，宫冷不孕，月经不调，少腹冷痛，风湿痹痛，筋骨痿软。

2. 道地性　巴戟天始载于《神农本草经》，列为上品。巴戟天因产地得名，《名医别录》记其"生巴郡及下邳山谷"，《华阳国志·巴志》谓巴地"药物之异者有巴戟、天椒"。近代陈仁山《药物出产辨》说："广巴戟产广东清远、三坑、罗定为好，下四府、南乡等均次之，西江德庆系种山货，质味颇佳，广西南宁亦有出。"综上所述，巴戟天本以出产巴地（今重庆及四川部分地区）而得名，但由于药用品种变迁，近代以广东为巴戟天的主要产区。

3. 品质要求　以条大、肥壮、连珠状、肉厚、色紫者为佳。《中国药典》2020 年版规定，巴戟天按干燥品计算，含耐斯糖（$C_{24}H_{42}O_{21}$）不得少于 2.0%。

【资源状况】

1. 种质资源　巴戟天属我国有 26 种、1 亚种、6 变种。市场上巴戟天伪品较多，如虎刺 *Damnacanthus indicus*（L.）Gaertn. f.、假巴戟 *M. shuanghuaensis* C. Y. Chen et M. S. Huang、羊角藤 *M. umbellata* L. 等，应注意鉴别。

2. 资源分布　巴戟天生于山谷、溪边、山坡灌丛或疏林边，分布于福建、广东、云南、四川、海南、江西、湖北、广西等地区，其中广东高要、德庆为道地产区。

【产业发展】

1. 生态适宜区　根据 GIS 空间数据分析，与巴戟天现有主产区相似度为 95% ~ 100% 的生态适宜区有广东阳春、东源等，广西田林、南宁等，福建尤溪、安溪等，云南景洪、勐腊等，海南儋州、乐东等 5 省（区）287 县（市）。

2. 产业开发　巴戟天作为传统的补肾壮骨类中药，其产业开发主要包括两大部分，一方面开发了一些地理标志性产品，如福建的"和溪巴戟天"，另一方面以其为原料开发了一系列补肾阳、强筋骨类的中成药，如羊藿巴戟口服液、参锁巴戟口服液、海马巴戟胶囊、仙戟补肾胶囊、巴仙苁蓉强肾胶囊等。

现代关于巴戟天的应用较多，由于巴戟天含有丰富的糖分、胶质、维生素 C 以及人体所需的有机物质，保健品中已开发出巴戟乌鸡精、虫草巴戟酒、巴戟黑米酒、巴戟高级可乐、首乌巴戟酒等，深受国内外消费者欢迎。巴戟天还可蒸鸡、炖肉，作药膳进补。

【可持续利用】

1. 资源保护　巴戟天属濒危物种，其野生资源已近枯竭，在《中国植物红皮书——稀有濒危植物》中被列为三级保护植物。其资源分布、化学成分、药理药效及质量控制等方面的研究较少，基础研究较为薄弱。目前人工栽培主要以扦插、块根繁殖和种子繁殖为主。

2. 可持续发展措施　巴戟天有连作障碍，导致其道地产区向周边迁移。大力发展优良品种的种子种苗繁育和推广，完善基地的建设，能从源头上保证巴戟天药用资源的可持续发展。

天麻

为兰科天麻 *Gastrodia elata* Bl. 的干燥块茎。立冬后至次年清明前采挖，立即洗净，蒸透，敞开低温干燥。

【简述】

1. 功能主治　息风止痉，平抑肝阳，祛风通络。用于小儿惊风，癫痫抽搐，破伤风，头痛眩晕，手足不遂，肢体麻木，风湿痹痛。

2. 道地沿革　天麻原名赤箭，始载于《神农本草经》，列为上品，因其茎色赤，直立似箭杆，故名。《名医别录》曰："生陈仓（今陕西宝鸡）川谷、雍州（今陕西凤翔）及太山少室（今河南登封）。"《开宝本草》记载："生郓州（今山东境内）、利州（今四川广元、旺苍县一带）、太山、劳山诸处。"《本草图经》记载："今汴京东西、湖南、淮南州郡皆有之。"民国时期的《药物出产辨》载："四川、云南、陕西、汉中所产者均佳。"现代《中国道地药材》载："天麻主产我国西南诸省，东北、华北亦有分布，云南昭通产者最为驰名。"

综上所述，天麻自明清以来，一直以云南昭通地区为道地产区。

3. 品质要求　以身干、个大、完整、色黄白、质坚实、体饱满、半透明、顶端具有棕红色芽者为好佳。《中国药典》2020年版规定，天麻按干燥品计算，含天麻素（$C_{13}H_{18}O_7$）和对羟基苯甲醇（$C_7H_8O_2$）的总量不得少于0.25%。

【资源状况】

1. 种质资源　在云南发现天麻的原植物尚有5个变形，其块茎皆可作天麻药用，但商品外观质量明显有异。如乌天麻 *G. elata* Bl. form. *glauca* S. Chow，绿天麻 *G. elata* Bl. form. *viridis* Makino 商品药材质量最好，是蜚声中外的"云天麻、昭通天麻"典型代表者；黄天麻 *G. elata* Bl. form. *flavida* S. Chow，红天麻 *G. elata* Bl. form. *elata*，原天麻 *G. angusta* S. Chow et S. C. Chen 的商品药材质量较次。松天麻 *G. elata* Bl. form. *alba* S. Chow 因根状茎折干率低，未引种栽培。已选育品种有川天麻金红1号、川天麻金乌1号、川天麻金绿1号、金红天麻（皖麻1号）、金绿天麻（皖麻2号）。

2. 资源分布　天麻为野生或栽培，生于海拔400～3200m的疏林下，林中空地、林缘，灌丛边缘。主要分布于吉林、辽宁、内蒙古、河北、山西、陕西、安徽、浙江、河南、湖北、湖南、四川、贵州、云南和西藏等地。

【产业发展】

1. 生态适宜区　根据GIS空间数据分析，与天麻现有主产区相似度为95%～100%的生态适宜区有云南昭通、广南等，贵州大方、威宁等，四川盐源、平武等，辽宁宽甸、凤城等，陕西略阳、宁陕等，吉林汪清、珲春等，湖北房县、恩施等7省（区）490县（市）。

2. 产业开发　天麻无性繁殖和有性繁殖栽培相继获得成功，并推广于全国发展生产，实现了天麻野生变家种，产量不断提高，栽培品成为天麻商品的主要来源。含天麻的中成药有天麻片、止痉散、五虎追风散、天麻祛风丸、再造丸、苏合丸、活络丹、消栓再造丸等。

天麻为新的食药同源品种，具有保健养生、防病治病等作用，天麻产品已由过去的单一药品迅速向养生保健产品领域发展渗透。天麻泡酒、天麻粉等产品不断出现。

【可持续利用】

1. 资源保护　天麻物种奇特珍贵，是主产于我国的传统常用名贵中药。由于天麻生存机制独特且保护机制欠缺，使原本丰富的天麻种质资源处于濒危状态，因此应采取"开发与管理并重，集中与分散结合，保护与培育并举"的措施，规范天麻资源保护与利用、栽培及采挖的方法，保护森林及生态环境，从而及时拯救天麻种质资源，确保天麻资源可持续利用。

2. 可持续发展措施　在天麻种质资源分布集中的地域，建立自然保护区或树木园等人工保护园区，进行就地或迁地活体保存，是传统保护方法中最有效的。利用现有的人工种质资源库或新建专用的药用植物种质资源库，可对天麻种子等活体材料进行低温保存。还可以根据本地的森林资源状况、生态环境，本着"因地制宜、适地适麻"的原则进行科学规划，根据各天麻品种的生物学特性和天麻产区的自然生态环境，充分利用海拔高差形成的立体气候，科学选择栽培品种、栽培场地和栽培方法。

石斛

为兰科金钗石斛 *Dendrobium nobile* Lindl.、霍山石斛 *D. huoshanense* C. Z. Tang et S. J. Cheng、鼓槌石斛 *D. chrysotoxum* Lindl. 或流苏石斛 *D. fimbriatum* Hook. 的栽培品及其同属植物近似种的新鲜或干燥茎。全年均可采收，鲜用者除去根和泥沙；干用者采收后，除去杂质，用开水略烫或烘软，再边搓边烘晒，至叶鞘搓净，干燥。

【简述】

1. 功能主治　益胃生津，滋阴清热。用于热病津伤，口干烦渴，胃阴不足，食少干呕，病后虚热不退，阴虚火旺，骨蒸劳热，目暗不明，筋骨痿软。

2. 道地沿革　石斛始载于《神农本草经》。南北朝《名医别录》载："生六安山谷水傍石上。"宋代《本草图经》载："今荆、湖、川、广州郡及温、台州亦有之，以广南（今云南省广南县）者为佳。"明代《本草纲目》载："其茎状如金钗之股，故古有金钗石斛之称。今蜀人栽之，呼为金钗花。"清代《本草纲目拾遗》载："霍石斛，出江南霍山（今安徽省霍山县一带），形较钗斛细小，色黄，而形曲不直，有成球者。"综上所述，古代本草中的石斛种质范围是一个复杂的类群，自清代以来推崇安徽的霍山石斛为道地。

3. 品质要求　霍山石斛以色青黄、味甘、黏性足、无渣为佳；铁皮石斛多以皮深绿、质地坚实、味甘、黏性足为佳；金钗石斛多以形如钗股、色金黄、味苦清疏为佳。《中国药典》2020年版规定，金钗石斛按干燥品计算，含石斛碱（$C_{16}H_{25}NO_2$）不得少于 0.40%；霍山石斛按干燥品计算，含多糖以无水葡萄糖（$C_6H_{12}O_6$）计，不得少于 17.0%；鼓槌石斛按干燥品计算，含毛兰素（$C_{18}H_{22}O_5$）不得少于 0.030%。

【资源状况】

1. 种质资源　石斛是多基原品种，兰科石斛属在我国分布有 74 种 2 变种，可供药用的基原多达 30 多种，如环草石斛（美花石斛）*D. loddigesii* Rolfe、黄草石斛（束花石斛）*D. chrysanthum* Wall.、重唇石斛 *D. hercoglossum* Rchb. f.、钩状石斛 *D. aduncum* Lindl. 和罗河石斛 *D. lohohense* T. Tang et F. T. Wang 等。已选育品种有皖斛 1 号、皖斛 2 号、皖斛 3 号、皖斛 4 号、霍山石斛 1 号、霍山石斛 2 号、霍山石斛 3 号、霍山石斛 4 号、金米斛 1 号、金米斛 2 号、九仙尊 1 号、九仙尊 2 号、福斛 1 号、川科斛 1 号、川科斛 2 号、乐斛 1 号、桂斛 1 号、仙斛 2 号、晶品 1 号、仙斛 3 号。

2. 资源分布　石斛属植物产秦岭以南诸省区，尤以云南为多。金钗石斛生于海拔 480～1700m

的山地林中树干上或山谷岩石上，主产台湾、湖北南部、香港、海南、广西西部至东北部、四川南部、贵州西南部至北部、云南东南部至西北部、西藏东南部；霍山石斛生于山地林中树干上和山谷岩石上，主产华东大别山区；鼓槌石斛生于海拔 520 ～ 1620m，阳光充足的常绿阔叶林中树干上或疏林下岩石上，主产云南南部至西部；流苏石斛生于海拔 600 ～ 1700m，密林中树干上或山谷阴湿岩石上，主产广西南部至西北部、贵州南部至西南部、云南东南部至西南部。

【产业发展】

1. 生态适宜区　根据 GIS 空间数据分析，与金钗石斛现有主产区相似度为 95% ～ 100% 的生态适宜区有云南洱源、石屏等，广西百色、金秀等，湖南沅陵、安化等，广东英德、佛山等，福建尤溪、建瓯等，贵州遵义、赤水等，四川洪雅、泸州等 7 省（区）685 县（市）。

2. 产业开发　石斛是一味传统名贵中药材，以石斛为君药的代表古方有石斛散、石斛夜光丸、祛烦养胃汤、石斛玄参汤等，含石斛的中成药有安神丸、八宝治红丸、保安万灵丹、复方石斛片等。以石斛开发的食品和保健品有铁皮石斛功能性饮料、石斛颗粒、石斛天麻鱼头汤、石斛降脂茶、石斛川贝雪梨膏、石斛乌梅汤、石斛猪蹄汤、石斛拌三丝及石斛养阴茶等。石斛可研发生产保湿睡眠面膜、洗面奶、沐浴露等日用品。此外，石斛、铁皮石斛及同属植物都来自兰科，不同种的石斛呈现不同的颜色，具有很高的观赏价值和经济价值。

【可持续利用】

1. 资源保护　野生的霍山石斛属于国家一级保护植物，也是中国的特有植物，在《中国物种红色名录》中被评估为极小种群。2004 年，被《世界自然保护联盟濒危物种红色名录》评估为全球范围内极危（CR）。2017 年，收录于《濒危野生动植物种国际贸易公约》附录二中；2020 年，入选《中欧地理标志协定》第二批保护名单。

2. 可持续发展措施　石斛属植物多是以人工培育和野生抚育进行繁育。在安徽、浙江、云南、贵州等地都在大力发展家种，以更好地保持药用资源的可持续利用。应加强对不同品种种质资源的保护以及产业化发展的研究。

白术

为菊科白术 *Atractylodes macrocephala* Koidz. 的干燥根茎。冬季下部叶枯黄、上部叶变脆时采挖，除去泥沙，烘干或晒干，再除去须根。

【简述】

1. 功能主治　健脾益气，燥湿利水，止汗，安胎。用于脾虚食少，腹胀泄泻，痰饮眩悸，水肿，自汗，胎动不安。

2. 道地沿革　术，始载于《神农本草经》，列为上品，云："术，味苦，温……生郑山山谷。"《名医别录》载："生郑山山谷、汉中、南郑。"《本草经集注》道："今处处有，以蒋山、白山、茅山者为胜。"《本草图经》云："生郑山山谷、汉中、南郑，今处处有之，以嵩山、茅山者为佳……今白术生杭（今浙江杭州及周边地区）、越（浙江绍兴）、舒（安徽潜山）、宣州（安徽宣城）高山岗上，叶叶相对，上有毛，方茎，茎端生花，淡紫碧红数色，根作桠生……凡古方云术者，乃白术也。"《本草品汇精要》称："杭州於潜佳。"《本草纲目拾遗》谓："孝丰天目山有仙丈峰，产吴术，名鸡腿术，入药最佳。"《药物出产辨》载："白术产浙江省宁波府。"

综上所述，白术的传统道地产区在安徽、浙江一带，目前安徽、河南、河北栽培面积较大。

3.品质要求　以个大、质坚实、断面黄白色、香气浓者为佳。《中国药典》2020 年版规定，药材水分不得过 15.0%；总灰分不得过 5.0%；二氧化硫残留量不得过 400mg/kg；浸出物照醇溶性热浸法，含量不得少于 35.0%。

【资源状况】

1.种质资源　白术分为野生和家种两种，野生白术多分布于浙江和皖南地区，家种白术多分布于江西、安徽、湖南、河南等地区。野生白术主要包括于术、浙术、徽术等，家种已选育品种有浙术 1 号。

2.资源分布　野生白术生于山坡、林缘及灌丛中，分布于安徽、浙江、江西、湖北、湖南、四川、陕西等省。栽培药材在江苏、浙江、福建、江西、河南、河北、安徽、四川、湖北、湖南等地均有栽培。历史以浙江产白术为道地药材，是著名的"浙八味"之一。

【产业发展】

1.生态适宜区　根据 GIS 空间数据分析，与白术现有主产区相似度为 95%～100% 的生态适宜区有四川古蔺、剑阁等，湖南永顺、石门等，湖北恩施、宜昌等，贵州榕江、毕节等，云南镇雄、云龙等，安徽定远、怀远等，河南方城、唐河等，山东莒南、微山等，浙江淳安、临安、龙泉等 9 省（区）904 县（市）。

2.产业开发　白术为传统大宗常用中药材，具有较高的药用价值和经济价值。白术可以作为多种方剂或中成药的组分，如小儿健脾止泻丸、参茸健脾丸等，中成药如参苓白术散、半夏白术天麻汤等，具有健脾、开胃、消食、祛湿、化痰之效。白术为药食两用品种，可以深度开发形成特色产品，以提高附加值，如开发药膳，灵芝白术瘦肉汤；开发保健食品，如白术保健酒；以及开发成美容产品等。

【可持续利用】

1.资源保护　目前，野生白术资源濒于灭绝，市场上白术药材源于人工栽培。传统道地产区浙江的栽培面积逐年萎缩，白术药材价格波动较大，且质量也参差不齐，因此需要加强白术种质资源、栽培技术、药材质量标准的研究，加强野生白术的资源保护，鼓励道地产区建立白术规范化栽培基地，提高药材质量。

2.可持续发展措施　解决资源短缺的必要手段和有效途径是资源保护。相关部门应提高保护野生白术资源的意识，按照相关条例对野生药材进行资源保护和管理，鼓励当地有一定经济基础的药农或相关企业，在主要产区有计划地实施仿野生抚育，以恢复野生白术的种群数量和结构，实现资源的可持续利用。目前，在湖南、浙江、安徽和河南等地已建立了较大的白术药材种植示范基地和栽培基地。

甘草

为豆科甘草 *Glycyrrhiza uralensis* Fisch.、胀果甘草 *G. inflata* Bat. 或光果甘草 *G. glabra* L. 的干燥根和根茎。春、秋二季采挖，除去须根，晒干。

【简述】

1. 功能主治　补脾益气，清热解毒，祛痰止咳，缓急止痛，调和诸药。用于脾胃虚弱，倦怠乏力，心悸气短，咳嗽痰多，脘腹、四肢挛急疼痛，痈肿疮毒，缓解药物毒性、烈性。

2. 道地沿革　甘草始载于《神农本草经》，列为上品。甘草出北地，《名医别录》云："生河西川谷，积沙山及上郡。"《千金翼方·药出州土》记载出甘草者有岐州、并州、瓜州。《新唐书·地理志》中载土贡甘草的州郡有五：灵州灵武郡、太原府太原郡、朔州马邑郡、洮州临洮郡、岷州和政郡。《元和郡县志》卷5云："九原县，本汉之广牧旧地，东部都尉所理。其九原县，永徽四年重置，其城周隋间俗谓之甘草城。"甘草城当以产甘草得名，其地正在今内蒙古鄂尔多斯市杭锦旗。宋代以后甘草道地产区主要以甘肃、陕西和山西为主。

3. 品质要求　以外皮细紧、色红棕、质坚实、断面黄白色、粉性足、味甜者为佳。《中国药典》2020年版规定，甘草按干燥品计算，含甘草苷（$C_{21}H_{22}O_9$）不得少于 0.50%，甘草酸（$C_{42}H_{62}O_{16}$）不得少于 2.0%。

【资源状况】

1. 种质资源　全世界甘草属植物 29 种 6 变种，中国分布 14 种 2 变种，除《中国药典》2020年版收录外，粗毛甘草 *G. aspera* Pall.、黄甘草 *G. eurycarpa* P. C. Li、云南甘草 *G. yunnanesis* Cheng f. et L. K. Tai ex P. C. Li、圆果甘草 *G. squamulosa* Franch. 的根及根茎亦是民间重要的药用资源。已选育的品种有甘育甘草 1 号、甘育甘草 2 号、甘育甘草 3 号。

2. 资源分布　甘草主要为栽培，亦有野生，生于海拔 650m 左右的河岸阶地、山坡草地，主要分布于内蒙古、宁夏、新疆、黑龙江等地。胀果甘草主要为栽培，亦有野生，生于海拔 650m 左右的河岸阶地、山坡草地，主要分布于新疆、甘肃等地。光果甘草主要为栽培，亦有野生，生于海拔 650m 左右的河岸阶地、山坡草地，分布于新疆、青海等地。

【产业发展】

1. 生态适宜区　根据 GIS 空间数据分析，与甘草现有主产区相似度为 95% ～ 100% 的生态适宜区有内蒙古阿拉善左旗、额济纳旗，新疆哈密、巴里坤等，甘肃肃北、敦煌等，青海海西、都兰等，西藏那曲、江达等，黑龙江大庆、杜尔伯特等，河北丰宁、张北等，山西朔州、兴县等 8 省（区）706 县（市）。

2. 产业开发　甘草是临床大宗药材，自古就有"十方九草"之说。甘草是理中丸、四逆散、甘草片等数百种中成药的原料药。甘草还被广泛用于食品、日化用品等领域，如甘草酸是一种天然的甜味剂，甜度可达蔗糖的 200 倍，具有减缓食品咸味、苦味等调味的作用；甘草黄酮类成分作为天然抗氧剂用于食用油脂、速煮米等；甘草素等黄酮类为重要的天然美白活性成分；在欧美国家，甘草作为天然添加剂用于制造沐浴液、牙膏及口腔洗漱液等产品。甘草非药用部位亦具有极高的开发利用价值。甘草地上部分粗蛋白、粗脂肪含量高，粗纤维含量较低，作为饲料添加剂能有效提高动物生长性能、增强机体免疫力等。甘草废渣可用于生产绝缘人造板、食用菌培养基和肥料等，还可从中提取获得纤维素类物质。

【可持续利用】

1. 资源保护　由于疏管理、轻保护，乱采乱挖现象十分普遍，我国野生甘草资源蕴藏量急剧下降。甘草的三种基原植物为国家二级保护野生药材物种。

2. 可持续发展措施　我国生产的甘草量大、质优，深受市场青睐，是世界上唯一的甘草生产大国。然而野生甘草资源面临灭绝，因此推行人工种植，制定资源保护措施至关重要。对未开发的野生资源，应结合当地生态环境保护和经济发展的需要，制定科学的采挖制度。同时，大力发展人工种植，建立高产、优质的甘草生产基地，是扩大甘草资源、缓解供需矛盾、满足社会需求、保护生态环境、实现资源可持续利用的重要途径。

地黄

为玄参科地黄 *Rehmannia glutinosa* Libosch. 的新鲜或干燥块根。秋季采挖，除去芦头、须根及泥沙，鲜用；或将地黄缓缓烘焙至约八成干。前者习称"鲜地黄"，后者习称"生地黄"。

【简述】

1. 功能主治　鲜地黄功可清热生津，凉血，止血。用于热病伤阴，舌绛烦渴，温毒发斑，吐血，衄血，咽喉肿痛。生地黄功可清热凉血，养阴生津。用于热入营血，温毒发斑，吐血衄血，热病伤阴，舌绛烦渴，津伤便秘，阴虚发热，骨蒸劳热，内热消渴。

2. 道地沿革　地黄始载于《神农本草经》，列为上品。《名医别录》载："生咸阳川泽，黄土地者佳，二月、八月采根。"宋代《本草图经》载："地黄生咸阳川泽，黄土地者佳，今处处有之，以同州（今陕西大荔县）为上。"明代《本草品汇精要》载："今怀庆者为胜。"《本草蒙筌》载："江浙产者，多种肥活之壤，质虽光滑而力微；河南怀庆产者多生深山幽谷之处，皮有疙瘩而力大。"《本草纲目》云："今人惟以怀庆地黄为上。亦各处随时兴废不同尔。"清代《本草从新》载："以怀庆肥大而短，糯体细皮，菊花心者佳。"

综上所述，地黄的道地产区有所变迁，自明代开始，从陕西咸阳等地转移至河南焦作（古怀庆府），以质量好、疗效佳而著名，谓之"怀地黄"。

3. 品质要求　鲜地黄以粗壮、色红黄者为佳。生地黄以块大、体重、断面乌黑者为佳。《中国药典》2020 年版规定，生地黄含梓醇（$C_{15}H_{22}O_{10}$）不得少于 0.20%，含地黄苷 D（$C_{27}H_{42}O_{20}$）不得少于 0.10%。

【资源状况】

1. 种质资源　同属天目地黄 *R. chingii* H. L. Li.、湖北地黄 *R. henryi* N. E. Brown、裂叶地黄 *R. piasezkii* Maxim. 等也作药用。由于长期栽培，地黄的栽培品种较多，主要品种有温 85-5、北京 1 号、北京 2 号、金状元、怀庆 -5 号、金九、沁怀 1 号、怀丰、吨王、怀地 81 等。

2. 资源分布　地黄以栽培为主，适宜土层深厚、疏松、肥沃的中性或微碱性的砂质壤土。主要分布于河南、河北、山东、陕西、山西、甘肃等省区。目前已形成了以黄河中下游沿岸为中心的地黄主产区，以河南焦作市温县、武陟、沁阳、孟州、博爱、修武等所产者为道地。

【产业发展】

1. 生态适宜区　根据 GIS 空间数据分析，与地黄现有主产区相似度为 95% ～ 100% 的生态适宜区有湖南沅陵、浏阳等，云南广南、宣威等，广西南宁、田林等，河北承德、隆化等，四川宣汉、通江等，山东济南、淄博等，河南武陟、温县等 7 省（区）825 县（市）。

2. 产业开发　地黄是一味大宗药材，是六味地黄丸、知柏地黄丸、杞菊地黄丸、桂附地黄丸、麦味地黄丸等中成药的主要原料药。地黄叶为中成药地黄叶总苷胶囊的原料，成品具有滋阴补肾、凉血活血、摄精止血之功效。

地黄在大健康产业也具有较多的应用。生地黄在华南区域有作为凉茶直接食用的习惯，也是凉茶饮料的原材料。地黄嫩叶可食用，唐代王旻的《山居录》中有"地黄嫩苗，摘其旁叶作菜，甚益人"的记载。含有地黄的保健食品多达 200 余种。九蒸九晒的熟地黄具有滋补肾阴、补气血的作用，应用广泛，如人参熟地黄淫羊藿酒、黄芪地黄粉葛颗粒、熟地黄山茱萸山药葛根胶囊等。地黄根提取物也被作为化妆品的原料，如养发洗发水、地黄洗发香波等。

【可持续利用】

1. 资源保护　地黄在长期栽培过程中形成了丰富的种内分化或变异。由于地黄多采用无性繁殖，造成地黄的品种特性退化较快，品种的更新率较高，在引种过程中很容易造成种质混乱。鉴于此，迫切需要加强地黄种质资源的保护，特别是对一些农家类型加以保护，以便能够可持续地利用地黄药用植物资源。

2. 可持续发展措施　地黄栽培品种较多，但各有优势和不足。生产中普遍存在的问题是产量低且不稳、病害严重、品种混杂退化等。因此，应培育具有丰产性、抗病性和活性成分含量高的优良品种。因地制宜地选择适宜品种，确保优质稳产。地黄在栽培过程中长期采用无性繁殖，由于在留种时往往去大留小，造成根茎变细，产量下降，质量变差，品种退化。应加快地黄种质的提纯复壮及加强对连作障碍的研究，保证地黄资源可持续发展。

朱砂

为硫化物类辰砂族辰砂，主含硫化汞（HgS）。采挖后，选取纯净者，用磁铁吸净含铁的杂质，再用水淘去杂石和泥沙。

【简述】

1. 功能主治　清心镇惊，安神，明目，解毒。用于心悸易惊，失眠多梦，癫痫发狂，小儿惊风，视物昏花，口疮，喉痹，疮疡肿毒。

2. 道地沿革　朱砂始载于《神农本草经》，列为上品，称为"丹砂"。魏《吴普本草》载："丹砂……或生武陵，采无时，能化朱成水银。"武陵即现今朱砂产地贵州铜仁市万山和湖南凤凰、新晃、保靖等地。南朝梁《名医别录》曰："作末名真朱，光色如云母，可析者良。生符陵，采无时。"《本草经集注》中按："此化为汞及名真朱者，即是今朱砂也。俗医皆别取武都、仇池雄黄夹雌黄者名为丹砂，方家亦往往俱用，此为谬矣。"始称"朱砂"，认为丹砂伪品为武都、仇池产的雄黄与雌黄混合品。宋《本草图经》曰："丹砂生符陵山谷，今出辰州、宜州、阶州，而辰州者最胜，谓之辰砂。"《开宝本草》曰："朱砂，今出辰州、锦州者，药用最良，余皆次焉。"辰州即现今湖南沅陵、辰溪、溆浦等地，锦州为湖南凤凰、麻阳和贵州铜仁、万山等地。《本草纲目》曰："丹砂以辰、锦者为最，麻阳即古锦州地。"即现今朱砂主产地贵州铜仁、万山和湖南凤凰、新晃、保靖等地。

综上所述，我国天然朱砂主要产地均在湘、黔、渝毗邻地区，即贵州西部、湖南东部、重庆、广西等地。

3. 品质要求　以色红鲜艳、有光泽、微透明、无杂质者为佳。《中国药典》2020年版规定，朱砂生品含硫化汞（HgS）不得少于96.0%，含二价汞以汞（Hg）计，不得过0.10%；水飞炮制后朱砂粉含硫化汞（HgS）不得少于98.0%。

【资源状况】

1. 资源渠道　天然朱砂药材商品有3种，"朱宝砂""镜面砂"和"豆瓣砂"。另外，人工朱砂有2种，"灵砂"和"银朱"。"灵砂"系人工以水银、硫黄（4∶1）为原料加热升华而成，其成分亦是硫化汞。"银朱"采用水银和石亭脂（硫黄呈现红色者），比例约1∶2，大火锻制而成，现代采用化学合成法，即水银、升华硫和氢氧化钾加热合成。

2. 资源分布　朱砂分布于西南和中南地区。目前药用朱砂主产区为贵州、湖南、重庆和广西，其中贵州万山和湖南辰州所产朱砂色红鲜艳、品位高、质量好、产量大，是药用朱砂的主产地。因贵州万山朱砂资源枯竭，2001年10月，国家对贵州汞矿实施政策性关闭。

【产业发展】

朱砂是清心镇惊、安神解毒的矿物类中药。国家标准中含有朱砂的中成药约400种，如朱砂安神丸，柏子养心片，外科常用中药七厘散，儿科经方一捻金散剂等。朱砂含汞金属，具毒性，《中国药典》对朱砂使用剂量有严格规定。

朱砂在我国最早应用于颜料。甲骨文的刻痕中用朱砂红涂抹以示醒目，古代皇帝也用朱砂书写批文，传统中国书画、壁画、器物染料、女性化妆品等中也较多使用。朱砂因其有独特的寓意，兼具安神、镇静的效用，在珠宝市场、旅游区可见大量的饰品或纪念品出售。贵州万山地区开发朱砂旅游工艺品，如朱砂吊坠、朱砂摆件、朱砂佛珠手链、朱砂葫芦、朱砂画、朱砂双鱼等。

【可持续利用】

汞为国家重要矿产资源，是不可再生资源，由国家统一开采。经探明我国朱砂石矿达50多处，蕴藏量在2.00×10^8kg以上，贵州、湖南产量占全国80%。朱砂生产量在1980年以前波动较大，其后产量基本稳定在$(1.30 \sim 2.60) \times 10^5$kg/n。药用朱砂一般不超过$2.00 \times 10^4$kg/n。贵州万山因朱砂和水银产量居亚洲第一，世界第三，被誉为"中国汞都""丹砂王国"，但长期过度开采导致资源枯竭。为保证不可再生资源的持续开发利用，开采数量控制在每年加工水银$(7.00 \sim 8.00) \times 10^5$kg、加工朱砂$(5.00 \sim 8.00) \times 10^4$kg。采用先进技术可持续提高生产水平和产品质量，同时应加强勘探，探寻新资源。

灯盏花

为菊科短葶飞蓬 *Erigeron breviscapus*（Vant.）Hand.–Mazz. 的干燥全草，又名灯盏细辛。夏、秋二季采挖，除去杂质，晒干。

【简述】

1. 功能主治　活血通络止痛，祛风散寒。用于中风偏瘫，胸痹心痛，风湿痹痛，头痛，牙痛。

2. 道地沿革 灯盏花药用历史悠久，始载于明代医学家兰茂所著的《滇南本草》中，一名灯盏菊，细辛草，因花似灯盏，根像细辛而得名，后经考证为菊科短葶飞蓬。灯盏花是云南省苗族的传统药，苗医用灯盏花来治疗中风和偏瘫。灯盏花原是野生植物药，在云南当地广泛流传使用。《云南中草药》中，又把灯盏花叫作地顶草、地朝阳。后来在《中药大辞典》《中药植物原色图鉴》和《中国药典》中均做了收录，而灯盏花作为药材最早是收载在《红河中草药》一书中。

综上所述，灯盏花是云南省苗族的传统民族用药。

3. 品质要求 以质嫩、叶多、色黄绿为佳。《中国药典》2020 年版规定，灯盏花按干燥品计算，含野黄芩苷（$C_{21}H_{18}O_{12}$）不得少于 0.30%。

【资源状况】

1. 种质资源 飞蓬属（*Erigeron* L.）在我国有 35 种。该属植物中具有药用价值的还有飞蓬 *E. acer* L.、一年蓬 *E. annuus*（L.）Pers.、长茎飞蓬 *E. elongatus* Ledeb.、小飞蓬 *E. canadensis* L.、多舌飞蓬 *E. multiradiatus*（Wall.）Benth. 等。已选育的品种有滇灵 1 号、千山 1 号。

2. 资源分布 灯盏花以栽培为主，生于海拔 1200 ～ 3500m 的中山和亚高山开阔山坡草地、林缘或疏林下，主要分布在四川、贵州、云南、广西、湖南及西藏等省区。云南、四川攀西地区、贵州等地均适宜其生长，尤其以云南的红河州、曲靖市、文山州等地最适宜。

【产业发展】

1. 生态适宜区 根据 GIS 空间数据分析，与灯盏花现有主产区相似度为 95% ～ 100% 的生态适宜区有云南广南、宣威等，贵州遵义、黎平等，四川宣汉、万源等，重庆酉阳、奉节等，湖南永顺、沅陵等，广西南丹、融水、隆林等 6 省（区）443 县（市）。

2. 产业开发 灯盏花是云南的"十大云药"之一，以灯盏花总黄酮为基础的灯盏花浸膏，是灯盏生脉胶囊、益脉康片、益脉康胶囊及华佗再造丸等中成药的原料来源；以灯盏花素为基础，生产有灯盏花素片、注射用灯盏花素、灯盏花素注射液等成药品种，可用于治疗中风及后遗症、冠心病、心绞痛等；以灯盏乙素和总咖啡酸酯等酚酸类化合物为基础，生产有灯盏细辛注射液，用于治疗急性脑梗。

以灯盏花为原料开发成灯盏花袋泡茶和功能性食品，对心脑血管有益，已被越来越多的人所接受。灯盏花提取活性成分之后剩下的茎秆中含有粗蛋白，可以和甘蔗渣进行混合发酵制成动物粗饲料，从而使灯盏花的附加值得到进一步提升。

【可持续利用】

1. 资源保护 灯盏花是云南省制药工业中生产多种制品的主要原料植物，全省年消耗灯盏花干燥全草 1.00×10^{6}kg 以上，每年至少要消耗 6.67×10^{3}hm² 自然资源，经过多年的采挖，野生资源量急剧下降。云南农业大学以及中科院昆明植物研究所等科研单位通过对野生灯盏花的主要分布区进行调查，收集不同生态条件下的种源，通过测定化学成分，筛选出了有效成分含量较高的种源，经过有性繁殖和组织培养，确定了多个优良品种，在良种繁殖基地种植，并建立了灯盏花种质资源圃。

2. 可持续发展措施 云南是灯盏花的主产区，灯盏花作为一种文化已融入了当地人的生活中。人们"采灯盏花、卖灯盏花、用灯盏花"，这种特有的灯盏花文化，成为灯盏花开拓市场的重要基础。当地以市场为导向，企业为龙头，依托高校和科研院所，开展灯盏花专用药材种植适宜性评价与种植区划，合理布局，适度扩大种植面积。目前灯盏花基原植物以种子直播和设施栽培为主。要深入研究灯盏乙素、咖啡酰类化合物等活性成分的药理作用，提高益脉康、灯盏花素和酚类活性成分等专用型药材种源和品种选育等种植关键技术，稳定和发展云南灯盏花原料基地，提高药材品质。同时整合企业资源，寻求关键技术突破，开发新的剂型，实现云南灯盏花产业快速、稳定、可持续发展。

当归

为伞形科当归 *Angelica sinensis*（Oliv.）Diels 的干燥根。秋末采挖，除去须根和泥沙，待水分稍蒸发后，捆成小把，上棚，用烟火慢慢熏干。

【简述】

1. 功能主治　补血活血，调经止痛，润肠通便。用于血虚萎黄，眩晕心悸，月经不调，经闭痛经，虚寒腹痛，风湿痹痛，跌仆损伤，痈疽疮疡，肠燥便秘。酒当归活血通经。用于经闭痛经，风湿痹痛，跌仆损伤。

2. 道地沿革　当归始载于《神农本草经》，列为中品。《本草经集注》曰："今陇西叨阳黑水当归，多肉少枝气香，名马尾当归，稍难得。西川北部当归，多根枝而细。"《名医别录》载："当归生陇西（今甘肃临洮）川谷，二月、八月采根，阴干。"《本草纲目》曰："今陕、蜀、秦州、汶州诸处人多栽莳为货。以秦归头圆、尾多色紫、气香肥润者，名马尾归，最胜他处。"《新修本草》载："今出当州、宕州、翼州、松州。宕州最胜。细叶者名蚕头当归。大叶者名马尾当归。今用多是马尾当归，蚕头者不如此，不复用。"可见历代本草记载多以陇西（今甘肃）产者质量最好，且以马尾归最佳，与今之观点相符。

今药用当归主产于甘肃岷县、武都、漳县、成县、两当、舟曲、西和、渭源、文县、甘谷等地，其中以岷县所产的"岷归"产量最大，质量最佳。

3. 品质要求　以主根粗长、油润、外皮黄棕色、断面黄白色、气味浓郁者为佳。《中国药典》2020 年版规定，当归按干燥品计算，含阿魏酸（$C_{10}H_{10}O_4$）不得少于 0.050%。

【资源状况】

1. 种质资源　当归属资源还有多种："东当归"来源于东当归 *A. acutiloba* Kitagawa，"黑水当归"来源于黑水当归 *A. amurensis* Schischk，"狭叶当归"来源于狭叶当归 *A. anomala* Ave-Lall.。已选育品种有岷归1号、岷归2号、岷归3号、岷归4号、岷归5号、窑归1号。

2. 资源分布　当归栽培或野生均有，生于海拔 1700～3000m 气候凉爽、湿润的高寒山区，主要分布于甘肃、四川、云南、宁夏、贵州、陕西、湖北、青海、山西等省区。

【产业发展】

1. 生态适宜区　根据 GIS 空间数据分析，与当归现有主产区相似度为 95%～100% 的生态适宜区有四川木里、石渠等，西藏察隅、墨脱等，甘肃天祝、夏河等，青海囊谦、玉树等，云南香格里拉、德钦等，内蒙古四子王旗、商都等，陕西凤县、宁陕等，河北围场、丰宁等 8 省（区）484 县（市）。

2. 产业开发　当归临床用量大，常与川芎、芍药、黄芪等以药对制成中成药，如四物汤、活络效灵丹等。当归可制成多种食品添加剂，具有改善食品结构及调味作用，如当归多糖饮料、当归酒、当归饼干等，同时能够提高人体的免疫功能。当归被开发用于面部、牙齿及护发产品，如当归人参洗剂能防止脱发，当归复方制剂的化妆品能治黄褐斑、色素沉着等。当归非药用部位含有大量的挥发油成分，开发利用价值大。

【可持续利用】

1. 资源保护　目前，野生当归的分布和蕴藏量正在逐年减少，很多地方品种如陕西的"秦归"等已经无法查找。应尽快推进当归种源地的建设，建立种质资源圃。正品当归有较为成熟的种植技术及一定规模的资源量，基本可以满足临床供给。当归尚未进入重点保护野生药材物种名录，无相关濒危或等级。

2. 可持续发展措施　岷县野生当归资源极其脆弱，收集与保存当归野生种质资源不仅可保护当归遗传多样性，而且可为选育当归优异抗逆新品种提供宝贵的基础材料。如将岷县境内发现的野生当归尽快纳入国家重点保护野生植物的范围内加以保护利用，以促进道地药材野生资源的可持续化发展利用。

肉苁蓉

为列当科肉苁蓉 *Cistanche deserticola* Y. C. Ma 与管花肉苁蓉 *C. tubulosa*（Schenk）Wight 干燥带鳞叶的肉质茎。春季苗刚出土时或秋季冻土之前采挖，除去茎尖，切段，晒干。

【简述】

1. 功能主治　补肾阳，益精血，润肠通便。用于肾阳不足，精血亏虚，阳痿不孕，腰膝酸软，筋骨无力，肠燥便秘。

2. 道地沿革　肉苁蓉始载于《神农本草经》，列为上品。《名医别录》云："肉苁蓉生河西山谷及代郡、雁门，五月五日采，阴干。"河西，即今河西走廊与湟水流域。《本草图经》曰："今陕西州郡多有之，然不及西羌界中来者，肉浓而力紧……苗下有一细扁根，长尺余，三月采根。"西羌界，即今陕西、甘肃一带。根据以上本草所述考证，与今所用肉苁蓉基本相符。

3. 品质要求　肉苁蓉以肉质、条粗长、棕褐色、柔嫩滋润者为佳。《中国药典》2020 年版规定，肉苁蓉按干燥品计算，含松果菊苷（$C_{35}H_{46}O_{20}$）和毛蕊花糖苷（$C_{29}H_{36}O_{15}$）的总量不得少于 0.30%；管花肉苁蓉按干燥品计算，含松果菊苷（$C_{35}H_{46}O_{20}$）和毛蕊花糖苷（$C_{29}H_{36}O_{15}$）的总量不得少于 1.5%。

【资源状况】

1. 种质资源　肉苁蓉属在我国有 6 种，除《中国药典》收载品种外，其余如兰州肉苁蓉 *C. lanzhouensis* Z. Y. Zhang、盐生肉苁蓉 *C. salsa*（C. A. Mey.）G. Beck 和沙苁蓉 *C. sinensis* G. Beck 等为地方习用品。

2. 资源分布　肉苁蓉主要为野生，亦有栽培，生于有梭梭分布的荒漠地区，海拔 225～1250m，主要分布于内蒙古西部阿拉善盟、巴彦淖尔市，甘肃民勤、金昌、昌马、酒泉、金塔及新疆北部。管花肉苁蓉主要为野生，生于有柽柳属（*Tamarix L.*）植物分布的荒漠地区，海拔 800～1400m，主要分布于新疆。

【产业发展】

1. 生态适宜区　根据 GIS 空间数据分析，与肉苁蓉现有主产区相似度为 95%～100% 的生态适宜区有内蒙古临河、杭锦后旗等，新疆喀什、乌鲁木齐等，甘肃金塔、民勤等，宁夏惠农、贺兰等 4 省（区）129 县（市）。

2. 产业开发　肉苁蓉是我国出口创汇重要物质之一，药用和经济价值高。以肉苁蓉为主要原料的产品就有数十种，如御苁蓉口服液、汇仁肾宝、肾宝合剂等。国内外还开发有大量肉苁蓉食品或保健品，如广东健力宝、苁蓉保健茶，日本株式会社生产的清凉饮料"灼热管花、斗斗、艳艳"都以肉苁蓉为原料。苁蓉总苷胶囊可用于阿尔茨海默病的治疗，市场需求量巨大。根据肉苁蓉的环境优势以及行业和健康产业的需求，急需积极开发高原特色产品，提高附加值。

【可持续利用】

1. 资源保护　肉苁蓉药材的需求量正日益增加。近年来，由于对野生品的滥采滥挖，使得野生肉苁蓉资源濒临枯竭，年产量也急剧下降，从而导致野生肉苁蓉资源的匮乏与市场需求量大的矛盾不断加剧。为有效保护和合理使用肉苁蓉资源，开展肉苁蓉规范化种植基地的建设，成为解决这一矛盾的有效途径。

2. 可持续发展措施　为了解决肉苁蓉资源短缺的问题，从 20 世纪 80 年代开始，我国新疆、内蒙古等地开始了肉苁蓉的人工种植技术的研究。人工种植技术的关键是解决了接种的问题，成活率可达到 90%，使得人工种植产业迅速发展，而且栽培药材品质与野生品没有显著区别。应在新疆、内蒙古等适宜区都大力发展家种肉苁蓉生产，做好技术推广和指导工作，尽快形成商品生产能力，增加药源，以适应医疗市场需要。

连翘

为木犀科连翘 *Forsythia suspensa*（Thunb.）Vahl 的干燥果实。秋季果实初熟尚带绿色时采收，除去杂质，蒸熟，晒干，习称"青翘"；果实熟透时采收，晒干，除去杂质，习称"老翘"。

【简述】

1. 功能主治　清热解毒，消肿散结，疏散风热。用于痈疽，瘰疬，乳痈，丹毒，风热感冒，温病初起，温热入营，高热烦渴，神昏发斑，热淋涩痛。

2. 道地沿革　《神农本草经》记载，连翘产于嵩高（河南）、太山（山东泰安）。唐《新修本草》记载，山南（陕西汉中、四川广元）、京下（陕西咸阳、西安）盛产连翘。宋《图经本草》记载连翘的产地为近京（河南开封）、河中府（山西永济）、泽州（山西晋城）、淄州（山东淄博）、兖州（山东兖州）、江宁府（江苏南京）、润州（江苏镇江）、鼎州（湖南常德）、岳州（湖南岳阳）、南康军（江西九江）、利州（四川广元），同时指出蜀中（四川）产者为佳。明初《救荒本草》记载连翘的产地为密县（山东诸城），明《本草品汇精要》首次在"地"项下明确道地产区为泽州（山西晋城）。清《植物名实图考》引《湖北通志》谓黄州（湖北黄冈）出连翘。民国《药物出产辨》谓："连翘，产河南恒庆府（河南焦作），湖北紫荆关、郧阳府（湖北郧阳），山东、山西等处均有出产。"

综上，连翘在唐宋时期主要产于山西南部、河南中部、山东北部、四川北部等地；明清时期主要产于山西晋城、山东诸城、湖北黄冈；民国时期主要产于河南、湖北、山东、山西等地。

3.品质要求　"青翘"以色较绿、不开裂者为佳；"老翘"以色较黄、瓣大、壳厚者为佳。《中国药典》2020年版规定，青翘含挥发油不得少于2.0%（mL/g）；连翘按干燥品计算，含连翘苷（$C_{27}H_{34}O_{11}$）不得少于0.15%；按干燥品计算，青翘含连翘酯苷A（$C_{29}H_{36}O_{15}$）不得少于3.5%，老翘含连翘酯苷A（$C_{29}H_{36}O_{15}$）不得少于0.25%。

【资源状况】

1.种质资源　我国连翘药材商品的主要来源是野生资源，不同产地连翘果实具有长角椭圆形、椭圆形、纺锤形、狭长形、圆形等不同形状，形成不同的连翘种质资源。

2.资源分布　我国野生连翘资源丰富，主要分布于太行山西麓、五台山、中条山、太岳山、太行山南部、吕梁山南部、伏牛山、桐柏山，以及秦岭山脉中部、东部等地，主要生于山坡灌丛、林下或草丛中，海拔250～2200m。山西连翘资源主要位于陵川、安泽、屯留、平顺等县；河南林州、辉县的太行山区也有大量的野生连翘，新乡市辉县是全国连翘主要三大主产区之一。

【产业发展】

1.生态适宜区　根据GIS空间数据分析，与连翘现有主产区相似度为95%～100%的生态适宜区有陕西定边、富县等，河南泸县、信阳等，山东淄博、烟台等，河北承德、青龙等，山西临县、兴县等5省（区）583县（市）。

2.产业开发　连翘是抗病毒口服液、双黄连口服液、银翘解毒合剂、银翘解毒丸等400余种中成药的主要原料药。连翘产业和经济规模小，集中度低，投入不足，缺乏深加工龙头企业，以连翘为原料的重大新药创制及相关健康产品数量较少，中药农业与中药工业之间的产业关联度低。加大连翘相关产品的开发势在必行。

【可持续利用】

1.资源保护　野生连翘资源的面积和产量逐年下降有两大原因：首先是缺乏抚育和保护，其次是资源环境不断被破坏。保护主要分布区的野生连翘资源，可采取就地保护和异地保护的措施。加强连翘种质资源保护，在野生连翘资源集中区域采取科学的管理方法使野生资源得以可持续发展。同时，还应建立连翘野生资源濒危预警机制，搜集连翘种质资源，建立连翘种质资源圃、种质资源库。

2.可持续发展措施　重视连翘良种选育，开展野生连翘人工抚育工作。同时，在荒废山坡及退耕还林等地开展连翘新品种的引种驯化和规范化的栽培管理，使连翘种群得以修复，提高连翘质量和产量，确保连翘资源可持续利用。另外，建设标准化种植基地，建立种子种苗繁育体系，推行生态化种植，实施品牌战略。

阿胶

为马科驴 *Equus asinus* L. 的干燥皮或鲜皮经煎煮、浓缩制成的固体胶。将驴皮浸泡去毛，切块洗净，分次水煎，滤过，合并滤液，浓缩（可分别加入适量的黄酒、冰糖及豆油）至稠膏状，冷凝，切块，晾干，即得。

【简述】

1. 功能主治　补血滋阴，润燥，止血。用于血虚萎黄，眩晕心悸，肌痿无力，心烦不眠，虚风内动，肺燥咳嗽，劳嗽咯血，吐血尿血，便血崩漏，妊娠胎漏。

2. 道地沿革　阿胶始载于《神农本草经》。南北朝《名医别录》中记载阿胶"生东平郡，煮牛皮作之，出东阿"，阿胶也因此得名。《本草经集注》中记载："出东阿，故曰阿胶也。今东都下亦能作之。"现代有学者进行考证后，基本认同阿胶的发源地在今山东省阳谷县阿城镇。唐代《新修本草》载："出东阿，故名阿胶。"《千金翼方》中记载"齐州：阿胶、荣婆药、防风。"同时期《元和郡县图志》记载："东阿贡阿胶。"综上所述，阿胶多以东阿为道地，以阿井水煮乌驴皮制成。

3. 品质要求　以色匀、质脆、半透明、断面光亮、无腥味者为佳。《中国药典》2020 年版规定，本品按干燥品计算，含 L– 羟脯氨酸不得少于 8.0%，甘氨酸不得少于 18.0%，丙氨酸不得少于 7.0%，L– 脯氨酸不得少于 10.0%；含特征多肽以驴源多肽 A_1（$C_{41}H_{68}N_{12}O_{13}$）和驴源多肽 A_2（$C_{51}H_{82}N_{18}O_{18}$）的总量计应不得少于 0.15%。

【资源状况】

1. 种质资源　阿胶专指以驴皮熬的胶；黄明胶专指以牛皮熬的胶。

2. 资源分布　小型驴野生或人工养殖均有，生活在荒漠半荒漠的草地、宽广的农区平原地区，主要分布在我国西北、长城以北和东北平原，主要有新疆驴、西南驴、华北驴等；人工养殖以河南、山东、河北、云南等省饲养较普遍。以山东东阿县所产的阿胶最为道地。

【产业发展】

阿胶为名贵滋补品，近年来需求量一路飙升，导致作为原料的毛驴数量锐减，乌头驴更是濒临绝迹，其他人力、运输等成本也在不断增加，目前市场上出现大量伪品。阿胶除了药用外，还可作保健品。阿胶富含丰富的胶原蛋白和氨基酸等营养成分，现已开发出阿胶营养蜂蜜膏、阿胶补钙软胶囊、阿胶神口服液等诸多保健产品。有以阿胶为原料，辅以大枣、枸杞子、桂圆、陈皮等药材，与黄酒共同发酵和陈酿开发的阿胶黄酒。阿胶突破传统的消费观念，开发了各种食品和饮品，如阿胶牛奶适宜当今的职业女性兼有虚证的人群；阿胶糖浆适用于缺铁性、营养性贫血，失血过多等症的人群。另外，还开发出阿胶香伴、漂亮魔咖、阿胶糕等产品，以及祛黄褐斑保健品阿胶养颜软胶囊、阿胶葆妍口服液等美容保健产品。

【可持续利用】

1. 资源保护　近年来，东阿阿胶先后组建国际驴产业技术创新战略联盟、全球唯一黑毛驴冻精生产中心，开展了世界首个毛驴基因测序研究，在山东、内蒙古成立驴产业研究院，构建了国内实力雄厚的毛驴科研平台。东阿阿胶研究推出了毛驴活体循环开发的"产学研农工商"六位一体的立体模式。

2. 可持续发展措施　在野生毛驴数量减少，市场需求激增的情况下，应提高人工畜养毛驴的数量和品质。开展对阿胶主产业进行医用、保健和消费等多元化用途探索，拓展以阿胶为龙头，驴肉火烧、驴肉火锅为侧翼的全驴产业链的开发利用。

附子

为毛茛科乌头 *Aconitum carmichaelii* Debx. 的子根的加工品。6 月下旬至 8 月上旬采挖，除去母根、须根及泥沙，习称"泥附子"，再按不同加工方法加工成"盐附子""黑顺片"和"白附片"。

【简述】

1. 功能主治　回阳救逆，补火助阳，散寒止痛。用于亡阳虚脱，肢冷脉微，心阳不足，胸痹心痛，虚寒吐泻，脘腹冷痛，肾阳虚衰，阳痿宫冷，阴寒水肿，阳虚外感，寒湿痹痛。

2. 道地沿革　附子始载于《神农本草经》："生犍为（四川犍为）山谷。"《名医别录》记载其"生犍为山谷及广汉（今绵阳）"。《新修本草》曰："天雄、附子、乌头等，并以蜀道绵州（四川绵阳）、龙州（四川平武、江油）出者佳。"首次指出，乌头、附子、天雄均为同一主产地，均在今四川绵阳、江油以及平武地区。《本草图经》记载其"出蜀土，生其种出龙州"。《本草品汇精要》记载其"生犍为山谷及广汉，龙州、绵州、彰明县种之，惟赤水一乡最佳"，同时指出道地产区为"梓州（四川三台）、蜀中（四川中部）"。《本草纲目》载："乌头有两种，出彰明者即附子之母，今人谓之川乌头是也。春末生子，故曰春采为乌头。冬则生子已成，故曰冬采为附子。"明确提出附子为川乌子根。附子自古道地产区为现今江油市。

综上所述，附子的产地以及道地产区比较明确，为四川绵阳，尤以江油产量最大，质量最佳。

3. 品质要求　盐附子以个大、坚实、黑灰色、表面起盐霜者为佳；黑顺片以片大、厚薄均匀，表面油润光泽者为佳；白附片以片大、色白、半透明者为佳。《中国药典》2020 年版规定，附子含双酯型生物碱以新乌头碱（$C_{33}H_{45}NO_{11}$）、次乌头碱（$C_{33}H_{45}NO_{10}$）和乌头碱（$C_{34}H_{47}NO_{11}$）的总量计，不得过 0.020%；按干燥品计算，含苯甲酰新乌头原碱（$C_{31}H_{43}NO_{10}$）、苯甲酰乌头原碱（$C_{32}H_{45}NO_{10}$）和苯甲酰次乌头原碱（$C_{31}H_{43}NO_9$）的总量，不得少于 0.010%。

【资源状况】

1. 种质资源　乌头属植物约 350 种，我国约有 167 种，常见入药约有 40 种。除《中国药典》收载乌头外，北乌头 *A. kusnezoffii* Reichb. 干燥块根、叶及块根的加工品分别为草乌、草乌叶和制草乌的来源。各地方标准收载铁棒锤 *A. pendulum* Busch，伏毛铁棒锤 *A. flavum* Hand.-Mazz.，黄草乌 *A. vilmorinianum* Kom.，高乌头 *A. sinomontanum* Nakai，康定乌头 *A. tatsienense* Finet et Gagnep.，甘青乌头 *A. tanguticum*（Maxim.）Stapf 和滇南草乌 *A. austroyunnanense* W. T. Wang 等也作药用，但功效不同。已选育品种有中附 1 号、中附 2 号、川附 2 号、中附 3 号。

2. 资源分布　附子主要为栽培，原植物乌头主要种植于海拔 500m 左右涪江中下游两岸。主要分布于云南东部、四川、湖北、贵州、湖南、江西、安徽、陕西南部等广大地区。其中，四川江油河西一带是附子的传统主产区，近些年来，四川布拖县已发展成为附子新的产区。

【产业发展】

1. 生态适宜区　根据 GIS 空间数据分析，与附子现有主产区相似度为 95% ～ 100% 的生态适宜区有云南香格里拉、澜沧等，四川盐源、木里等，广西金城、南宁等，湖南沅陵、浏阳等，湖北武汉、曾都等，贵州威宁、遵义等，陕西宁陕、汉滨等 7 省（区）711 县（市）。

2.产业开发　附子主要为栽培品，是金匮肾气丸、附子理中丸、附桂理中丸等二百余种中成药的原料药之一。乌头属植物富含生物碱，可开发生态农药、植物性杀虫剂等，具有低污染、高安全性、低抗药性的特点，用于有害生物综合治理等独具优势，属于天然杀虫剂的研究热点，具有良好的发展前景。乌头属植物花大色艳，观赏价值高，可作为高寒地带园林建设的特色花卉，打造乡村旅游产业。乌头属拥有宝贵的蓝色花卉基因，是中国特色的高山花卉之一，可直接栽培直立种类于林地、草地或盆栽观赏；茎缠绕类用于棚架、围栏、假山等的绿化，还可通过现代育种技术培育低毒品种或不同蓝色系新品种。

【可持续利用】

1.资源保护　乌头野生资源物种保护及可持续利用存在风险，应建立野生资源濒危预警机制，宣传保护野生种质的作用与意义，注意野生物种的生存动态及应对政策。投入专项资金，在原生地设立野生资源保护区，收集各类资源，在保护区建立种质圃，实现资源活体保存。

2.可持续发展措施　栽培种源退化严重，导致产量和品质不稳定，应加大投入解决栽培种源问题，开展高产、高抗的新品种选育；进行组织培养、有性繁殖研究，病虫害防治研究。传统产地和新产区栽培模式不统一，部分地区技术不成熟，应规范栽培技术，建立规范化种植基地和加工技术体系，促进药材高产、稳产和优质。

杜仲

为杜仲科杜仲 *Eucommia ulmoides* Oliv. 干燥树皮。4～6 月剥取，刮去粗皮，堆置"发汗"至内皮呈紫褐色，晒干。

【简述】

1.功能主治　补肝肾，强筋骨，安胎。用于肝肾不足，腰膝酸痛，筋骨无力，头晕目眩，妊娠漏血，胎动不安。

2.道地沿革　杜仲始载于《神农本草经》，列为上品。《名医别录》云："杜仲生上虞山谷及上党、汉中"，即在今河南、山西、四川一带。《图经本草》记载杜仲产地为"建平，宜都，商州，成州，峡州近处大山中"。明代《本草品汇精要》记载："建平宜都（今四川省巫山、湖北省宜都）者佳"，首次提到杜仲的道地产地。清代《本草从新》载："湖广、湖南者佳（色黄，皮薄，肉厚）……川杜仲色黑、皮厚、肉薄，不堪用。"近现代《药物出产辨》载："杜仲产四川、贵州为最，其次湖北宜昌府各属。"《本草药品实地之观察》记载："药市中以四川产者为上品，称川杜仲而出售之。"当今，川杜仲、湖北杜仲均被认为是品质较好的品种。

3.品质要求　以皮厚而大，粗皮刮净，内表面暗紫色，断面银白橡胶丝多而长者为佳。《中国药典》2020 年版规定，杜仲含松脂醇二葡萄糖苷（$C_{32}H_{42}O_{16}$）不得少于 0.1%。

【资源状况】

1.种质资源　杜仲是我国特有单科、单属、单种植物。根据杜仲树皮的形态特征可分为 4 个变异类型，即深纵裂型、浅纵裂型、龟裂型和光皮型。已选育品种有秦仲 1 号、秦仲 2 号、秦仲 3 号、秦仲 4 号。

2. 资源分布　杜仲主要为野生，亦有栽培，生于海拔 300～500m 的低山、谷地或疏林中，主要分布于秦岭以南山地，四川、贵州、湖北、湖南、陕西、甘肃、云南、广西、广东、河南、浙江、安徽、江西等省区。

【产业发展】

1. 生态适宜区　根据 GIS 空间数据分析，与杜仲现有主产区相似度为 95%～100% 的生态适宜区有四川南江、剑阁等，湖南平江、桃源等，贵州开阳、习水等，湖北来凤、崇阳等，云南会泽、砚山等，江西安福、浮梁等，安徽宁国、宣州等 7 省（区）650 县（市）。

2. 产业开发　杜仲是多个中成药如全杜仲胶囊、复方杜仲片、强力天麻胶囊的重要原料之一。杜仲保健品或日用品如杜仲茶、杜仲冲剂、杜仲酒、杜仲牙膏等高达 300 种。杜仲叶活性成分含量高，被开发成为"无抗"功能饲料。以杜仲胶系列新材料为核心的产品涵盖国民经济许多部门，用途广、社会经济效益大，是其他任何一种天然植物所无法比拟的。利用新兴的生物技术开发杜仲，加快构建高科技循环经济产业体系，有计划、有步骤地推进杜仲资源综合利用，是大绿色产业的发展方向。

【可持续利用】

1. 资源保护　早在 1987 年国务院就将杜仲列入《国家重点保护野生药材物种名录》（国家二级濒危保护药用植物）。野生杜仲树对生态条件要求较严，蕴藏量甚少。要大力扩大杜仲栽培面积，提高产量，满足市场药材需求，还要收集杜仲野生资源保护种内变异，通过迁地保护，促进基因重组，将物种有效地保护起来。

2. 可持续发展措施　扩大杜仲种植面积是解决供需矛盾的重要途径。通过天然林、退耕还林和道路绿化相结合，建设良种化、规模化和标准化、优质高效的原料基地，满足市场的需求。通过品种培养和良种选育的手段，采用承包、租赁、集体入股的形式搞好培育经营的管理。

知母

为百合科知母 *Anemarrhena asphodeloides* Bge. 的干燥根茎。春、秋二季采挖，除去须根和泥沙，晒干，习称"毛知母"；或除去外皮，晒干。

【简述】

1. 功能主治　清热泻火，滋阴润燥。用于外感热病，高热烦渴，肺热燥咳，骨蒸潮热，内热消渴，肠燥便秘。

2. 道地沿革　知母始记载于《尔雅》，称为"莐藩"。《神农本草经》载其"生川谷"，"川"指很长的山脉，"谷"指峡谷，指知母生境。《范子计然》载其"出三辅，黄白者善"，是对知母产地的最早描述，"三辅"，在今河南省境内。唐《新修本草》明确知母产地为"河内山谷"，指今山西省和河北省的西部和北部，还有太行山南的河南省部分区域。陶隐居云：知母"今出彭城"，古之彭城为今江苏徐州。《本草图经》曰："知母，生河内川谷，今濒河诸郡及解州、滁州亦有之"，濒河诸郡为古之黄河两岸地区，包括今河北、河南、山东、山西等地，均为野生知母的主产区；解州位于今山西运城附近，今运城不仅为野生知母的主产区，也是栽培知母主产区之一。

3. 品质要求　以肥大、质硬、断面黄白色者为佳。《中国药典》2020 年版规定，知母按干燥品计算，含芒果苷（$C_{19}H_{18}O_{11}$）不得少于 0.70%，含知母皂苷 B II（$C_{45}H_{76}O_{19}$）不得少于 3.0%。

【资源状况】

1. 种质资源　百合科知母属仅有 1 种，栽培资源包括紫花知母、白花知母、宽叶知母、窄叶知母等资源。已选育品种有德昌 1 号。

2. 资源分布　主要产区分布在我国东北、华北、西北地区，山东半岛亦有分布。据知母资源分布调查显示，河北省、北京市、天津市为我国知母药材的主产区，所产药材质优，其中河北易县为道地药材产地。野生品主产于河北、山西、内蒙古、陕西、黑龙江、辽宁、吉林、河南、山东等地，以河北、山西、内蒙古、陕西榆林地区、辽宁葫芦岛等地为佳。栽培品主要集中在安徽亳州十九里镇、河北安国、山西万荣县等地。

【产业发展】

1. 生态适宜区　根据 GIS 空间数据分析，与知母现有主产区相似度为 95% ～ 100% 的生态适宜区有内蒙古东乌珠穆沁旗、鄂伦春旗等，黑龙江伊春、逊克等，河北围场、丰宁等，吉林敦化、汪清等，新疆托里、和布克赛尔等，山西朔州、五台等，辽宁阜新、宽甸等，陕西神木、榆阳等 8 省（区）700 县（市）。

2. 产业开发　知母在卫生部 2002 年公布的《关于进一步规范保健食品原料管理的通知》中列入"可用于保健食品的物品名单"。知母富含多糖、皂苷和黄酮类生物活性物质，具有多种生理活性。例如研制开发功能型保健酸奶，以不可被机体吸收利用的麦芽糖醇代替蔗糖，并添加一定量的低聚糖，适宜高血糖人群食用。

【可持续利用】

1. 资源保护　知母为我国北方自然分布的单种属植物，具有十分重要的生态保护价值。商品正处于野生和栽培并存时期，由于过度的滥采乱挖已使大部分地区的知母野生资源遭到严重破坏，不少地区的野生种群正在濒临灭绝，保护野生资源已经到了刻不容缓的地步。因此必须加强野生资源及其生态环境的保护，并根据社会需求加快人工种植，才能保证其资源的可持续利用。

2. 可持续发展措施　知母资源保护应建立一定规模的资源圃或在其野生资源分布区建立保护区。同时，加强人工种植基地的建设与良种的选育推广示范研究。

金银花

为忍冬科忍冬 *Lonicera japonica* Thunb. 的干燥花蕾或带初开的花。夏初花开放前采收，干燥。

【简述】

1. 功能主治　清热解毒，疏散风热。用于痈肿疔疮，喉痹，丹毒，热毒血痢，风热感冒，温病发热。

2. 道地沿革　金银花以忍冬之名始载于《名医别录》，列为上品，曰："藤生，凌冬不凋，故名忍冬。"《增订伪药条辨》谓："产河南怀庆者为怀密，最佳……禹州产者曰禹密……亦佳。"

《药物出产辨》载："产河南禹州府密县，名曰密银花；产山东济南府，名曰济银花。"人工种植忍冬至今已有 800 余年的历史，大面积种植的记载见于一些地方县志，如据清代的《费县志》，可知山东费县（包括现在的平邑县）大面积种植忍冬至少已有 200 多年的历史。

综上所述，金银花以河南密县质量最佳，称密银花，而山东平邑产量最大，质量也佳，为"中国金银花之乡"，称济银花或东银花，均为道地药材。因此，金银花的道地产区为河南和山东。

3. 品质要求 以花蕾未开放、色黄白或绿白、无枝叶杂质者为佳。《中国药典》2020 年版规定，金银花按干燥品计算，含绿原酸（$C_{16}H_{18}O_9$）不得少于 1.5%，含酚酸类以绿原酸（$C_{16}H_{18}O_9$）、3，5- 二 $-O-$ 咖啡酰奎宁酸（$C_{25}H_{24}O_{12}$）和 4，5- 二 $-O-$ 咖啡酰奎宁酸（$C_{25}H_{24}O_{12}$）的总量计，不得少于 3.8%；含木犀草苷（$C_{21}H_{20}O_{11}$）不得少于 0.05%。

【资源状况】

1. 种质资源 《中国植物志》记载忍冬属植物约 200 种，我国有 98 种，其中可供药用种类达 40 余种。除目前药典收载"金银花""山银花"的原植物忍冬、灰毡毛忍冬、红腺忍冬、华南忍冬、黄褐毛忍冬外，还有细毡毛忍冬、西南忍冬、大花忍冬、皱叶忍冬、金银忍冬、短柄忍冬、盘叶忍冬等在各地作为地区习用品入药。已选育品种有巨花 1 号、南银 1 号、豫金 1 号、豫金 2 号、金花 3 号、北花 1 号、亚特 1 号金银花、亚特 2 号金银花、亚特 3 号金银花、亚特 4 号金银花、亚特良种金银花、亚特红良种金银花、亚特立本良种金银花、亚特青蕾良种金银花。

2. 资源分布 野生忍冬多生于海拔 300 ～ 700m 的丘陵、山谷、林边，全国大部分地区均有分布，以山东、河南低山丘陵，平原滩地、沿海淤沙轻盐地带分布较广而集中。栽培忍冬主要集中于山东平邑、费县，河南新密、封丘以及河北巨鹿、安国一带。

【产业发展】

1. 生态适宜区 根据 GIS 空间数据分析，与金银花现有主产区相似度为 95% ～ 100% 的生态适宜区有云南广南、宣威等，湖南浏阳、安化等，湖北曾都、房县等，贵州遵义、黎平等，山东平邑、费县等，江西修水、宁都等，广西河池、融水等，河南密县、封丘等 8 省（区）798 县（市）。

2. 产业开发 金银花为传统大宗药材，原卫生部《药品标准》收载的具清热解毒、抗菌消炎的 170 种中成药中，含金银花的有 65 种，占 38.24%，如银黄制剂、双黄连制剂、脉络宁、清开灵、银翘散等。

金银花广泛应用于保健品中，如金银花茶、金银花饮料等；因其活性成分可使皮肤保持较高的含水量，增强皮肤活力，延缓皮肤衰老，金银花也可用于化妆品和日用品中。此外，还可以作为兽药和饲料添加剂，或作为观赏植物，制作盆景，美化绿化环境。金银花枝叶亦具有较高的药用价值，且采收简单，价格低廉，可作为提取绿原酸的原料，具有良好的开发利用前景。

【可持续利用】

1. 资源保护 忍冬属植物为多年生藤本植物，长期以来由于森林砍伐、烧荒造田、城镇建设等原因，其自然生境遭到了严重破坏，特别是近十几年来，有些地方大量挖取树根来制作根雕、盆景等，对该属植物自然资源破坏极其严重。因此，要注意保护忍冬属植物的野生资源。

2. 可持续发展措施 目前迫切需要建立忍冬属植物种质资源基因库，特别是对有药用价值的种类加以保护，从而能够长期利用该属药用植物资源。

忍冬适生性较强，以肥沃的土壤生长较好，也可利用山坡、沟旁、田埂、房前、房后、庭院等地栽培。忍冬品种较多，应选用适宜本地气候环境、质量好的品种栽培。忍冬繁殖方式可以扦插、压条、分株或种子繁殖。自然条件下，金银花种子属于较长命种子，即隔年能做种用。山东、河南均建有中药金银花 GAP 基地，栽培技术日趋成熟和完善。近年来产区采用修剪技术，以培养主干，扩大树冠，培育新型株型，增加当年新生枝，提高结花枝条数，可明显提高金银花产量，同时剪下的枝条又是忍冬藤药材。

砂仁

为姜科阳春砂 *Amomum villosum* Lour.、绿壳砂 *A. villosum* Lour. var. *xanthioides* T.L. Wu et Senjen 或海南砂 *A. longiligulare* T.L. Wu 的干燥成熟果实。夏、秋二季果实成熟时采收，晒干或低温干燥。

【简述】

1.功能主治　化湿开胃，温脾止泻，理气安胎。用于湿浊中阻，脘痞不饥，脾胃虚寒，呕吐泄泻，妊娠恶阻，胎动不安。

2.道地沿革　砂仁原名缩砂蜜，或异写作缩砂蔤、缩砂密、缩沙蜜等。《广东新语》云："缩砂蔤，阳春、新兴皆产之，而生阳江南河者大而有力，其种之所曰果山，以缩砂密为果山，犹专以素馨为花田也。"习惯认为阳春蟠龙山砂仁为优中最优。清代除广东外，广西亦有产出，广西出者名西砂，颗圆皮薄，刺更浅，色赭黑色，香味皆淡薄，更次。砂仁为"四大南药"之一。

3.品质要求　砂仁以果大、坚实、仁饱满、色红棕、气芳香、味辛凉、搓之果皮不易脱落者为佳。缩砂及净砂仁以个大、颗粒饱满、香气浓、味辛凉为佳。《中国药典》2020 年版规定，砂仁种子团含挥发油，阳春砂、绿壳砂不得少于 3.0%（mL/g），海南砂不得少于 1.0%（mL/g）；含乙酸龙脑酯（$C_{12}H_{20}O_2$）不得少于 0.90%。

【资源状况】

1.种质资源　砂仁属植物在我国药用有 20 多种。历版《中国药典》收载的基原植物之外，尚有海南假砂仁 *A. chinense* Chen ex T. L. Wu、疣果豆蔻 *A. muricarpum* Elm.、长序砂仁 *A. thyrsoideum* Gagnep 的果实在民间作砂仁用。

2.资源分布　砂仁属植物主要分布于亚洲、大洋洲等热带地区，在我国主要分布于西南部及东部，广东、云南、广西、贵州、四川、福建，多有栽培。以广东阳春、信宜、高州产量大，质量好，以阳春砂为道地药材，该县蟠龙金花坑品质最佳。海南砂主产于海南澄迈，广西陆川、博白，绿壳砂主要分布于云南勐腊、沧源等地。

【产业发展】

1.生态适宜区　根据 GIS 空间数据分析，与砂仁现有主产区相似度为 95%～100% 的生态适宜区有广东东源、阳春等，广西田林、南宁等，云南勐腊、景洪等，福建尤溪、安溪等，海南儋州、文昌等，台湾彰化、花莲等 6 省（区）318 县（市）。

2.产业开发　砂仁经济价值很高，不仅用于方剂配伍及中成药原料，还广泛用于保健食品，原植物非药用部位的综合开发利用，也具有很高的价值。砂仁市场需求量大，具有广阔的产业发展前景。目前，已在广东省阳春市春城镇和春湾镇建立了砂仁规范化种植基地，种植面积达四万余亩。

砂仁茎叶可用来提取挥发油，是极具价值的药用资源，且茎秆枝叶富含纤维，还可用来造纸。新鲜枝叶加工后可做猪饲料，有助于促进食欲。阳春砂的花朵及花梗亦供药用，称春砂花。砂仁不仅用于方剂配伍及中成药原料，还广泛用于保健食品，与食品配合成极好的食疗方，如砂仁粥、砂仁姜汁粥、砂仁鲫鱼汤等，极具保健功能。

【可持续利用】

1. 资源保护　据调查发现，广东省阳春县蟠龙镇阳春砂资源急剧减少，产量极低。药理实验表明，蟠龙产阳春砂药理作用与其他产地的阳春砂相比，具有更强的镇痛作用，因此这一特殊的种质资源值得进一步深入研究，并通过建立种质资源库来加以保护。

2. 可持续发展措施　阳春砂的人工栽培对母株的品质要求较高，技术要求也较高，一般都是当天挖苗，当天移栽，因此传统栽培产量较低，故考虑对阳春砂进行组织培养，以作为提高其产量的一种新途径。

重楼

为百合科云南重楼 *Paris polyphylla* Smith var. *yunnanensis*（Franch.）Hand.–Mazz. 或七叶一枝花 *P. polyphylla* Smith var. *chinensis*（Franch.）Hara 的干燥根茎。

【简述】

1. 功能主治　清热解毒，消肿止痛，凉肝定惊。用于疔疮痈肿，咽喉肿痛，蛇虫咬伤，跌仆伤痛，惊风抽搐。

2. 道地沿革　重楼药材原名蚤休，始载于《神农本草经》："蚤休，味苦微寒，主惊痫……去蛇毒，名蚤休，生山谷。"对其功效及生境进行了描述，但未明确具体产地。魏晋时期《名医别录》记载为："蚤休，有毒。生山阳及冤句。"宋代苏颂《本草图经》记载为："蚤休，即紫河车也，俗称重楼金线。生山阳、川谷及冤句，今河中、河阳、华、凤、文州及江淮间亦有之。"表明其分布于黄河以南及江淮间。结合《本草图经》中的滁州蚤休图和文字记载分析，滁州蚤休为七叶一枝花 *P. polyphylla* var. *chinensis*。明代兰茂《滇南本草》记载："重楼，名紫河车，又名独脚莲。味辛、苦，性微寒……是疮不是疮，先用重楼解毒汤。"首次以"重楼"作为正式药名记载，并被奉为"外科之至药"。

清代吴其濬《植物名实图考》载："蚤休本经下品，江西、湖南山中多有，人家亦种之，通呼为草河车，亦曰七叶一枝花，为外科要药，滇南谓之重楼一枝箭，以其根老横纹粗皱如虫形，乃作虫蝼字，亦有一层六叶者，花仅数缕，不甚可观，名逾其实。子色殷红。"根据图及分布区域，为七叶一枝花 *P. polyphylla* var. *chinensis*，亦即是"湖南、江西山中多有"的七叶一枝花。此外，文中谈到的"滇南谓之重楼一枝箭"应该为云南重楼 *P. polyphylla* var. *yunnanensis*。

3. 品质要求　以体粗壮，质坚实，断面色白，粉性足，身干无杂，无须根，无霉变者为佳。《中国药典》2020 年版规定，重楼按干燥品计算，含重楼皂苷Ⅰ（$C_{44}H_{70}O_{16}$）、重楼皂苷Ⅱ（$C_{51}H_{82}O_{20}$）及重楼皂苷Ⅶ（$C_{51}H_{82}O_{21}$）的总量不得少于 0.60%。

【资源状况】

1. 种质资源　重楼药用历史悠久，自古以来药用重楼为重楼属多种植物，如海南重楼 *P. dunniana* H. Léveillé、凌云重楼 *P. cronquistii*（Takhtajan）H. Li、南重楼 *P. vietnamensis*（Takhtajan）H. Li、金线重楼 *P. delavayi* Franchet、狭叶重楼 *P. polyphylla* var. *stenophylla* Franch.、毛重楼 *P. mairei* H. Léveillé、北重楼 *P. verticillate* M.-Bieb.、巴山重楼 *P. bashanensis* Wang et Tang 等在不同产区作药用。已选育品种有滇重楼 1 号、滇重楼 2 号、华重楼 1 号。

2. 资源分布　云南重楼野生或栽培，生于海拔 1400 ～ 3100m 的常绿阔叶林、云南松林、竹林、灌丛和草坡，主要分布在云南、四川和贵州，缅甸北部也有分布。七叶一枝花以野生为主，生于海拔 1100 ～ 2800m 的常绿阔叶林、竹林、杂木林、箭竹灌丛中，主要分布在江苏、浙江、安徽、江西、福建、台湾、湖北、湖南、广东、广西、四川、贵州、云南，越南北部也有分布。

【产业发展】

1. 生态适宜区　根据 GIS 空间数据分析，与重楼现有主产区相似度为 95% ～ 100% 的生态适宜区有云南澜沧、广南等，四川盐源、木里等，贵州威宁、遵义等，陕西镇安、宁陕等，湖北房县、利川等，重庆酉阳、巫溪等 6 省（区）1108 县（市）。

2. 产业开发　重楼为云南白药、宫血宁胶囊等 262 种中成药的主要原料，在中医药行业中具有重要的经济、社会价值。市售含重楼的中成药有 83 种，其中，有明确生产厂家的 81 种，关联的 107 家药企分布于我国 23 个省市。中医药古籍中，有七叶一枝花、云南重楼等 16 种重楼在民族医药或者民间医药应用中有记载，有如意黑白散、白驳片等 16 个中药经典药方需要以重楼为引。

目前，在重楼产业化的进程中，栽培种虽已在云南、贵州等地实现大规模种植，但多数基地种植品种混乱，同一品种表型多样，难以保证品种和品质。产品开发虽已有 80 余种制剂，但还有很多少数民族用药的方剂未见成药开发，如肝炎、肠炎、气管炎、腮腺炎、胃病等，因此对于重楼药材成药开发空间仍然很大。

【可持续利用】

1. 资源保护　受多种因素影响，重楼种子在完成后熟时，会腐烂、霉变，从而降低繁殖系数。目前市场上的重楼以野生资源为主，而重楼作为中成药产品的主要原料，每年的消耗量远远超出了年生长量。现如今，重楼野生资源已陷入"越挖越少，越少越贵，越贵越挖"的恶性循环中，野生资源严重枯竭，直接影响到以重楼为主要原料的中成药品种的生存和发展，重楼的野生变家种势在必行。

2. 可持续发展措施　加强重楼人工栽培技术的研究力度，不断提高重楼人工栽培技术水平，进一步扩大重楼人工栽培面积，是实现重楼资源可持续利用的必然选择，也是重楼产业得以可持续发展的根本保障。建议鼓励和扶持相关科研机构、学校、重楼种植户、专业合作社和种植企业加大对重楼人工栽培技术的研究力度，充分利用重楼种质资源，将优质、高产的重楼品种资源选育出来，为优质重楼药材的生产提供强有力的技术支持。同时，强化科技人才队伍建设，派遣科技人员对重楼种植户、专业合作社、种植企业进行培训，推广重楼人工栽培种植新技术、新成果，助力提高重楼人工栽培技术水平，不断提高药材产量与质量，以便更好地满足市场需求。

枸杞子

为茄科宁夏枸杞 *Lycium barbarum* L. 的干燥成熟果实。夏、秋二季果实呈红色时采收，热风烘干，除去果梗，或晾至皮皱后，晒干，除去果梗。

【简述】

1. 功能主治　滋补肝肾，益精明目。用于虚劳精亏，腰膝酸痛，眩晕耳鸣，阳痿遗精，内热消渴，血虚萎黄，目昏不明。

2. 道地沿革　枸杞子始载于《神农本草经》，列为上品。《名医别录》谓："生常山平泽及诸丘陵阪岸"，即河北一带。《千金翼方》记载："甘州者为真"，指甘肃张掖。《本草纲目》云："后世惟取陕西者良，而又以甘州者为绝品。"清代《中卫县志》道："各省入药甘枸杞皆宁产也"，由此枸杞子的产地从甘州逐渐迁移至宁夏。而今宁夏中宁、银川栽培者质量最佳，为道地药材。枸杞子是宁夏传统"五宝"之一。

3. 品质要求　枸杞子以粒大、色红、肉厚、籽少、质软润，味甜者为佳。《中国药典》2020年版规定，枸杞子按干燥品计算，含枸杞多糖以葡萄糖（$C_6H_{12}O_6$）计，不得少于 1.8%，含甜菜碱（$C_5H_{11}NO_2$）不得少于 0.50%。

【资源状况】

1. 种质资源　我国枸杞属植物有 7 种 3 变种，其中可供药用种类有 6 种 2 变种，除正品外，余下品种如黄果枸杞 *L. barbarum* var. *auranticarpum* K. F. Ching、新疆枸杞 *L. dasystemum* Pojark.、黑果枸杞 *L. ruthenicum* Murr. 是地区习用品。已选育品种有宁杞 1 号、宁杞 2 号、宁杞 3 号、宁杞 4 号、宁杞 5 号、宁杞 6 号、宁杞 7 号、宁杞 8 号、枸杞叶用 1 号、宁农杞 9 号、银杞 1 号。

2. 资源分布　宁夏枸杞子栽培或野生，生于海拔 2000～3000m 的半山坡、河岸、渠边和盐碱地，主要分布于宁夏、河北、内蒙古、山西、陕西、甘肃、新疆、青海等省区。

【产业发展】

1. 生态适宜区　根据 GIS 空间数据分析，与枸杞子现有主产区相似度为 95%～100% 的生态适宜区有内蒙古阿拉善左旗、额济纳等，新疆巴里坤、福海等，甘肃肃北、金塔等，山西朔州、兴县等，宁夏盐池、同心等 5 省（区）367 县（市）。

2. 产业开发　枸杞子是参杞颗粒、杞菊地黄丸、杞蓉片等中成药的重要原料药之一。以枸杞子为主要原料加工的枸杞酒、枸杞籽油、枸杞果汁、枸杞芽叶茶等有 40 多种，宁夏枸杞子的系列品牌已初步形成。枸杞子产品的 80% 以干果销售，高附加值的精深加工产品，如枸杞饼干、枸杞果酱、枸杞雪糕等食品亟待拓展。还应持续探索枸杞非药用部位的资源可持续开发与综合利用。同时，建设与枸杞产业融合的文化旅游，促进当地产业转型升级也是十分必要的。

【可持续利用】

1. 资源保护　宁夏枸杞子普遍栽培，宁夏枸杞子研究所于 20 世纪 80 年代建成了的枸杞种质资源圃，收集有 7 种 3 变种共 35 个品种和品系，成为我国珍贵的枸杞种质资源基因库。枸杞属各种野生资源丰富，广泛分布在我国西北半荒漠地区，利用野生枸杞的近缘物种为基础，可开展品种改良研究和产业拓展。

2. 可持续发展措施 采用现代先进技术培育和推广优良新品种，推行无公害、标准化的生产技术。生产经营单位与科研部门联合，不断推进创新型产品的研发，生产高科技、高附加值的产品，实行较为严格的品牌管理和产地保护制度，走集团化发展的道路。

党参

为桔梗科党参 *Codonopsis pilosula*（Franch.）Nannf.、素花党参 *C. pilosula* Nannf. var. *modesta*（Nannf.）L. T. Shen 或川党参 *C. tangshen* Oliv. 的干燥根。秋季采挖，洗净，晒干。

【简述】

1. 功能主治 健脾益肺，养血生津。用于脾肺气虚，食少倦怠，咳嗽虚喘，气血不足，面色萎黄，心悸气短，津伤口渴，内热消渴。

2. 道地沿革 党参之名始见于清代吴仪洛所著《本草从新》，首次将党参单列药名（最初是作为人参的伪品或代用品使用），并指出党参的特征是"狮子盘头"，这也证明党参是当时的新出之药。清末吴其濬《植物名实图考》中指出："党参今系蔓生……俗以代人参，殊欠考橅"，并绘有党参植物图，为正确识别人参和党参提供了科学依据。

现今党参商品有"潞党""台党""东党""西党""纹党""条党""白条党"等。"潞党"主产于山西长治、潞城、平顺、黎城等地，长治一带则被誉为"党参之乡"；山西吕梁山、五台山的野生党参资源比较丰富，称为"台党"，为野生党参中的珍品；"东党"为东北三省所产的野生党参；"西党"药材主产于四川平武、青川、九寨沟、理县、松潘等地，又称"晶党"；甘肃文县所产党参习称"纹党"，多出口；"条党"主产于湖北、陕西、四川等地；"白条党"产于甘肃渭源，皮肉坚实，清香甘甜，质量优良。

3. 品质要求 以条粗壮、质柔润、气味浓、嚼之无渣者为佳。《中国药典》2020 年版一部收载党参药材标准中仅有浸出物的测定，未收载指标性成分的含量测定，故暂未建立党参的含量测定方法。

【资源状况】

1. 种质资源 党参属羊乳 *C. lanceolate*（Sieb. et Zucc.）Trautv. 的根入药，能益气养阴，消肿解毒；管花党参 *C. tubulosa* Kom. 的根名"白党"或"徐党"。各地均有采挖其他品种药用的现象，在一些民族药中普遍使用，如藏药、蒙药、傈僳药、阿昌药等医药体系中均有记载。已选育品种有渭党 3 号。

2. 资源分布 党参野生资源主要分布于西藏东南部、四川西部、云南西北部、甘肃东部、陕西南部、宁夏、青海东部、河南、山西、河北、内蒙古及东北等地区，生于海拔 1560 ～ 3100m 的山地林边及灌丛中。

素花党参野生资源主要分布于四川西北部、青海、甘肃及陕西南部至山西中部，生于海拔 1500 ～ 3200m 间的山地林下、林边及灌丛中。主要商品"纹党""凤党"在甘肃文县、陕西凤县等地均有栽培。

川党参野生资源主要分布于四川北部及东部、贵州北部、湖南西北部、湖北西部以及陕西南部，生于海拔 900 ～ 2300m 间的山地林边灌丛中。主要商品"板桥党"在湖北恩施、贵州等地均有栽培。

【产业发展】

1. 生态适宜区　根据 GIS 空间数据分析，与党参现有主产区相似度为 95% ～ 100% 的生态适宜区有黑龙江宝清、虎林等，辽宁宽甸、凤城等，吉林汪清、敦化等，甘肃环县、会宁等，山西五台、灵丘等，陕西定边、凤县等，内蒙古科尔沁右翼前旗、扎赉特等 7 省（区）487 县（市）。

2. 产业开发　党参资源丰富，上游产品如党参种苗，中游产品党参药材，下游产品包括党参相关药品、保健品、食品、提取物等，涵盖了农业、生物医药、工业制造、文化等多个行业。

党参是我国传统的补益中药，临床常用代替古方中的人参使用，治疗脾肺气虚的轻证。党参含有人体必需氨基酸、微量元素、多糖等，有较高的营养保健价值，已被制成党参酒、党参饮料等。党参茎叶中含有挥发油、多种氨基酸、常量及微量元素及微量生物碱等，也可作为保健食品、药膳的常用原料。近年来，综合利用党参各部位资源的产业开发较为成熟，党参叶茶、党参叶添加剂及食疗方面均形成了系列产品。党参在兽医药中应用也较广泛，主要用于饲料添加剂。党参保鲜储存技术满足了大众用鲜品党参煲汤等保健需求，相关企业已经建立相应的冷库链条，以满足旺盛的鲜品需求。

【可持续利用】

1. 资源保护　早期党参野生资源遭到大量采挖，使得党参的野生资源种类和数量日益减少，野生资源面临着衰竭的威胁。随着中医药产业的发展，发掘野生资源以及保护野生党参不同基原种，不仅可以使野生资源得到保护，而且可以保存种质资源，为选育抗逆新品种提供宝贵的基础材料。因此，应加强党参资源的野生抚育，保护种质资源的遗传多样性，以促进党参资源的可持续利用。此外，要加强各道地产区的种质资源收集与保护，筛选优良种质，制定种质标准，传承种植加工传统技术等。

2. 可持续发展措施　为了更好地开发和利用党参，应进行党参的标准化种子种苗基地建设，繁育优质的党参种苗；提高主产区药农的田间管理技术水平，开展党参规范化种植、产地初加工及精深加工技术的研发和培训，促进优质党参药材的生产；建立高质量的党参"种植 – 生产 – 加工"一体化的管理体系，形成基原明确、种苗优质、品质稳定、生态效益突出、经济价值稳定的生产格局。同时，做好党参的道地药材认证及原产地保护，全面的综合利用研究，寻找新的可利用资源途径，提供经济效益和社会效益。

柴胡

为伞形科柴胡 *Bupleurum chinense* DC. 或狭叶柴胡 *B. scorzonerifolium* Willd. 的干燥根。按性状不同，分别习称"北柴胡"和"南柴胡"。春、秋二季采挖，除去茎叶和泥沙，干燥。

【简述】

1. 功能主治　疏散退热，疏肝解郁，升举阳气。用于感冒发热，寒热往来，胸胁胀痛，月经不调，子宫脱垂，脱肛。

2. 道地沿革　汉魏《名医别录》载："生洪农川谷及冤句。"南北朝《本草经集注》载："今出近道……长安及河内并有之。"宋代《本草图经》载:"今关陕江湖间近道皆有之,以银州者为胜。"《证类本草》载:"唯银夏者最良,根如鼠尾,长一、二尺。香味甚佳……故市人。"明代《本草品汇精要》载:"(道地)银州寿州栾州者为佳。"《本草纲目》载:"银州,即今延安府神木县……所产柴胡长尺余而微白且软,不易得也。"清代《本草从新》载:"产江南古城山,名齐界面者佳。"民国《药物出产辨》载:"产湖北襄阳各属。荆紫关、马山口等为上,其次则河南禹州府、南阳府。"现代《中华本草》载:"北柴胡:分布于东北、华北、西北、华东和华中地区;狭叶柴胡:分布于东北、华北及陕西、甘肃、山东、江苏、安徽、广西等地。"

考证历代本草,柴胡古代产区主要为陕西、河南;宋代以后产区扩大至山东、江苏、安徽、湖北等地,并推崇银州(即今陕西省榆林市)为柴胡的道地产区;明代进一步扩大至河北等华北地区,近代以来推崇河北、山西、陕西等华北、西北地区所产北柴胡。

3. 品质要求 以条粗,无残留须根者为佳。《中国药典》2020 年版规定,柴胡按干燥品计算,含柴胡皂苷 a($C_{42}H_{68}O_{13}$)和柴胡皂苷 d($C_{42}H_{68}O_{13}$)的总量不得少于 0.30%。

【资源状况】

1. 种质资源 除《中国药典》收载的基原外,《甘肃省中药材标准》将黑柴胡 *B. smithii* Wolff 和银州柴胡 *B. yinchowense* Shan et Y. Li,《内蒙古中药材标准》将锥叶柴胡 *B. bicaule* Helm 和兴安柴胡 *B. sibiricum* var. *jeholense* 也作药用。已选育品种有中柴 1 号、中柴 2 号、中柴 3 号、中红柴 1 号、陇柴 1 号、北柴 1 号、香柴 1 号、川红柴 1 号、川北柴 1 号。

2. 资源分布 柴胡主产于河北、甘肃、辽宁、河南、陕西等省,狭叶柴胡主产于黑龙江、吉林、四川、湖北等省。柴胡作为河北省的道地药材,主要分布于邯郸、邢台、石家庄、保定、张家口、承德等山地。甘肃省陇西县及其周边地区是甘肃省柴胡种植最多的区域。山西省主要集中在运城市万荣县、陵川县、吕梁、大同等地。陕西省柴胡种植面积相对于山西省、甘肃省较少,而且分布不均,主要以汉中安康、略阳、商洛为中心种植。

【产业发展】

1. 生态适宜区 根据 GIS 空间数据分析,与柴胡现有主产区相似度为 95% ～ 100% 的生态适宜区有内蒙古东乌珠穆沁旗、西乌珠穆沁旗等,陕西神木、榆阳等,黑龙江龙江、泰来等,辽宁建平、昌图等,山西兴县、沁源等,甘肃环县、华池等,吉林通榆、长岭等 7 省(区)523 县(市)。

根据 GIS 空间数据分析,与狭叶柴胡现有主产区相似度为 95% ～ 100% 的生态适宜区有黑龙江富锦、大庆等,辽宁凤城、宽甸等,内蒙古西乌珠穆沁旗、科尔沁右翼中旗等,陕西神木、榆阳等,河北围场、丰宁等,吉林通榆、长岭等,山西朔州、灵丘等 7 省(区)521 县(市)。

2. 产业开发 柴胡作为大宗药材,南北方均有种植,但因自然条件、经济状况和技术人才等原因,在北方形成了规模化栽培。2016 年河北省柴胡种植面积为 $9.33 \times 10^3 hm^2$;涉县柴胡种植面积 2018 年达到 $4.47 \times 10^3 hm^2$,是河北省柴胡种植面积最大的地区。涉县在柴胡产业化模式构建中进行了积极探索,形成了"五大体系、三种模式",即良种繁育体系、生产技术体系、产地加工标准体系、区域公用品牌体系、社会化服务体系,创建山区特色的土地租赁、股份模式,订单合同模式,大户种植模式,这些均为柴胡产业化良性发展提供了借鉴。

柴胡作为常用中药之一,其作用机制正逐步被探明,临床应用将更加广泛。为满足临床应用要求,柴胡的制剂技术研究非常广泛,新剂型不断涌现,目前已开发的剂型主要有注射剂、口服液、片剂、胶囊剂、滴丸、鼻腔喷雾剂、透皮贴剂等。

【可持续利用】

1. 资源保护　随着柴胡新功能的不断发现，柴胡的国内外市场需求量急剧增长。对野生柴胡资源的掠夺式采挖，使得柴胡野生资源日益减少，生态环境受到了严重破坏。目前，我国柴胡的野生资源与30年前相比已减少近1/2，严重制约了柴胡产业的可持续发展。因此，发展柴胡人工种植成为解决柴胡供需矛盾、保证原药供应和保护野生资源的有效手段，亟待对栽培柴胡开展种质资源、药材质量评价等研究，为优良品种的选育、优质药材的生产提供研究基础。

2. 可持续发展措施　在目前柴胡用量日益增加、野生资源日益减少的情况下，科学合理地开发柴胡药材新资源、大力发展柴胡规范化种植是保证柴胡产业可持续发展的重要手段。如荞麦、大豆、夏玉米同柴胡套种，黑豆、核桃树与柴胡套种等，不仅可增加收入，还可开展对柴胡地上部分资源的充分利用。此外，还应重视柴胡种质选育、建设标准化柴胡种植基地、建立柴胡种子种苗繁育体系、推行柴胡生态化种植，实施品牌培育战略、加强深加工与综合开发，增加市场竞争力等，以利于柴胡资源可持续发展。

黄芪

为豆科蒙古黄芪 *Astragalus membranaceus*（Fisch.）Bge. var. *mongholicus*（Bge.）Hsiao 或膜荚黄芪 *A. membranaceus*（Fisch.）Bge. 的干燥根。春、秋二季采挖，除去须根和根头，晒干。

【简述】

1. 功能主治　补气升阳，固表止汗，利水消肿，生津养血，行滞通痹，托毒排脓，敛疮生肌。用于气虚乏力，食少便溏，中气下陷，久泻脱肛，便血崩漏，表虚自汗，气虚水肿，内热消渴，血虚萎黄，半身不遂，痹痛麻木，痈疽难溃，久溃不敛。

2. 道地沿革　黄芪又名"黄耆"，始载于《神农本草经》，列为上品。黄芪的产地始载于南北朝《名医别录》，曰："一名戴糁，一名独椹，一名芰草，一名蜀脂，一名百本，生蜀郡白水汉中，二月十月采，阴干。"南北朝陶弘景《本草经集注》中注："第一出陇西、洮阳（甘肃）……次用黑水（四川黑水）、宕昌（甘肃岷县）……宜州、宁州（四川、陕西、甘肃）者亦佳。"唐代《新修本草》载："今出原州（宁夏固原）及华原（陕西铜川市耀州区）者最良，蜀汉不复采用之。"可见唐代以前，黄芪先产于四川、陕西，而后则以甘肃产者为道地。明代陈嘉谟《本草蒙筌》云："绵耆出山西沁州绵上，此品极佳。"清代吴其濬《植物名实图考》载黄芪"有数种，山西、蒙古产者佳"。此后，除山西之外，又增加内蒙古的黄芪为道地药材。民国时期陈仁山所著《药物出产辨》载："正芪产区有三处：一关东，二宁古塔，三卜奎。"由于黄芪主产于北方，中医处方中有时也写为"北芪"。今黄芪主要来自栽培。蒙古黄芪主产于山西、内蒙古、吉林、河北；膜荚黄芪主产于黑龙江、内蒙古、山西。野生者能形成商品的主要在黑龙江、吉林、内蒙古、宁夏、甘肃等地。以产地论，一般认为北方产者质量较佳。

3. 品质要求　以条粗长，断面黄白色，味甜，有粉性者为佳。《中国药典》2020年版规定，黄芪按干燥品计算，含黄芪甲苷（$C_{41}H_{68}O_{14}$）不得少于0.080%，含毛蕊异黄酮葡萄糖苷（$C_{22}H_{22}O_{10}$）不得少于0.020%。

【资源状况】

1. 种质资源 除《中国药典》2020 年版收载的种类外，还有一些黄芪的代用品或地方习用品。如斜茎黄芪 *A. adsurgens* Pall. 的种子在江苏、宁夏部分地区作沙苑子用，地八角 *A. bhotanensis* Baker 全草可药用，梭果黄芪 *A. emestii* Comb.、多花黄芪 *A. floridus* Benth. ex Bunge、金翼黄芪 *A. chrysopterus* Bge. 在四川省作川黄芪用，草木樨状黄芪 *A. melilotoides* Pall. 全草可入药，紫云英 *A. sinicus* L. 全草入药。已选育的品种有陇芪 1 号、陇芪 2 号、陇芪 3 号、新品系94–01。

另有豆科岩黄芪属多序岩黄芪 *Hedysarum polybotrys* Hand.–Mazz. 的干燥根，《中国药典》2005 年版开始收载为药材红芪的基原植物，分布于甘肃、四川，甘肃陇南地区有大面积种植。

2. 资源分布 蒙古黄芪生于向阳草地及山坡。由于原产于山西、内蒙古，长期生活于黄土高原地区，蒙古黄芪在干旱的条件下生长而形成较为稳固的遗传特性。蒙古黄芪多为引种栽培，分布很广，资源比较丰富。据实地考察，蒙古黄芪主要分布在内蒙古自治区固阳县、武川县、赤峰市、阿鲁科尔沁旗、察右后旗、杭锦旗；山西省繁峙县、浑源县、应县、代县；甘肃省陇西县、安定区、渭源县、岷县、漳县、宕昌县、山丹县、甘谷县、临洮县；青海省大通县、平安区、贵德县等地区。

膜荚黄芪多野生于黑龙江省塔河县、汤原县、加格达奇区、佳木斯市，内蒙古自治区鄂伦春自治旗阿里河等地区，产量不多。陕西省旬邑县，山东省威海市文登区、潍坊市、鄄城县，河北省唐山市、安国市，内蒙古自治区赤峰市牛营子镇，甘肃省陇西县、岷县等地区有少量栽培。

【产业发展】

1. 生态适宜区 根据 GIS 空间数据分析，与蒙古黄芪现有主产区相似度为 95% ~ 100% 的生态适宜区有内蒙古东乌珠穆沁旗、鄂伦春等，黑龙江伊春、逊克等，新疆托里、富蕴等，吉林汪清、敦化等，河北围场、丰宁等，辽宁阜新、建平等，山西浑源、朔州等 7 省（区）434 县（市）。

根据 GIS 空间数据分析，与膜荚黄芪现有主产区相似度为 95% ~ 100% 的生态适宜区有内蒙古苏尼特右旗、四子王旗等，四川木里、康定等，山西灵丘、沁源等，陕西定边、榆阳等，辽宁北票、建平等，甘肃环县、文县等 6 省（区）483 县（市）。

2. 产业开发 黄芪的药用和经济价值较高，含有多种氨基酸、甜菜碱及人体必需的微量元素锌、铜、铁和叶酸等，常被用作化妆品添加剂，不仅有防治脱发、促进毛发生长的作用，是乌发配方中常用药之一，还具有营养皮肤、防止皮肤衰老、减少皮肤皱纹的作用。

除此之外，中兽药、饲料添加剂中黄芪的使用量也在不断增长。据近年统计，黄芪出口、药用、食用和其他用途的年需求量在 3.50×10^7 kg 以上，位列大宗中药材品种的前 10 名。黄芪产业涉及一、二、三产业的诸多领域，在中药材产业发展中具有典型性和代表性，其产业化开发将在我国大健康产业发展中发挥重要作用。

【可持续利用】

1. 资源保护 黄芪是常用补气药，以根入药。随着黄芪的需求量日益增加，黄芪的野生资源在大量采挖的情况下日渐稀少，致使分布区生态环境也遭到不同程度的破坏。目前野生黄芪资源几近枯竭，大面积、成规模的野生黄芪资源已十分少见，仅在地处偏远、交通不便、人类活动尚难涉及的地区有分布，如黑龙江大兴安岭地区的呼玛河流域及甘河、倭勒根河流域，四川的阿坝、甘孜地区等。现阶段能够提供商品药材的野生资源则十分有限，为此膜荚黄芪、蒙古黄芪均被列入《中国珍稀濒危保护植物名录》，渐危种，属国家Ⅲ级保护植物。

2. 可持续发展措施 黄芪野生资源数量锐减与人们的法制观念不强有一定的关系，对此应加强野生黄芪资源的立法保护，提高政府、监管部门与普通民众的资源保护意识。与此同时，还应建立黄芪良种培育体系，加强资源标准化种植基地的建设，弥补黄芪种植技术粗放的短板。将黄芪与化妆品、保健品等紧密联系起来，增加其附加值，比如利用黄芪具有抗衰老的作用，以黄芪为基础开发化妆品。

<h2 style="text-align:center">黄连</h2>

为毛茛科黄连 *Coptis chinensis* Franch.、三角叶黄连 *C. deltoidea* C. Y. Cheng et Hsiao 或云连 *C. teeta* Wall. 的干燥根茎。以上三种分别习称"味连""雅连""云连"。秋季采挖，除去须根和泥沙，干燥，撞去残留须根。

【简述】

1. 功能主治 清热燥湿，泻火解毒。用于湿热痞满，呕吐吞酸，泻痢，黄疸，高热神昏，心火亢盛，心烦不寐，心悸不宁，血热吐衄，目赤，牙痛，消渴，痈肿疔疮；外治湿疹，湿疮，耳道流脓。

2. 道地沿革 黄连始载于《神农本草经》，列为上品。《名医别录》记载："黄连生巫阳川谷及蜀郡、太山。"《新修本草》记载："蜀道者粗大节平，味极浓苦，疗渴为最。江东者节如连珠，疗痢大善。今澧州者更胜。"宋代《本草图经》云："黄连，生巫阳川谷及蜀郡、泰山，今江、湖、荆、夔州郡亦有，而以宣城者为胜，施、黔者次之。"《本草纲目》载："黄连，汉末李当之本草，惟取蜀郡黄肥而坚者为善。唐时以澧州者为胜。今虽吴、蜀皆有，惟以雅州、眉州者为良。药物之兴废不同如此。大抵有二种：一种根粗无毛有珠，如鹰鸡爪形而坚实，色深黄；一种无珠多毛而中虚，黄色稍淡。各有所宜。"据产地、药物形状可见，《本草纲目》所记载前一种即今之"味连"，原植物为黄连；后一种即今之"雅连"，原植物为三角叶黄连。而云连见于《滇南本草》："滇连，一名云连，人多不识，生陲山，形似车前，小细子，黄色根，连结成条"，其描述的性状特征与《中国药典》2020 年版规定的云连性状一致。

综上所述，古今药用品种基本一致，黄连药材的使用随时代而有变化。味连以四川和湖北为道地；雅连以四川洪雅、峨眉等地为道地产区；云连主产于云南。

3. 品质要求 以粗壮，坚实，断面皮部橙红色，木部鲜黄色或橙黄色者为佳。《中国药典》2020 年版规定，味连按干燥品计算，以盐酸小檗碱（$C_{20}H_{18}ClNO_4$）计，含小檗碱（$C_{20}H_{17}NO_4$）不得少于 5.5%，表小檗碱（$C_{20}H_{17}NO_4$）不得少于 0.80%，黄连碱（$C_{19}H_{13}NO_4$）不得少于 1.6%，巴马汀（$C_{21}H_{21}NO_4$）不得少于 1.5%。雅连按干燥品计算，以盐酸小檗碱（$C_{20}H_{18}ClNO_4$）计，含小檗碱（$C_{20}H_{17}NO_4$）不得少于 4.5%。云连按干燥品计算，以盐酸小檗碱（$C_{20}H_{18}ClNO_4$）计，含小檗碱（$C_{20}H_{17}NO_4$）不得少于 7.0%。

【资源状况】

1. 种质资源 中药黄连的基原植物除《中国药典》收载品种外，短萼黄连 *C. chinensis*

Franch. var. *brevisepala* W. T. Wang et Hsiao 为土黄连在地方标准收载，峨眉野连（岩黄连、凤尾连）*C. omeiensis*（Chen）C. Y. Cheng、五裂黄连（金平黄连）*C. quinquesecta* W. T. Wang 等黄连属 6 个种、2 个变种在民间也有药用。已选育的品种有黄连 1 号、黄连 2 号。

2. 资源分布　黄连为野生或栽培，主要分布于四川、重庆、贵州、湖南、湖北、陕西南部等地，生于海拔 500～2000m 的山地林中或山谷阴处。三角叶黄连主要为栽培品，主要分布于四川峨眉及洪雅一带，生于海拔 1600～2200m 的山地林下。云南黄连，野生或栽培，主要分布于云南西北部及西藏东南部，生于海拔 1500～2300m 的高山寒湿的林荫下。

【产业发展】

1. 生态适宜区　根据 GIS 空间数据分析，与黄连现有主产区相似度为 95%～100% 的生态适宜区有四川通江、万源等，贵州大方、毕节等，湖北房县、利川等，云南腾冲、镇雄等，重庆石柱、南川等 5 省（区）386 县（市）。

根据 GIS 空间数据分析，与三角叶黄连现有主产区相似度为 95%～100% 的生态适宜区有四川洪雅、峨眉等，重庆开县、石柱等，云南腾冲、盐津等 3 省（区）163 县（市）。

根据 GIS 空间数据分析，与云南黄连现有主产区相似度为 95%～100% 的生态适宜区有云南腾冲、大关等，四川荥经、甘洛等，陕西宁强、略阳等，重庆巫溪、城口等，湖北竹溪、竹山等 5 省（区）188 县（市）。

2. 产业开发　黄连药效显著，用途广，是中成药的重要原料。据统计，以黄连为原料的中成药多达 478 种，如黄连上清丸、牛黄上清丸、复方黄连素片等。黄连在兽药中应用广泛，有抗菌、抗病毒、防流感和消炎等作用。黄连药渣发酵后可作为饲料添加剂、肥料及微生态制剂等。黄连叶可制作生物农药，也有企业开发口腔溃疡护理液或含片。在黄连集散地发展大健康产业，已开发黄连花茶、叶茶，黄连花苔菜等符合吃苦文化主题的文旅特色产品，满足人们对大健康的需求。

【可持续利用】

1. 资源保护　黄连药材野生资源稀缺，黄连、三角叶黄连、云南黄连、峨眉黄连、短萼黄连及五裂黄连均收录于《国家重点保护野生植物名录》，属国家二级保护植物。三角叶黄连开花后极少数能形成果实，且种子数极少，萌发率低，长期以无性繁殖为主，遗传多样性较低。云南黄连由于过度开采、生存环境破坏和本身的繁育特性而产生巨大的生存压力，野生资源量急剧下降；种子有长达半年的后熟期，在自然条件下实生苗率低，多为无性繁殖，遗传多样性较低。

2. 可持续发展措施　目前，味连已有较为成熟的栽培种植技术及较大规模栽培，基本可以满足市场需求。雅连以无性繁殖为主，可重点解决种质资源保存技术难题和保护措施，优化人工种植技术和药材生长缓慢问题，筛选优良种源，提高产量和质量。应加大对云连野生资源的就地保护，严禁采挖，人工辅助恢复残存居群，合理利用云连野生资源。云南省已建立云连野生种质资源圃，保存来自云南怒江及保山地区的 13 个云连居群，并在迁地保护野生资源基础上，开展种质资源评价，为开展优良品种选育奠定基础。云连产量小，但其地上部分也含有相当的药效成分，且地上部分生物量大，应充分利用，加大资源综合利用。

菊花

为菊科菊 *Chrysanthemum morifolium* Ramat. 的干燥头状花序。9～11月花盛开时分批采收，阴干或焙干，或熏、蒸后晒干。药材按产地和加工方法不同，分为"亳菊""滁菊""贡菊""杭菊""怀菊"。

【简述】

1. 功能主治　散风清热，平肝明目，清热解毒。用于风热感冒，头痛眩晕，目赤肿痛，眼目昏花，疮痈肿毒。

2. 道地沿革　菊花始载于《神农本草经》。南北朝《名医别录》载："生雍州川泽及田野。"《本草经集注》载："南阳郦县最多，今近道处处有之，取种便得。"唐《天宝单方图》载："原生南阳山谷及田野中……河内名地薇蒿。"宋《本草图经》载："菊花处处有之，以南阳菊潭者为佳。"民国《增订伪药条辨》载："白菊花出安徽滁州……为最佳。"《药物出产辨》载："白者以产安徽亳州为最。"

由此可知，菊花曾以河南南阳出产者为佳，民国时期以安徽所产亳菊、滁菊最负盛名，近代以贡菊和杭菊被大家所熟知。

3. 品质要求　以花朵完整，不散瓣，色泽鲜艳，香气浓郁，无梗叶者为佳。《中国药典》2020年版规定，菊花按干燥品计算，含绿原酸（$C_{16}H_{18}O_9$）不得少于0.20%，含木犀草苷（$C_{21}H_{20}O_{11}$）不得少于0.080%，含3,5-O-二咖啡酰基奎宁酸（$C_{25}H_{24}O_{12}$）不得少于0.70%。

【资源状况】

1. 种质资源　药用菊花除《中国药典》记载的基原外，还有河北祁菊和山东济菊作为地方习用品。个别黄色的品种，如大黄菊和小黄菊也被药用或茶饮。已选育品种有金贡菊1号、金菊3号、滁菊1号、河北香菊。

2. 资源分布　菊花在我国大部分地区均有分布，多栽培，喜温暖、湿润、阳光充足的环境，主要分布于黄海、淮海平原及长江中下游地区。亳菊为安徽亳州主产，滁菊为安徽滁州地区主产，贡菊为安徽歙县主产，杭菊为浙江桐乡、海宁主产，怀菊为河南沁阳、武陟主产。

【产业发展】

1. 生态适宜区　根据GIS空间数据分析，与菊花现有主产区相似度为95%～100%的生态适宜区有云南广南、丘北等，四川宣汉、通江等，湖北武汉、曾都等，河南信阳、西峡等，贵州遵义、黎平等，安徽霍邱、金寨等，浙江淳安、临安等7省（区）703县（市）。

2. 产业开发　我国茶用菊主要有杭菊、贡菊、滁菊，其中滁菊作为药用菊花的独立类型，逐步由药用为主发展到现在以茶用为主。药用菊主要有亳菊、怀菊，其中以亳州地区少量种植的小亳菊为佳品。杭菊根据用途分杭白菊和杭黄菊，杭白菊以茶用为主，杭黄菊以药用为主（仅在射阳少量种植）。杭白菊主要分布于浙江桐乡、江苏射阳、湖北麻城三大产区。传统黄山贡菊主要集中在歙县北岸、溪头及休宁县部分乡镇，以茶用为主，兼顾药用。围绕乡村药菊产业振兴目标，积极发展生态观光旅游产业，依托中药制药企业，实施"龙头企业＋合作社＋基地＋农户"生产经营模式，由龙头企业对接药菊种植户、合作社，签订生产合同，在保护菊花类国家地理标志产品的同时进行多维度的研发。

【可持续利用】

1. 资源保护   菊花种植适应性强，生长期短，栽培技术简单，产地多，生产能力大。因此，资源丰富。

2. 可持续发展措施   由于菊花需求量大，常见很多地方盲目引种，药材品质下降，劣质品种充斥市场的现象，影响了菊花道地药材的声誉，损坏了花农利益，挫伤了药农的积极性。所以在注重各地原产地保护的同时，还应该加强宏观控制。例如应加强药菊国家地理标志产品 GAP 基地建设，产学研一体化发展；合理区划布局，淘汰劣质品种，引进与筛选优良品种，防止品种混杂，保护药用种质。创新药菊品牌，开发菊花茶饮料、保健食品、化妆品、日用品等绿色产品，发展创汇产业等。

<h2 style="text-align:center">益智</h2>

为姜科益智 *Alpinia oxyphylla* Miq. 的干燥成熟果实。夏、秋间果实由绿变红时采收，晒干或低温干燥。

【简述】

1. 功能主治   暖肾固精缩尿，温脾止泻摄唾。用于肾虚遗尿，小便频数，遗精白浊，脾寒泄泻，腹中冷痛，口多唾涎。

2. 道地沿革   晋代《南方草木状》曰："益智二月花，连着实，五六月熟，其子如笔头而两头尖，长七八分，杂五味中，饮酒芬芳，亦可盐曝及作粽食。"《证类本草》载："雷州益智子"，与现今益智相似，产地即为现今雷州半岛。《本草纲目》云："……海南产益智，花实皆长穗……"综上所述，古代所用益智药材与现代基原基本一致。

3. 品质要求   以粒大饱满、质坚硬、显油性、气味浓者为佳。《中国药典》2020 年版规定，益智种子含挥发油不得少于 1%（mL/g）。

【资源状况】

1. 种质资源   我国有山姜属 *Alpinia* 植物 46 种，其中药用种类达 30 种。

2. 资源分布   主产于广东、广西及海南的屯昌、澄迈、陵水、儋州、保亭、琼山、三亚等地，阳江及雷州半岛亦产。广东的阳东、阳西为益智的道地产区及传统主产地。

【产业发展】

1. 生态适宜区   根据 GIS 空间数据分析，与益智现有主产区相似度为 95% ～ 100% 的生态适宜区有广西南宁、河池等，广东英德、阳春等，福建安溪、尤溪等，云南景洪、勐腊等，海南儋州、琼中等 5 省（区）288 县（市）。

2. 产业开发   益智用途广泛，药效显著，自古就是中医常用药材及药食同源类药材之一。据统计，目前全国以益智为原料的中成药生产企业有 30 余家，中成药如天紫红女金胶囊、孕康合剂、益智温肾十味丸、宁心益智胶囊、宁心益智口服液、降糖舒丸、固肾定喘丸、健脑丸等，主要具有温肾、强心类作用。此外，益智果实入药，含有丰富的挥发油和淀粉等多种营养成分，目前已开发成为益智仁速溶粉和益智仁压片糖果等多种食品。

　　益智作为重要的药食同源作物，是多种中成药、保健品和食品的重要原料，具有广泛的研究和应用价值，已开发出系列产品，如"益智凉果""盐渍益智""益智可乐"等。同时，益智还是人们生活中常用的调味香料，其枝叶也可作为饲养家畜的饲料。除传统食用部位益智仁外，益智的茎、叶、壳均也具有一定的营养价值。

【可持续利用】

　　1. 资源保护　益智在新中国成立前基本处于野生状态，但随着用药量的加大及野生资源量的下降，我国于 20 世纪 70 年代后期开始进行人工培育。目前，益智已具有较为成熟的栽培技术以及较大的种植规模，基本可满足市场的需求，如海南已形成了益智的规范化种植基地。当前除对益智野生资源进行必要的种质资源保护外，栽培资源也在立枯病、轮斑病等毁灭性病害预防方面有一定的经验，以防止栽培资源被大规模破坏。

　　2. 可持续发展措施　益智为"四大南药"之一。近年来，益智的种植面积及产量稳定增长，不仅促进了经济发展，也为国内中成药、保健品行业的发展提供了优质原料。目前，益智生产的标准化程度较低、药材的质量参差不齐、市场开发力度不足都限制了益智的进一步发展，应加强益智基础研究及应用技术开发，加快栽培优良品种选育，完善药材质量评价体系，充分利用益智的活性成分，加强政策扶持和产业监管，推动益智产业的可持续发展。

麻黄

　　为麻黄科草麻黄 *Ephedra sinica* Stapf、中麻黄 *E. intermedia* Schrenk et C. A. Mey. 或木贼麻黄 *E. equisetina* Bge. 的干燥草质茎。秋季采割绿色的草质茎，晒干。

【简述】

　　1. 功能主治　发汗散寒，宣肺平喘，利水消肿。用于风寒感冒，胸闷喘咳，风水浮肿。蜜麻黄润肺止咳。多用于表证已解，气喘咳嗽。

　　2. 道地沿革　麻黄始载于《神农本草经》，列为中品。《名医别录》谓："麻黄生晋地及河东。"《新修本草》载："郑州鹿台及关中沙苑河傍沙洲上太多，其青、徐者亦不复用，同州沙苑最多也。"《证类本草》所绘同州、茂州麻黄图例，确为麻黄属，品种难定。《本草图经》谓："今近京多有之，以荥阳、中牟者为胜。"宋以后麻黄道地产区主要有山西、陕西、四川、山东、河南，与现代情况基本一致。

　　3. 品质要求　以干燥，茎粗，淡绿色，内心充实，味苦涩者为佳。《中国药典》2020 年版规定，麻黄按干燥品计算，含盐酸麻黄碱（$C_{10}H_{15}NO \cdot HCl$）和盐酸伪麻黄碱（$C_{10}H_{15}NO \cdot HCl$）的总量不得少于 0.80%。

【资源状况】

　　1. 种质资源　麻黄类资源还有矮麻黄 *E. minuta* Florin、丽江麻黄 *E. lidiangensis* Florin、双穗麻黄 *E. distachya* L.、单子麻黄 *E. monosperma* Gmelin ex C. A. Myer（*E. minima* Hao.）等的草质茎，在民间亦作麻黄使用。

　　2. 资源分布　草麻黄主要为栽培，亦有野生，生于海拔 2000m 左右的干山坡、平原荒地、河床、干草原河滩附近，主要分布于辽宁、吉林、内蒙古、河北、陕西等地区。中麻黄主要为栽培，亦有野生，主要分布于甘肃、宁夏、青海、新疆、陕西、内蒙古等地区，生于海拔 2800m 以下的戈壁、丘陵、草地和沙漠。木贼麻黄主要为栽培，亦有野生，生于数百米至 2000 多米的干旱地区的山脊、山顶及岩壁等处，产于河北、山西、内蒙古、陕西西部、甘肃及新疆等地区。

【产业发展】

1. 生态适宜区　根据 GIS 空间数据分析，与草麻黄现有主产区相似度为 95% ～ 100% 的生态适宜区有内蒙古四子王旗、乌拉特后旗等，新疆哈密、策勒等，山西朔州、临县等，陕西神木、定边等，河北张北、尚义等，甘肃肃北、肃南等，辽宁建平、北票等，宁夏盐池、同心等，吉林通榆、长岭等 9 省（区）449 县（市）。

根据 GIS 空间数据分析，与中麻黄现有主产区相似度为 95% ～ 100% 的生态适宜区有内蒙古阿拉善右旗、阿拉善左旗等，甘肃肃北、瓜州等，新疆哈密、阿图什等，陕西定边、靖边等，青海都兰、共和等，山西兴县、临县等 6 省（区）353 县（市）。

根据 GIS 空间数据分析，与木贼麻黄现有主产区相似度为 95% ～ 100% 的生态适宜区有内蒙古苏尼特左旗、四子王旗等，新疆巴里坤、福海等，甘肃文县、武都区、康县等，山西临县、兴县等，陕西定边县、志丹县等 5 省（区）413 县（市）。

2. 产业开发　麻黄在我国有 4000 多年的应用历史。作为发散风寒的要药，麻黄常与杏仁、桂枝、甘草、石膏等以药对配伍，是麻杏止咳片、通宣理肺丸、防风通圣丸、风湿骨痛丸等数百种中成药的原料。麻黄还是提取麻黄素的唯一原料，临床需求量极大。麻黄抗风沙能力好，耐贫瘠，适应恶劣环境，是固沙保土、治理沙漠化的首选植物，也是保持生物多样性，维护生态平衡的重要生态建群植物。人工种植品是改造戈壁荒滩再造秀美山川主要资源之一。麻黄还可供提取中间产物、作为薪炭材，或作为北方冷季放牧的中药饲料，因而具有显著的社会经济效益。

【可持续利用】

1. 资源保护　因盲目滥采乱挖，野生麻黄遭到毁灭性破坏，资源急剧减少。随着麻黄种植业发展，其栽培技术趋于成熟且资源量呈一定规模，基本满足市场需求。不同麻黄品种尚未进入重点保护野生药材物种名录，无相关濒危或等级。

2. 可持续发展措施　合理采收、正确采割不仅影响麻黄的产量和麻黄碱含量，也直接影响麻黄当年及翌年再生能力。每年 10 月至翌年 3 月是麻黄冬季休眠期，此时采割对麻黄影响不大，可以达到保护资源、长期获利的目的。加强麻黄基地建设，进行保护性开发，鼓励推广人工种植，加强麻黄自然资源保护，无疑对属地自然生态经济及可持续发展有着非常重要的意义。

鹿茸

为鹿科梅花鹿 *Cervus nippon* Temminck 或马鹿 *C. elaphus* Linnaeus 的雄鹿未骨化密生茸毛的幼角。前者习称"花鹿茸"，后者习称"马鹿茸"。夏、秋二季锯取鹿茸，经加工后，阴干或烘干。

【简述】

1. 功能主治　壮肾阳，益精血，强筋骨，调冲任，托疮毒。用于肾阳不足，精血亏虚，阳痿滑精，宫冷不孕，羸瘦，神疲，畏寒，眩晕，耳鸣，耳聋，腰脊冷痛，筋骨痿软，崩漏带下，阴疽不敛。

2. 道地沿革　鹿茸始载于《神农本草经》，列为中品，谓其"益气强志，生齿不老"。《本草衍义》中记载"茸上毛，先薄以酥涂匀，于烈焰中急灼之，若不先以酥涂，恐火焰伤茸"。梅花鹿茸主产于吉林，辽宁、黑龙江、河北、四川等省亦产，品质优。马鹿茸主产于黑龙江、吉林、内蒙古、新疆、青海、四川等省区，东北产者习称"东马鹿茸"。综上所述，东北产鹿茸质量最佳，为鹿茸道地产区。

3. 品质要求　以茸形粗壮、饱满、皮毛完整、质嫩、油润、无骨棱、无钉者为佳。主要含有蛋白质、氨基酸、磷脂、糖脂、胆固醇类物质、脂肪酸、核糖核酸、硫酸软骨素、多种维生素。氨基酸有 18 种以上，以甘氨酸、谷氨酸含量最高。此外还含有少量雌酮。

【资源状况】

1. 种质资源　同属动物白鹿、白唇鹿、水鹿等的雄鹿未骨化密生茸毛的幼角亦作地区习用品入药，分别称为"草鹿茸""岩鹿茸"和"春鹿茸"。

2. 资源分布　梅花鹿主要生活于森林边缘和山地草原地区，集中在黑龙江、吉林、辽宁、内蒙古中部、安徽南部、江西北部、浙江西部、四川、广西等有限区域内。马鹿属于北方森林草原动物，由于分布范围较大，栖息环境也极为多样，分布于黑龙江、辽宁、内蒙古呼和浩特、宁夏贺兰山、北京、山西忻州、甘肃临潭、西藏、四川、青海、新疆等地。在我国东北地区人工养殖的梅花鹿和马鹿数达数十万只。

【产业发展】

1. 生态适宜区　根据 GIS 空间数据分析，与鹿茸现有主产区相似度为 95% ~ 100% 的生态适宜区有内蒙古阿荣、莫力达瓦等，黑龙江宾县、青冈等，吉林四平、柳河等，辽宁清河门、调兵山等，河北卢龙、滦州市等，山西长治、屯留等 6 省（区）426 县（市）。

2. 产业开发　养鹿经济效益可观，鹿茸副产品的综合利用已经开展，如将茸血制成茸血精、茸血片、茸血酒、干茸血、复方茸血胶囊等制品；茸皮、茸胶制成茸皮胶，将其作为鹿角胶的代用品；从茸渣中提取鹿茸多糖；将茸水制成鹿茸精等。

梅花鹿和马鹿养殖业发展极快，鹿胎、鹿角、鹿骨目前已明确列入《可用于保健食品的物品名单》。鹿茸、鹿角、鹿胎、鹿骨等鹿产品作为原料生产保健食品已上市。养殖梅花鹿其他副产品已可作为普通食品。

【可持续利用】

1. 资源保护　野生梅花鹿已成为濒危物种，列为国家一级保护动物；马鹿为国家二级保护动物。国家林草局制定了《全国野生动植物保护及自然保护区建设工程总体规划》，对梅花鹿野外种群进行抢救性保护，通过建立自然保护区、开展野化放归等措施，使得野生梅花鹿及其栖息地得到一定程度的恢复。

2. 可持续发展措施　养鹿业已纳入国家级畜禽遗传资源保护名录。农业农村部积极推动《现代种业提升工程建设规划（2019—2025 年）》的编制出台，继续支持东北梅花鹿保种场条件建设。

蟾酥

为蟾蜍科中华大蟾蜍 *Bufo bufo gargarizans* Cantor 或黑眶蟾蜍 *B. melanostictus* Schneider 的干燥分泌物。多于夏、秋二季捕捉蟾蜍，洗净，挤取耳后腺和皮肤腺的白色浆液，加工，干燥。

【简述】

1. 功能主治　解毒，止痛，开窍醒神。用于痈疽疔疮，咽喉肿痛，中暑神昏，痧胀腹痛吐泻。

2. 道地沿革　蟾蜍始载于《药性论》，原名蟾蜍眉脂。《名医别录》载："蛤蟆有毒。一名蟾蜍……东行者良。"蟾酥素以北方出者为道地，《明一统志》提到："蟾酥祁州（今河北安国）出，《元志》宋村有蟾池。"又说："（山西）代州五台、崞、定襄等县出有池尚存。"又云："归德府（今河南商丘）土产蟾酥。"《增订伪药条辨》提到蟾酥的产地："江南出者为杜酥，要无面块，神色起亮光者佳。无锡出者，中有竹节痕；浙江杭（州）、绍（兴）出者为片子酥，粉质少者亦佳。山东出者为东酥，色黄黑，味麻辣。"

综上所述，蟾酥主产于河北、山东、江苏、浙江等地，以河北安国历史较为悠久，山东产的"东蟾酥""光蟾酥"或"光东蟾酥"较著名。

3. 品质要求　以外表和断面皆有角质光泽、色紫红、薄者半透明，纯净无杂质者质量为佳。《中国药典》2020 年版规定，蟾酥按干燥品计算，含蟾毒灵（$C_{24}H_{34}O_4$）、华蟾酥毒基（$C_{26}H_{34}O_6$）和脂蟾毒配基（$C_{24}H_{32}O_4$）的总量不得少于 7.0%。

【资源状况】

1. 种质资源　除了中华大蟾蜍、黑框蟾蜍外，还有 5 种蟾蜍在不同地区也作药用，分别是华西大蟾蜍 *B. bufo andrewsi* Schmidt、岷山蟾蜍 *B. minshanicus* Steineger、头盔蟾蜍 *B. galeatus* Guenther、西藏蟾蜍 *B. tibetanus* Zarevski 和花背蟾蜍 *B. raddei* Strauch。

2. 资源分布　中华大蟾蜍野生或人工养殖均有，常隐匿石块下、草丛或石洞内，夜出觅食。分布于东北、华北、华东、华中及陕西、甘肃、青海、四川、贵州。河北玉田、迁安、唐山、秦皇岛、承德，江苏启东、泰兴、海门、如皋，上海崇明，山东日照、临沂，四川南充，湖南常德、湘潭等地均适宜其人工养殖生产。其中江苏启东、泰兴、海门、如皋等地产量最大，是药材生产最适宜区。

黑眶蟾蜍栖息在田边、住宅、水塘等隐蔽处，夜间或雨后常见。分布于广东、广西、云南、贵州、四川、湖南、江西、浙江、福建、台湾等地。

【产业发展】

目前，以蟾酥为原料的单味制剂主要包括华蟾酥注射液、蟾酥注射液、华蟾酥片和华蟾酥胶囊等，复方制剂主要包括麝香保心丸、六神丸等。蟾酥内服多入丸、散剂，如牙痛一粒丸、疮毒丸、外科蟾酥丸、通窍散等。蟾酥有毒，属于二类毒性中药，因此，服用时需格外慎重，用法、用量、疗程必须严格按照医嘱。

蟾蜍药用价值高，除了耳后腺及皮肤腺的白色浆汁作蟾酥外，蟾蜍全体具有解毒散结、消肿利水、杀虫消疳的功效。去除内脏的全体（蟾皮）具有清热解毒、利水消肿的功效，胆囊（蟾胆）具有镇咳祛痰、解毒散结的功效，头部（蟾头）具有消疳散积的功效，舌（蟾舌）具有解毒拔疔的功效，肝脏（蟾蜍肝）具有解毒散结、拔疔消肿的功效，应开展对蟾蜍的综合利用，提高利用率。此外，蟾酥还可用于治疗禽类、猪等的兽药制剂开发，如复方蟾酥注射液、牛蟾颗粒、蟾酥注射液、蟾酥微丸、蟾酥透皮溶液等。

【可持续利用】

1. 资源保护　根据《野生药材资源保护管理条例》，中华大蟾蜍和黑框蟾蜍属于国家二级重点保护野生药材物种。蟾酥对一些特殊疾病有特别的疗效，其用量将会日益加大。

2. 可持续发展措施　蟾酥野生资源已相对匮乏，因此，对其进行必要的保育是解决资源短缺的必要手段和有效途径。目前，人工养殖蟾蜍是提供药用资源的主要途径，如在山东、河北、江苏等适宜区，大力发展家养蟾蜍，做好技术指导和推广工作，尽快形成商品生产力，增加药源，以适应医疗市场需要。另外，对蟾酥中相关活性成分进行人工合成，蟾酥替代品的研究也是蟾酥可持续发展的重要途径。

主要参考文献

[1] 周荣汉. 中药资源学 [M]. 北京：中国医药科技出版社，1993.

[2] 段金廒，周荣汉. 中药资源学 [M]. 北京：中国中医药出版社，2013.

[3] 万德光，王文全. 中药资源学专论 [M]. 北京：人民卫生出版社，2009.

[4] 黄璐琦. 中药资源学基础与应用 [M]. 北京：人民卫生出版社，2017.

[5] 裴瑾. 中药资源学 [M]. 北京：人民卫生出版社，2021.

[6] 孟祥才，黄璐琦，张小波，等. 中药资源学（精）[M]. 北京：中国医药科技出版社，2017.

[7] 黄璐琦，郭兰萍. 中药资源生态学 [M]. 上海：上海科学技术出版社，2009.

[8] 郭兰萍，谷巍. 中药资源生态学 [M]. 北京：人民卫生出版社，2020.

[9] 王国强. 中国中药资源发展报告 [M]. 北京：经济科学出版社，2016.

[10] 王诺，杨光. 中药资源经济学研究 [M]. 北京：经济科学出版社，2017.

[11] 申俊龙，马云桐. 中药资源经济学 [M]. 北京：人民卫生出版社，2021.

[12] 中国药材公司. 中国中药资源 [M]. 北京：科学出版社，1995.

[13] 张伯礼，张俊华，陈士林，等. 中药大健康产业发展机遇与战略思考 [J]. 中国工程科学，2017，19（2）：17-19.

[14] 黄璐琦. 中国中药资源发展报告（2019）[M]. 上海：上海科学技术出版社，2020.

[15] 黄璐琦，张小波. 全国中药资源普查的信息化工作 [J]. 中国中药杂志，2017，42（22）：4251-4255.

[16] 王慧，张小波，格小光，等. 中药资源普查工作管理系统的设计与实现 [J]. 中国中药杂志，2017，42（22）：4287-4290.

[17] 戚元华，王慧，张小波，等. 基于智能移动端的中药资源普查数据采集系统设计与实现 [J]. 中国中药杂志，2017，42（22）：4295-4298.

[18] 孙成忠，郝振国，张静华，等. 中药资源区划分析系统的设计与实现 [J]. 世界科学技术 – 中医药现代化，2020，22（01）：176-183.

[19] 段金廒，张伯礼，宿树兰，等. 基于循环经济理论的中药资源循环利用策略与模式探讨 [J]. 中草药，2015，46（12）：1715-1722.

[20] 严伟，信丰学，董维亮，等. 合成生物学及其研究进展 [J]. 生物学杂志，2020，37（5）：1-9.

[21] 张先恩. 中国合成生物学发展回顾与展望 [J]. 中国科学，2019，49（12）：1543-1572.

[22] 王斌，张腾霄，赵倩，等. 植物代谢组学在药用植物中的应用进展 [J]. 中华中医药学刊，2021.

全国中医药行业高等教育"十四五"规划教材

全国高等中医药院校规划教材（第十一版）

教材目录（第一批）

注：凡标☆号者为"核心示范教材"。

（一）中医学类专业

序号	书　名	主　编		主编所在单位	
1	中国医学史	郭宏伟	徐江雁	黑龙江中医药大学	河南中医药大学
2	医古文	王育林	李亚军	北京中医药大学	陕西中医药大学
3	大学语文	黄作阵		北京中医药大学	
4	中医基础理论☆	郑洪新	杨　柱	辽宁中医药大学	贵州中医药大学
5	中医诊断学☆	李灿东	方朝义	福建中医药大学	河北中医学院
6	中药学☆	钟赣生	杨柏灿	北京中医药大学	上海中医药大学
7	方剂学☆	李　冀	左铮云	黑龙江中医药大学	江西中医药大学
8	内经选读☆	翟双庆	黎敬波	北京中医药大学	广州中医药大学
9	伤寒论选读☆	王庆国	周春祥	北京中医药大学	南京中医药大学
10	金匮要略☆	范永升	姜德友	浙江中医药大学	黑龙江中医药大学
11	温病学☆	谷晓红	马　健	北京中医药大学	南京中医药大学
12	中医内科学☆	吴勉华	石　岩	南京中医药大学	辽宁中医药大学
13	中医外科学☆	陈红风		上海中医药大学	
14	中医妇科学☆	冯晓玲	张婷婷	黑龙江中医药大学	上海中医药大学
15	中医儿科学☆	赵　霞	李新民	南京中医药大学	天津中医药大学
16	中医骨伤科学☆	黄桂成	王拥军	南京中医药大学	上海中医药大学
17	中医眼科学	彭清华		湖南中医药大学	
18	中医耳鼻咽喉科学	刘　蓬		广州中医药大学	
19	中医急诊学☆	刘清泉	方邦江	首都医科大学	上海中医药大学
20	中医各家学说☆	尚　力	戴　铭	上海中医药大学	广西中医药大学
21	针灸学☆	梁繁荣	王　华	成都中医药大学	湖北中医药大学
22	推拿学☆	房　敏	王金贵	上海中医药大学	天津中医药大学
23	中医养生学	马烈光	章德林	成都中医药大学	江西中医药大学
24	中医药膳学	谢梦洲	朱天民	湖南中医药大学	成都中医药大学
25	中医食疗学	施洪飞	方　泓	南京中医药大学	上海中医药大学
26	中医气功学	章文春	魏玉龙	江西中医药大学	北京中医药大学
27	细胞生物学	赵宗江	高碧珍	北京中医药大学	福建中医药大学

序号	书 名	主 编		主编所在单位	
28	人体解剖学	邵水金		上海中医药大学	
29	组织学与胚胎学	周忠光	汪 涛	黑龙江中医药大学	天津中医药大学
30	生物化学	唐炳华		北京中医药大学	
31	生理学	赵铁建	朱大诚	广西中医药大学	江西中医药大学
32	病理学	刘春英	高维娟	辽宁中医药大学	河北中医学院
33	免疫学基础与病原生物学	袁嘉丽	刘永琦	云南中医药大学	甘肃中医药大学
34	预防医学	史周华		山东中医药大学	
35	药理学	张硕峰	方晓艳	北京中医药大学	河南中医药大学
36	诊断学	詹华奎		成都中医药大学	
37	医学影像学	侯 键	许茂盛	成都中医药大学	浙江中医药大学
38	内科学	潘 涛	戴爱国	南京中医药大学	湖南中医药大学
39	外科学	谢建兴		广州中医药大学	
40	中西医文献检索	林丹红	孙 玲	福建中医药大学	湖北中医药大学
41	中医疫病学	张伯礼	吕文亮	天津中医药大学	湖北中医药大学
42	中医文化学	张其成	臧守虎	北京中医药大学	山东中医药大学

（二）针灸推拿学专业

序号	书 名	主 编		主编所在单位	
43	局部解剖学	姜国华	李义凯	黑龙江中医药大学	南方医科大学
44	经络腧穴学☆	沈雪勇	刘存志	上海中医药大学	北京中医药大学
45	刺法灸法学☆	王富春	岳增辉	长春中医药大学	湖南中医药大学
46	针灸治疗学☆	高树中	冀来喜	山东中医药大学	山西中医药大学
47	各家针灸学说	高希言	王 威	河南中医药大学	辽宁中医药大学
48	针灸医籍选读	常小荣	张建斌	湖南中医药大学	南京中医药大学
49	实验针灸学	郭 义		天津中医药大学	
50	推拿手法学☆	周运峰		河南中医药大学	
51	推拿功法学☆	吕立江		浙江中医药大学	
52	推拿治疗学☆	井夫杰	杨永刚	山东中医药大学	长春中医药大学
53	小儿推拿学	刘明军	邰先桃	长春中医药大学	云南中医药大学

（三）中西医临床医学专业

序号	书 名	主 编		主编所在单位	
54	中外医学史	王振国	徐建云	山东中医药大学	南京中医药大学
55	中西医结合内科学	陈志强	杨文明	河北中医学院	安徽中医药大学
56	中西医结合外科学	何清湖		湖南中医药大学	
57	中西医结合妇产科学	杜惠兰		河北中医学院	
58	中西医结合儿科学	王雪峰	郑 健	辽宁中医药大学	福建中医药大学
59	中西医结合骨伤科学	詹红生	刘 军	上海中医药大学	广州中医药大学
60	中西医结合眼科学	段俊国	毕宏生	成都中医药大学	山东中医药大学
61	中西医结合耳鼻咽喉科学	张勤修	陈文勇	成都中医药大学	广州中医药大学
62	中西医结合口腔科学	谭 劲		湖南中医药大学	

（四）中药学类专业

序号	书 名	主 编		主编所在单位	
63	中医学基础	陈 晶	程海波	黑龙江中医药大学	南京中医药大学
64	高等数学	李秀昌	邵建华	长春中医药大学	上海中医药大学
65	中医药统计学	何 雁		江西中医药大学	
66	物理学	章新友	侯俊玲	江西中医药大学	北京中医药大学
67	无机化学	杨怀霞	吴培云	河南中医药大学	安徽中医药大学
68	有机化学	林 辉		广州中医药大学	
69	分析化学（上）（化学分析）	张 凌		江西中医药大学	
70	分析化学（下）（仪器分析）	王淑美		广东药科大学	
71	物理化学	刘 雄	王颖莉	甘肃中医药大学	山西中医药大学
72	临床中药学☆	周祯祥	唐德才	湖北中医药大学	南京中医药大学
73	方剂学	贾 波	许二平	成都中医药大学	河南中医药大学
74	中药药剂学☆	杨 明		江西中医药大学	
75	中药鉴定学☆	康廷国	闫永红	辽宁中医药大学	北京中医药大学
76	中药药理学☆	彭 成		成都中医药大学	
77	中药拉丁语	李 峰	马 琳	山东中医药大学	天津中医药大学
78	药用植物学☆	刘春生	谷 巍	北京中医药大学	南京中医药大学
79	中药炮制学☆	钟凌云		江西中医药大学	
80	中药分析学☆	梁生旺	张 彤	广东药科大学	上海中医药大学
81	中药化学☆	匡海学	冯卫生	黑龙江中医药大学	河南中医药大学
82	中药制药工程原理与设备	周长征		山东中医药大学	
83	药事管理学☆	刘红宁		江西中医药大学	
84	本草典籍选读	彭代银	陈仁寿	安徽中医药大学	南京中医药大学
85	中药制药分离工程	朱卫丰		江西中医药大学	
86	中药制药设备与车间设计	李 正		天津中医药大学	
87	药用植物栽培学	张永清		山东中医药大学	
88	中药资源学	马云桐		成都中医药大学	
89	中药产品与开发	孟宪生		辽宁中医药大学	
90	中药材加工与炮制学	王秋红		广东药科大学	
91	人体形态学	武煜明	游言文	云南中医药大学	河南中医药大学
92	生理学基础	于远望		陕西中医药大学	
93	病理学基础	王 谦		北京中医药大学	

（五）护理学专业

序号	书 名	主 编		主编所在单位	
94	中医护理学基础	徐桂华	胡 慧	南京中医药大学	湖北中医药大学
95	护理学导论	穆 欣	马小琴	黑龙江中医药大学	浙江中医药大学
96	护理学基础	杨巧菊		河南中医药大学	
97	护理专业英语	刘红霞	刘 娅	北京中医药大学	湖北中医药大学
98	护理美学	余雨枫		成都中医药大学	
99	健康评估	阚丽君	张玉芳	黑龙江中医药大学	山东中医药大学

序号	书名	主编		主编所在单位	
100	护理心理学	郝玉芳		北京中医药大学	
101	护理伦理学	崔瑞兰		山东中医药大学	
102	内科护理学	陈 燕	孙志岭	湖南中医药大学	南京中医药大学
103	外科护理学	陆静波	蔡恩丽	上海中医药大学	云南中医药大学
104	妇产科护理学	冯 进	王丽芹	湖南中医药大学	黑龙江中医药大学
105	儿科护理学	肖洪玲	陈偶英	安徽中医药大学	湖南中医药大学
106	五官科护理学	喻京生		湖南中医药大学	
107	老年护理学	王 燕	高 静	天津中医药大学	成都中医药大学
108	急救护理学	吕 静	卢根娣	长春中医药大学	上海中医药大学
109	康复护理学	陈锦秀	汤继芹	福建中医药大学	山东中医药大学
110	社区护理学	沈翠珍	王诗源	浙江中医药大学	山东中医药大学
111	中医临床护理学	裘秀月	刘建军	浙江中医药大学	江西中医药大学
112	护理管理学	全小明	柏亚妹	广州中医药大学	南京中医药大学
113	医学营养学	聂 宏	李艳玲	黑龙江中医药大学	天津中医药大学

（六）公共课

序号	书名	主编		主编所在单位	
114	中医学概论	储全根	胡志希	安徽中医药大学	湖南中医药大学
115	传统体育	吴志坤	邵玉萍	上海中医药大学	湖北中医药大学
116	科研思路与方法	刘 涛	商洪才	南京中医药大学	北京中医药大学

（七）中医骨伤科学专业

序号	书名	主编		主编所在单位	
117	中医骨伤科学基础	李 楠	李 刚	福建中医药大学	山东中医药大学
118	骨伤解剖学	侯德才	姜国华	辽宁中医药大学	黑龙江中医药大学
119	骨伤影像学	栾金红	郭会利	黑龙江中医药大学	河南中医药大学洛阳平乐正骨学院
120	中医正骨学	冷向阳	马 勇	长春中医药大学	南京中医药大学
121	中医筋伤学	周红海	于 栋	广西中医药大学	北京中医药大学
122	中医骨病学	徐展望	郑福增	山东中医药大学	河南中医药大学
123	创伤急救学	毕荣修	李无阴	山东中医药大学	河南中医药大学洛阳平乐正骨学院
124	骨伤手术学	童培建	曾意荣	浙江中医药大学	广州中医药大学

（八）中医养生学专业

序号	书名	主编		主编所在单位	
125	中医养生文献学	蒋力生	王 平	江西中医药大学	湖北中医药大学
126	中医治未病学概论	陈涤平		南京中医药大学	